国がん中央病院　がん攻略シリーズ

最先端治療
大腸がん

国立がん研究センター
中央病院
消化管内科、大腸外科、
内視鏡科、他 編著

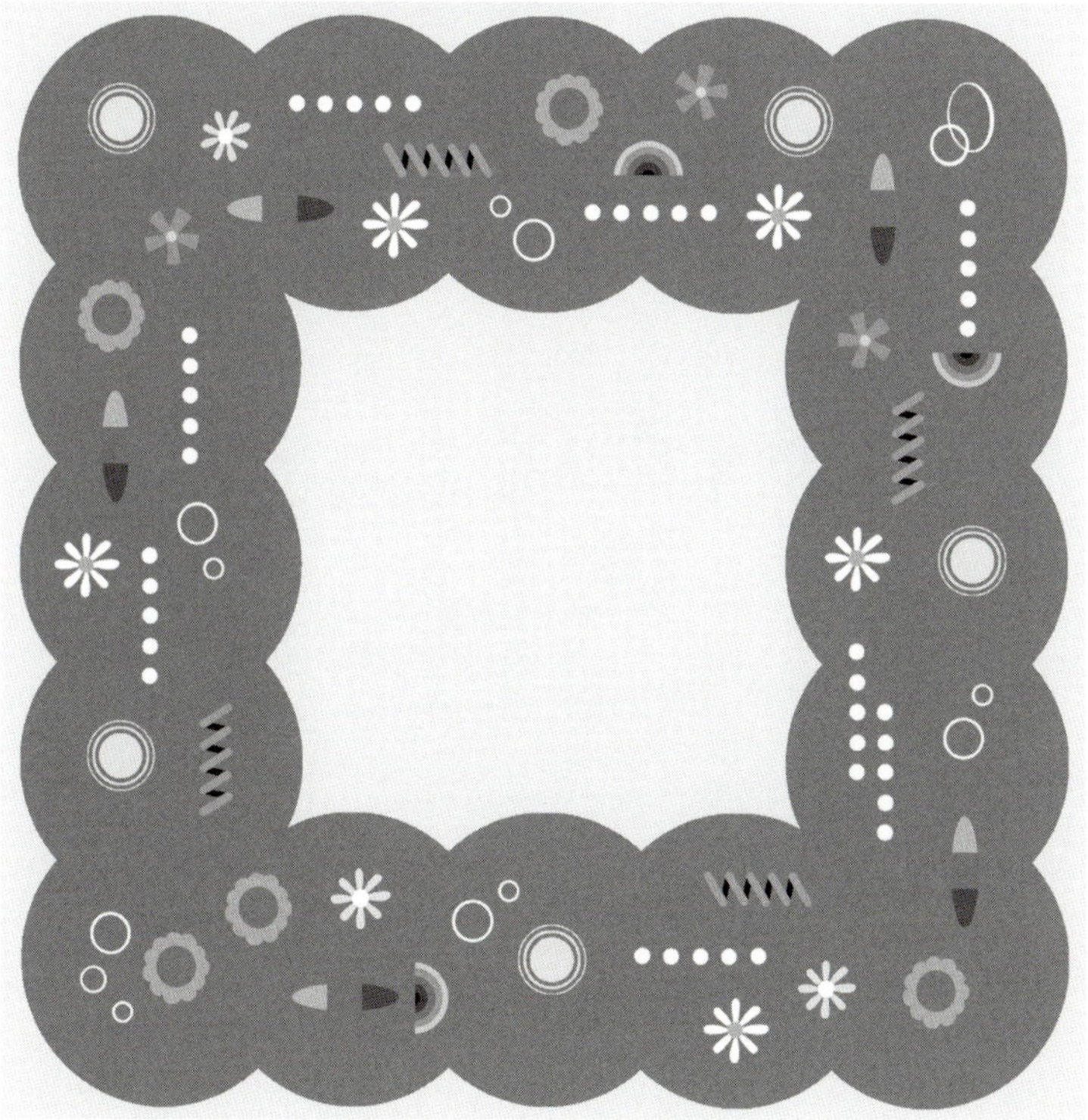

国がん中央病院 がん攻略シリーズ
刊行にあたって

がんは今や不治の病ではなく、半数以上の患者さんが治癒しています。しかし、進行期で発見された患者さんや再発した患者さんでは、治癒するのは難しい場合が多く、数多くの患者さんががんと闘っているのも事実です。さまざまな病期で、それぞれの悩みをもつ患者さんに、がん治療に関する最新の情報を正確に提供することは非常に重要です。

現在では、書籍、インターネット、テレビ、ラジオ、新聞、雑誌などでがん治療に関する多くの情報を得ることができます。しかし、残念なことに巷《ちまた》に溢《あふ》れているいずれの情報にも、間違った情報、有効性が誇張された情報、科学的な根拠に基づかない情報などが少なくありません。何事も勉強は大切ですが、正しい教科書で勉強することが重要であることはいうまでもありません。誤った内容の教科書を使っての勉強は、「百害あって一利なし」ですが、患者さんやご家族がご自身でその内容が正しいか否かを判断することは困難です。がん治療を解説した書籍も数多く出版されていますが、多くは標準的な治療法を解説する内容にとどまっています。このような状況のなかで、少しでも希望をもてる最新の治療に関する正しい情報を求めている患者さん、ご家族は非常に多いと思います。

がんの治療は近年、急速に進歩、変貌しています。外科的治療、薬物による治療、放射線治療、あるいはそれらを補助したり、積極的に患者さんの心身の苦痛を取り除いたりする緩和医療など、集学的な治療の重要性が指摘され、スペシャリストによるチーム医療のあり方も模索されています。さらに分子標的薬治療、免疫チェックポイント阻害薬による免疫療法などの進歩は目覚ましく、がん種によっては、進行期のがんを薬で治せる時代が、あと一歩のところまできています。

本シリーズでは、国立がん研究センター中央病院で実施されている最先端の治療を中心に解説しています。病期やがんのタイプなど条件が許せば、治験・臨床試験に参加するなどして、特に先端をいく治療を受けることもできます。

多くの患者さん、ご家族にがん治療に関する正しい情報が提供され、今後の治療に役立てていただけることを願っています。

2018年1月

国立がん研究センター中央病院　副院長
大江裕一郎

もくじ

第2章 大腸がんの治療はこのように行われます

ステージ別にみる 国がん中央病院の治療展開 ステージ0～Ⅰの大腸がん

ステージⅠ～Ⅲの大腸がん

第3章 大腸がんの近未来の治療

◆本書に掲載の内容はすべて2017年12月現在のものです。
（巻末の「大腸がんの治験・臨床試験で実績のある主な医療機関リスト」は2017年11月調べ）

【協力者一覧】
カバー・本文デザイン／川畑一男
イラスト／ネモト円筆（カバー・本文）・野口賢司
編集協力／渡辺百合・はせべみちこ・佐野悦子
DTP／D・Free
撮影協力／(株)明治座アートクリエイト

第1章
大腸がんの基礎知識

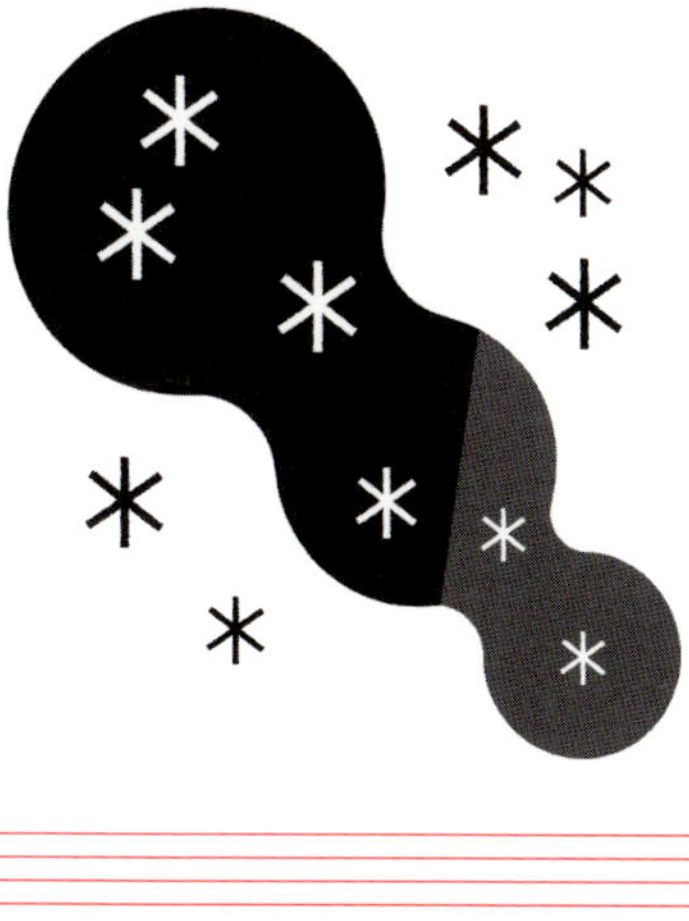

大腸がんにはこんな特徴があります

消化管最終部の大腸にできるがん

大腸は、小腸から続く消化管です。私たちが摂取した食物は、胃と小腸で消化され、各種栄養素が吸収されたのち大腸に運ばれます。これら液体状の内容物の水分を吸収して固形化し、便として体外に排泄《はいせつ》するのが、大腸の主な役割です。

そのほか、大腸には、大腸菌や乳酸菌、ビフィズス菌など100種類以上の腸内細菌が生息しており、食

大腸の位置

大腸は小腸から続く1.5〜2mほどの消化器官で、右下腹部に始まり、右上腹部から左上腹部、左下腹部と続き肛門に至る。主に水分を吸収し、吸収されないものを固形便にして排泄《はいせつ》するまで貯めておく機能をもつ。

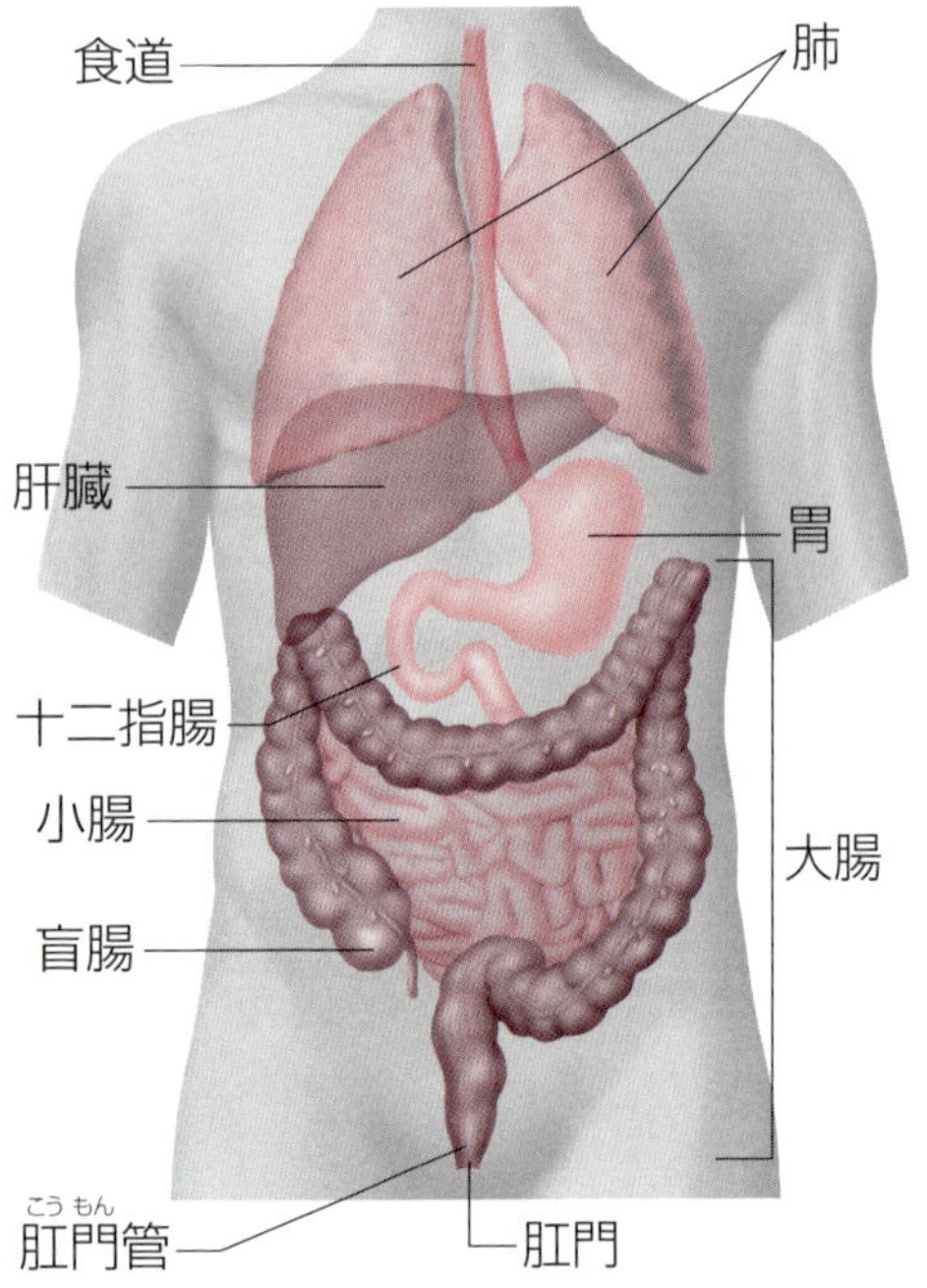

物繊維の分解や感染予防の働きを担っています。また、体内の免疫細胞の7割以上は腸に存在するとされ、免疫機能とのかかわりが深いとも考えられています。

大腸の構造とがん発生の割合

大腸は盲腸、虫垂、結腸、直腸S状部、直腸で構成され、肛門管に続く。結腸はさらに右から上行結腸、横たわるように左上腹部へ向かう横行結腸、左下腹部へ下る下行結腸、カーブを描くS状結腸に区別される。直腸は、上部と下部に分けられ、肛門管を経て外部へ開く。

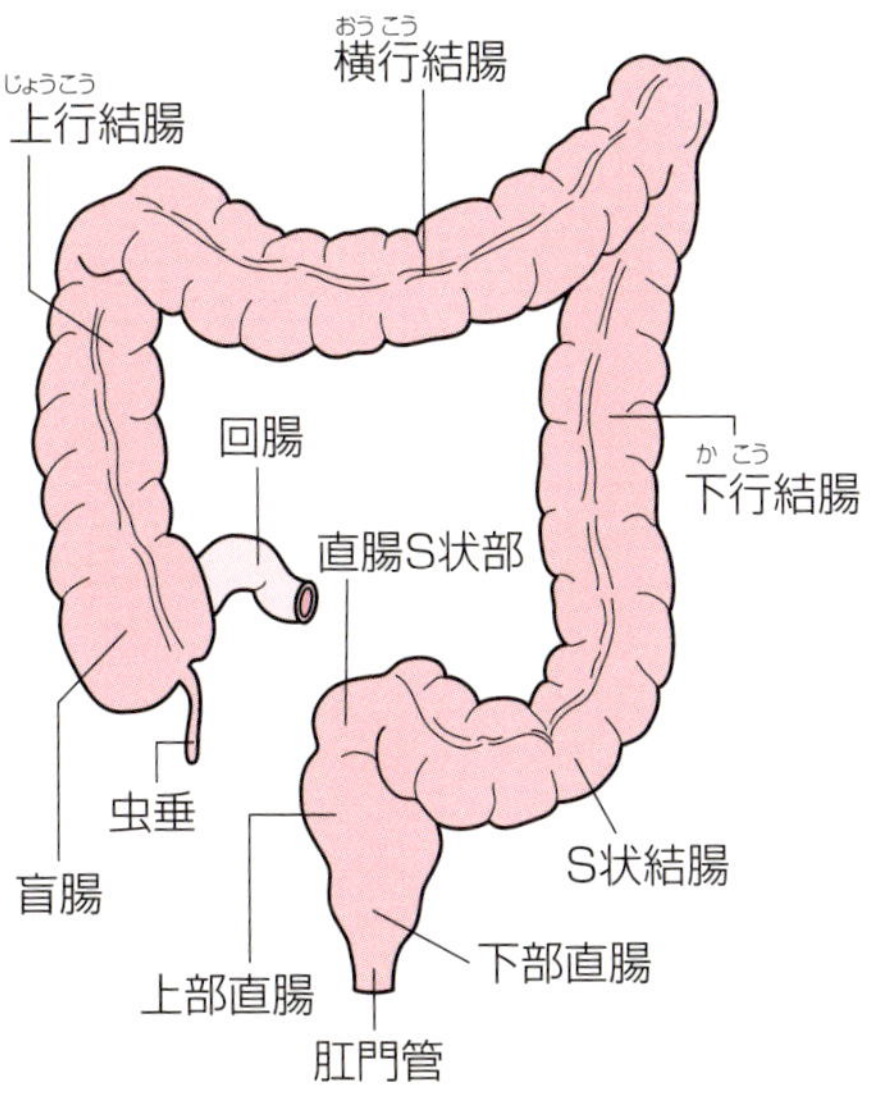

●部位別発生頻度（多い順）

がんの部位	発生頻度
直腸がん	35%
S状結腸がん	34%
上行結腸がん	11%
横行結腸がん	9%
盲腸がん	6%
下行結腸がん	5%

大腸がん検診ガイドライン・ガイドブックより作成

大腸は、小腸とつながる右下腹部の盲腸から始まり、上行《じょうこう》結腸、横行《おうこう》結腸、下行《かこう》結腸、S状結腸へとぐるりと小腸を取り囲むように続き、そこからまっすぐ下に約15㎝続く直腸、そして肛門括約《こうもんかつやく》筋のある肛門管までが大腸に含まれます。大腸全体の長さは個人差がありますが、平均1・5～2mです。

大腸がんは、こうした大腸のいずれかの部分の粘膜（大腸壁の内側の表面／14ページ参照）に発生するがんです。

発生する部位をみると、直腸がん（肛門がんを含む）約35％、S状結腸がん約34％、上行結腸がん約11％、横行結腸がん約9％、盲腸がん約6％、下行結腸がん約5％となっています。直腸とS状結腸に発生したがんを合わせると大腸がん全体の約7割となり、肛門に近い部位が発生しやすい箇所といえます。

大腸がんはどのようながんか

治りやすいがん、根治を期待できるがんであることが、大腸がんの大きな特徴です。

その理由として、高分化型の腺《せん》がんという組織型が多いことが挙げられます。このタイプのがんは正常な組織と見分けやすく、悪性度が低くて比較的おとなしいタイプであると考えられています。

もう一つは、大腸自体が切除しやすい臓器であるという特性をもつことです。大腸は大きな臓器でありながら、酸素や栄養を補給する動脈（支配動脈）が限られ、転移の可能性が大きい周囲のリンパ節との関係も比較的単純です。そのため、がんの発生箇所や大きさ、進行度によって、切除範囲が明確であり、手術の手技を標準化しやすいという利点があります。

●転移しやすい臓器が限られている

大腸がんでは、転移（16ページ参照）がおこりやすい臓器も、ある程度決まっています。結腸がんであれば最もリスクが高い臓器は肝臓、直腸がんであれば、それに肺の可能性が加わります。

ほかの臓器に転移した場合も、そのがんを取り切ることができれば完治を望めるのも大腸がんの特徴です。

大腸壁の構造と粘膜におけるがんの発生

大腸の壁は、内側から外側に向かって、粘膜、粘膜下層、固有筋層、漿膜《しょうまく》下層、漿膜という5層からできています。

現在、大腸がんの発生には、二つの道筋が考えられていて、一つは、粘膜に発生した良性のポリープ（腺《せん》腫《しゅ》）の一部がその後がん化するもの、もう一つは、ポリープという過程を経ずに、正常な粘膜からいきなりがんとして発生するものです。前者は、いわゆるポリープで、イボのように突起した形状であり、後者は、平坦あるいは陥凹《かんおう》型の場合が多く、形状に違いがみられます。関与する遺伝子異常の違いによって二つの経路が生じるのではないかと推測されていますが、詳しい発生のしくみについては、まだ完全には解明されていません。

ポリープ由来の場合は、がん化する前の状態で発見したり、切除したりできることから、体などへの負担

大腸壁の構造

大腸の内側は粘膜で覆われ、外側に向かって粘膜下層、固有筋層、漿膜下層、漿膜の５層で構成される。

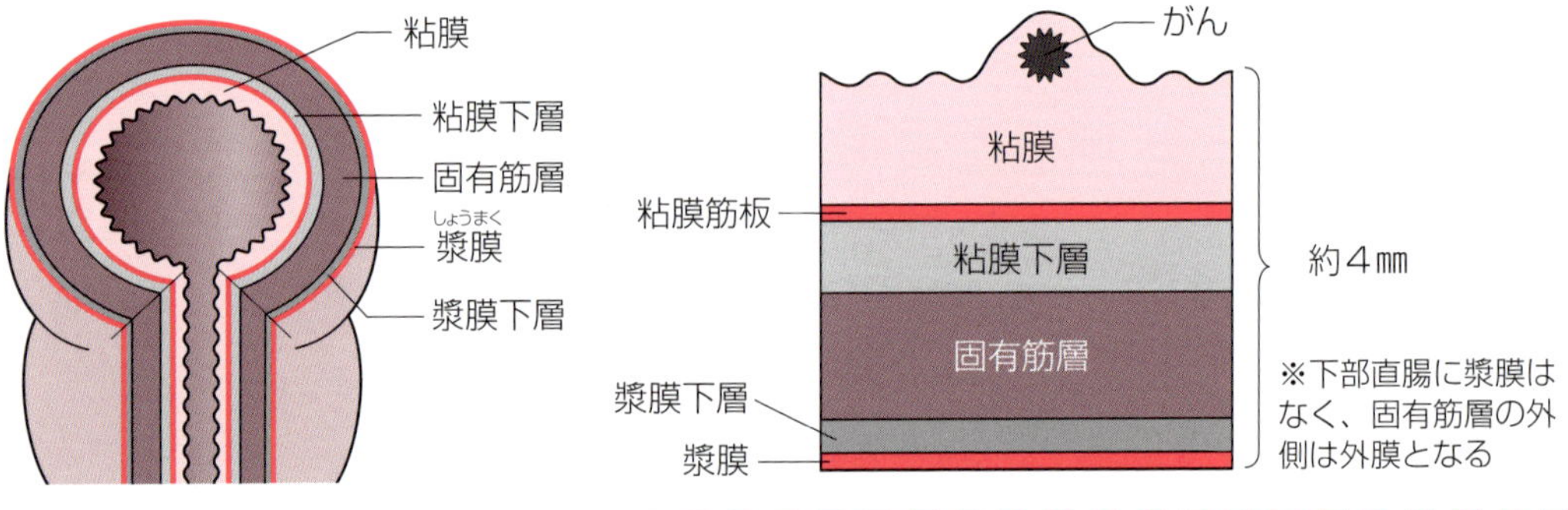

※下部直腸に漿膜はなく、固有筋層の外側は外膜となる

が比較的小さい早期のうちに対応が可能になります。

●大腸壁への浸潤と転移の経路

大腸がんは進行するにつれ、粘膜上で広がりながら、粘膜から徐々に大腸の壁に深く入り込んでいきます。これを浸潤《しんじゅん》といいますが、浸潤がどれくらい進んで、どの程度の深さまで達しているかという度合い（深達度）が、がんの進行度の重要な目安となります。

大まかには、粘膜下層までにがんがとどまっていれば早期がん、固有筋層より深くまで達していれば進行がんとされます。

こうした大腸の壁への深達度に加え、周囲のリンパ節への転移があるかどうか、ほかの臓器への転移があるかどうかなどの要素を検討して、がんのステージ（病期）（詳しくは45ページ）が決定され、その結果をもとに適切な治療法が選択されます。

大腸がんの転移の経路には、リンパ液の流れにのってリンパ節に転移するリンパ行性転移、血液の流れにのって肝臓や肺、骨、脳などに転移する血行性転移、大腸の壁を破って、腹部全体に種をまいたように散らばってしまう腹膜播種《はしゅ》があります。

粘膜下層にはリンパ管や血管が入り込んでいるため、がんが粘膜下層よりも深くまで浸潤しているときには、血行性転移、リンパ行性転移がおこる可能性が高くなります。

大腸がんは粘膜に発生する

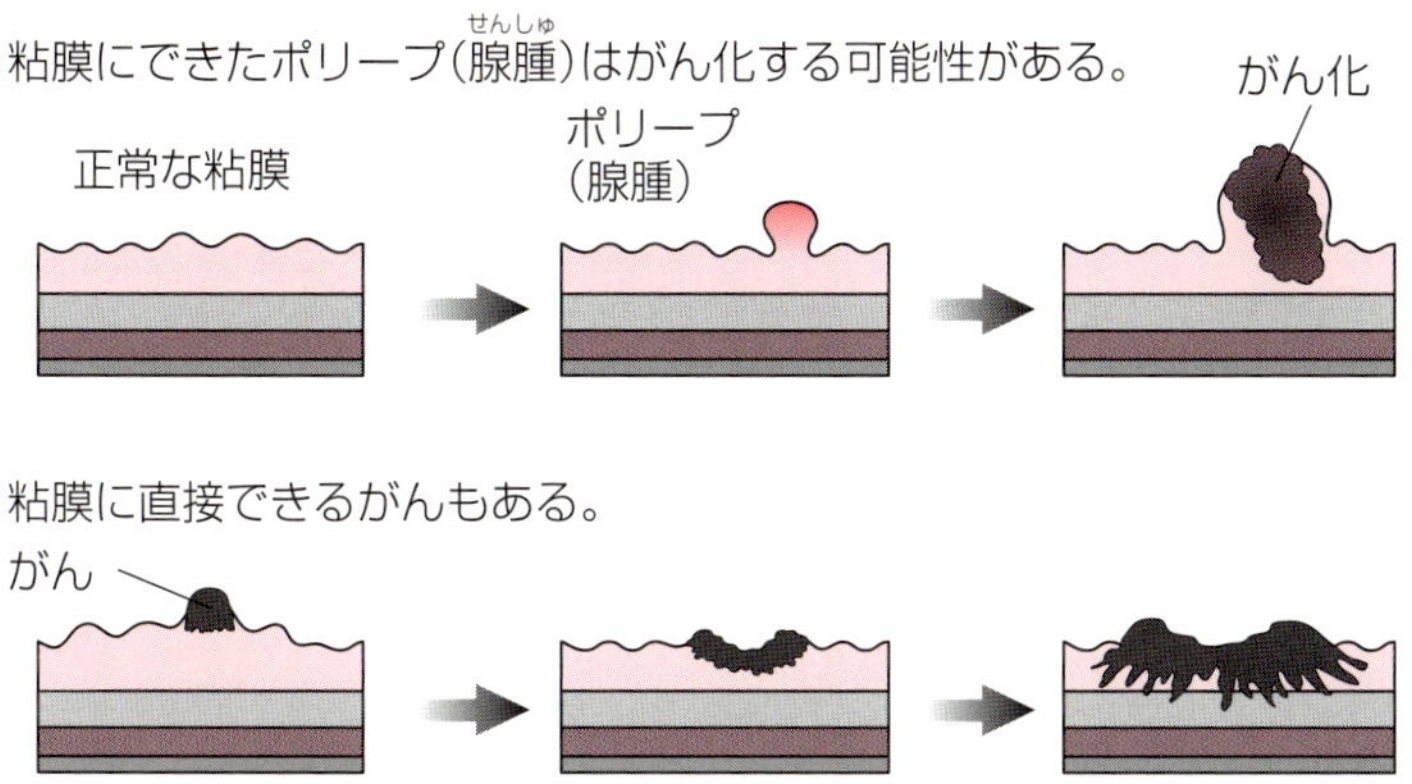

粘膜にできたポリープ（腺腫《せんしゅ》）はがん化する可能性がある。

粘膜に直接できるがんもある。

●ポリープの分類

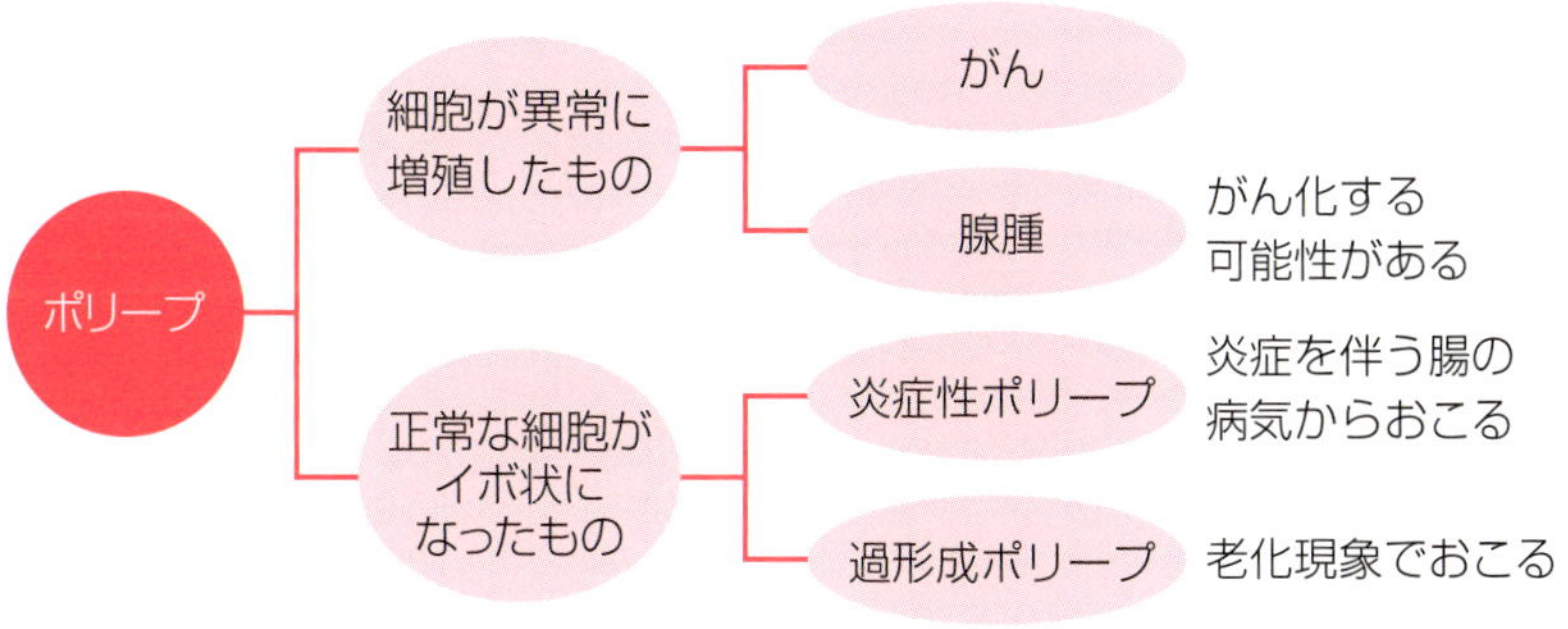

大腸がんの転移の経路

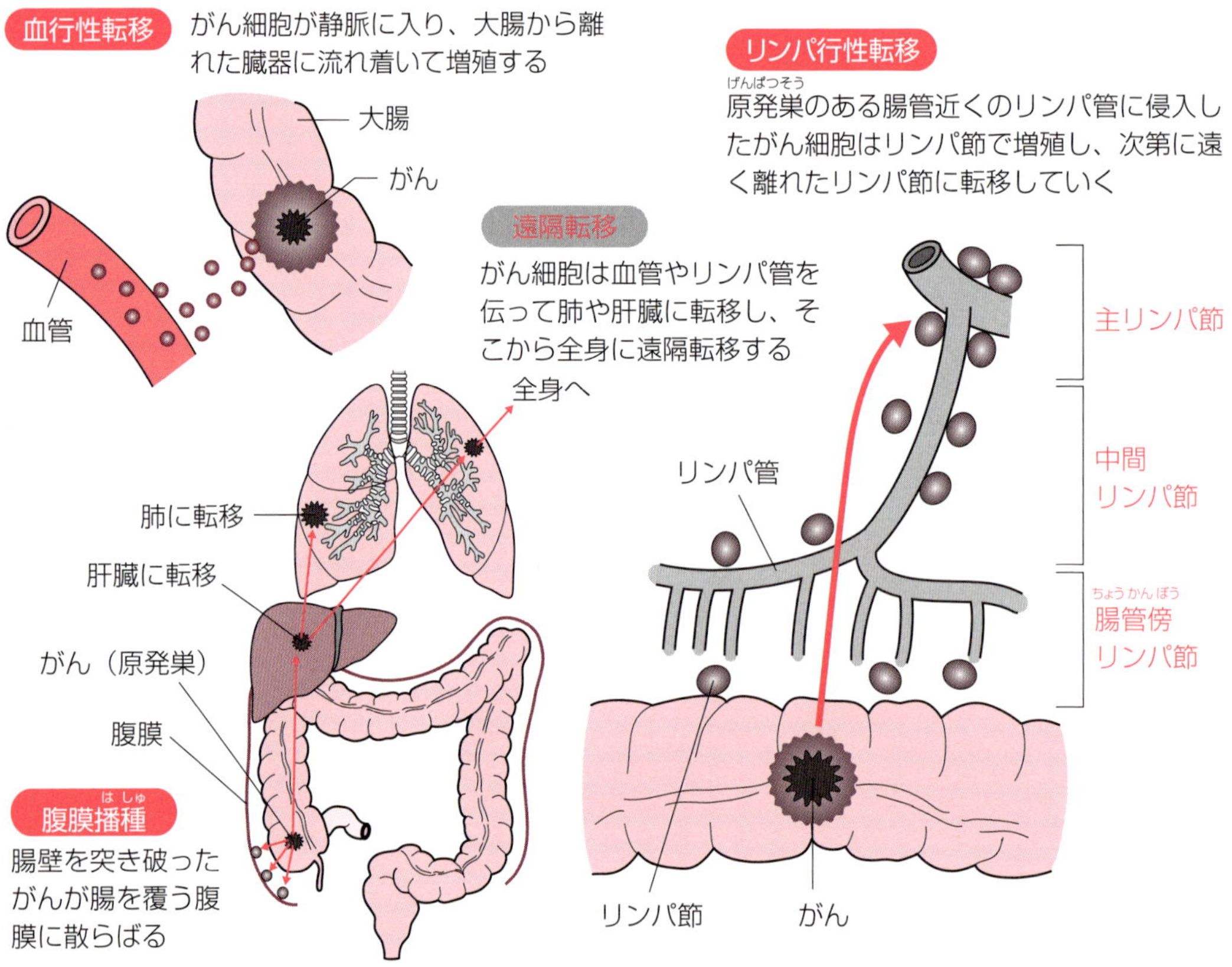

血行性転移
がん細胞が静脈に入り、大腸から離れた臓器に流れ着いて増殖する
大腸
がん
血管
リンパ行性転移
原発巣《げんぱつそう》のある腸管近くのリンパ管に侵入したがん細胞はリンパ節で増殖し、次第に遠く離れたリンパ節に転移していく
遠隔転移
がん細胞は血管やリンパ管を伝って肺や肝臓に転移し、そこから全身に遠隔転移する
全身へ
肺に転移
肝臓に転移
がん（原発巣）
腹膜
腹膜播種《はしゅ》
腸壁を突き破ったがんが腸を覆う腹膜に散らばる
リンパ管
主リンパ節
中間リンパ節
腸管傍《ちょうかんぼう》リンパ節
リンパ節
がん

大腸癌研究会『患者さんのための大腸癌治療ガイドライン2014年版』（金原出版）より一部改変

早期はほとんど無症状 発生箇所で症状に違い

ほかの多くのがんと同じく、早期にみられる大腸がん特有の自覚症状はありません。ある程度進行すると、次のような症状がみられることがあります。

腹部に現れる症状として、おなかが張るような感じ（腹部膨満《ぼうまん》感）、腹痛、しこりが触れるなど、排便にかかわる症状として、血便が出る、便が細くなる、下痢と便秘をくり返す、便が残っているような感じ（残便感）など、そのほかの症状として、貧血、急激な体重減少、嘔吐《おうと》、腸閉塞《へいそく》などがあります。

ただし、がんが発生した場所によっては、必ずしもこのような症状が現れないこともあります。上行結腸など大腸の右側にがんがある場合には、通過する便がまだ軟らかいため、たとえがんがあっても、ほとんどさえぎられることなく通過し、また、便に血液が混じるようなことがあっても、ごくわずかであれば、気づきにくい傾向にあります。逆に、S状結腸や直腸にがんができている場合には、下血や血便などの症状に気づきやすいため、早めの発見につながることもあります。

部位別にみる症状の現れ方

右側結腸のがん
・便が液状のため、出血があっても排便時には混ざっていてわかりにくい
・便通異常がおこりにくい

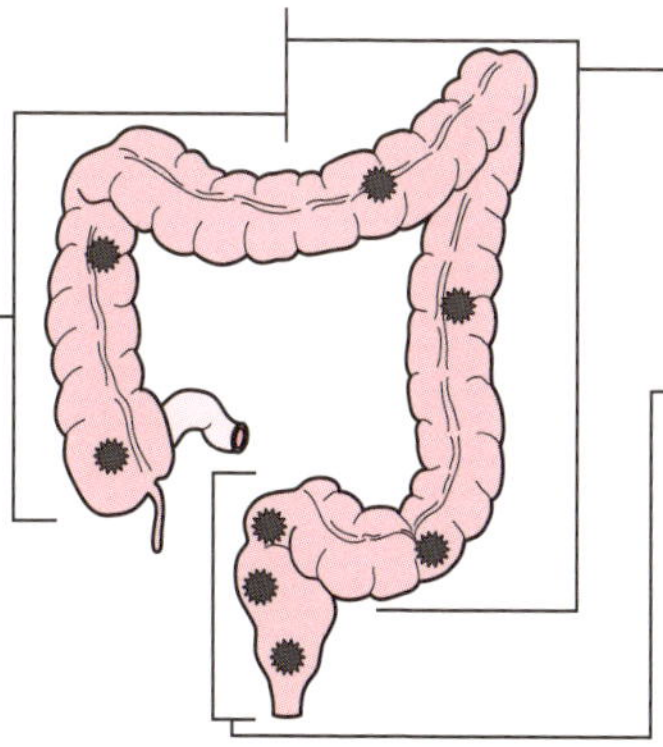

左側結腸のがん
・便が固形のため出血に気づきやすい
・便通異常がおこりやすい

直腸のがん
・赤色の血便がみられる
・便が細くなったり、残便感があったりする

腹部のしこりや貧血などの症状が現れている場合はすでに進行していることが多いので、症状の有無に頼っていては発見が遅くなります。40歳を過ぎたら、年に1回、定期的に便潜血検査（21ページ参照）を受けることが勧められます。早期に発見されるほど、治癒の可能性が高まり、便潜血検査を受けることによって、大腸がんで死亡する人の数が減少することがわかっています。

しかし、40～69歳を対象とした大腸がん検診（便潜血検査など）の受診率は、欧米に比べて低く、約41％にとどまっており（がん検診受診率２０１６年「国民生活基礎調査」厚生労働省）、受診率の向上が課題となっています。

高齢化の進展に伴い増加する大腸がん

日本では、大腸がんに新たにかかる人（罹患《りかん》者）、および、大腸がんによって死亡する人の数は増加傾向にあります。

２０１７年の予測によると、男女を合わせた罹患者数は14万9千５００人と、最多となっています（男性では第4位、女性では第2位）。また、死亡者数は男女合わせて、5万3千人と、肺がんに次いで第2位の座についています（男性は第3位、女性は第1位）。女性より男性のほうがかかる数も、死亡する数も多くなっています（国立がん研究センターがん登録・統計）。大腸がんは、誰もがかかる可能性の大きい、日本人にとって最も身近ながんになりつつあるといえるかもしれません。

さらに、大腸がんの年齢別の罹患者数の統計では、40歳から増加の兆候が現れ、50歳代、60歳代、70歳代と年齢を追うごとに増え続けます。加齢に伴い、かかる人が増えていくがんであることがわかっています。

このように、高齢化により、かかる人が増えていく傾向はほかの多くのがんと同様ですが、大腸がんは、早期発見、早期治療によって、治癒率が上がることが証明されています。早期発見につながる検診を受けるこ

大腸がんの罹患《りかん》率・死亡率の年次推移

日本では高齢化に伴い、大腸がんの罹患者、死亡者の数は増加傾向にあるが、罹患率と死亡率の上昇傾向には差があり、大腸がんは治癒可能ながんであることを示している。

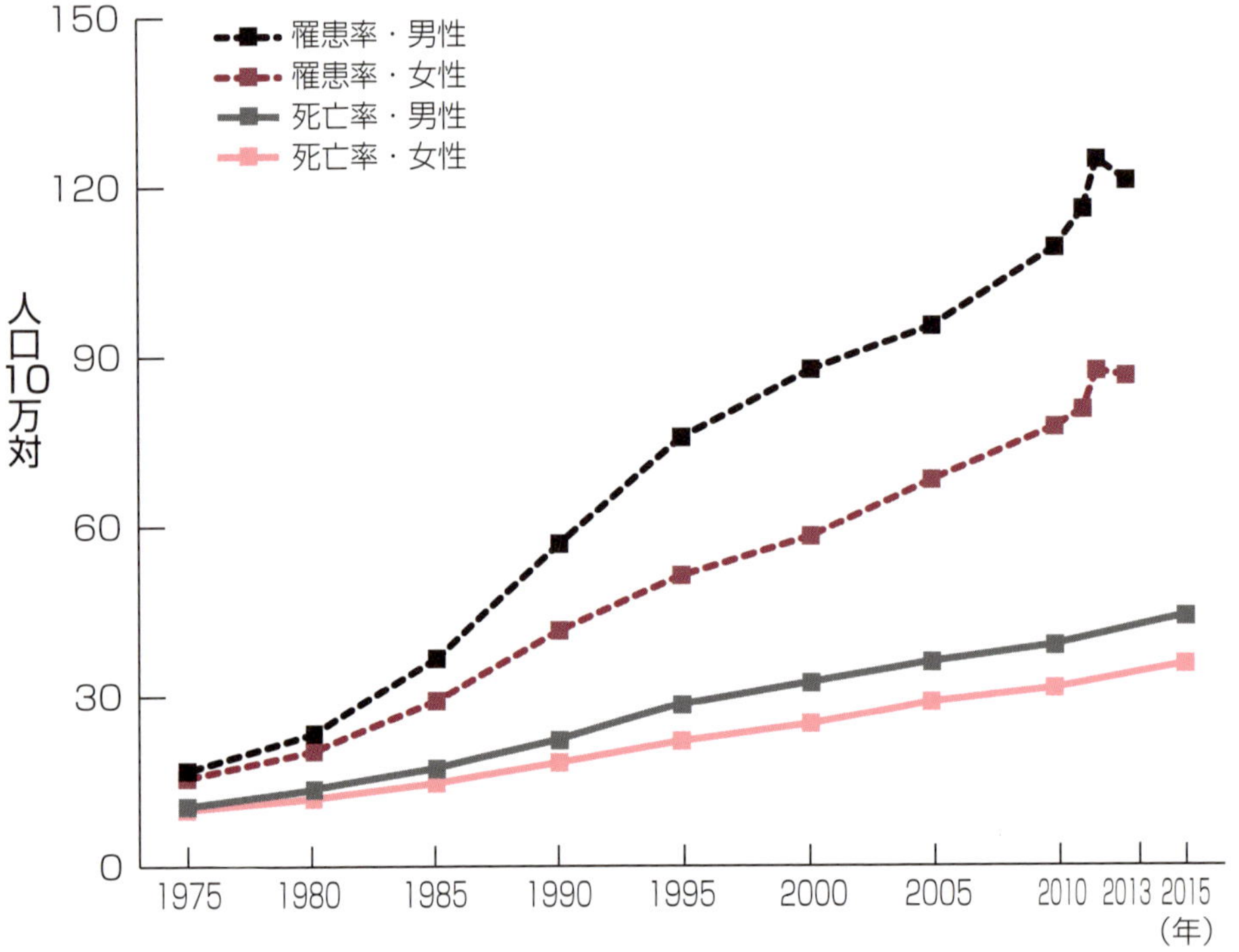

「国立がん研究センターがん対策情報センター」資料より作成

とで死亡率を下げることは可能です。

今後数十年にわたり、高齢化に歯止めがかからない現状を考慮すれば、一人ひとりが大腸がんの検診の重要性について改めて理解を深め、その受診率を高めていくことが望まれるといえるでしょう。

食生活の欧米化などが増加要因とされる

大腸がん発生の背景には、食生活を中心とする生活習慣が大きく影響していると考えられています。欧米ではもともと大腸がんの発生が多く、有効な検診の普及活動などによって、その対策に努めています。そうした早期発見、早期治療の対策が功を奏し、米国などでは大腸がんの死亡者数が減少しています。

日本での大腸がん発症の増加には、生活習慣、特にその欧米化が大きくかかわっているとされています。たとえば、肥満や喫煙の関与が示唆されるとともに、食生活や嗜好《しこう》品の内容では、飲酒（アルコール）、赤身肉（牛、豚、羊など）や加工肉（ベーコン、ハム、ソーセージなど）の摂取の増加の関与が指摘されています。

科学的には完全に証明されていませんが、人種による発症率の比較などによって、穀類や豆類、野菜などに多く含まれる食物繊維の摂取が大腸がんの予防につながるとも考えられています。

大腸がんの5年生存率

2017年2月集計。2006〜2008年に診断治療を行った全国の症例データをもとにした、国立がん研究センターの研究班による調査結果。ステージⅠの5年生存率は98.9%に達している。

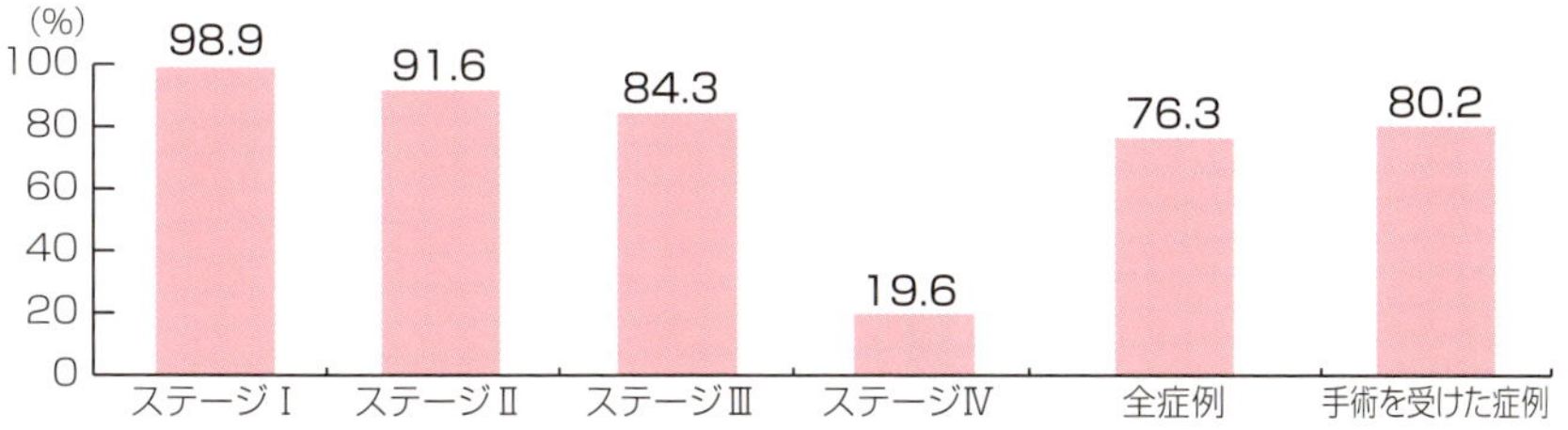

国立がん研究センター研究班調査／全国がん（成人病）センター協議会の生存率共同調査

“切れる間に発見”が原則 切れないがんにも広がる選択肢

ステージ（病期）については、のちに詳しく述べますが、大腸がんはステージⅠ～Ⅲのいずれの病期でも、基本的な治療法は手術療法です。がんの発生した部位を過不足なく切除する、が基本方針となります。

国立がん研究センターが分析した大腸がんのステージ別・5年生存率の調査結果（２０１７年公表分）によると、ステージⅠ：98・9％、ステージⅡ：91・6％、ステージⅢ：84・3％、ステージⅣ：19・6％と報告されています。ステージⅠ～Ⅱでは9割を超え、ステージⅢでも8割以上を示している5年生存率が、ステージⅣでは2割を切ってしまいます。このように外科治療ができるかどうかで結果に大きく差が出て、治療効果はステージⅢまでとは一線を画します。早期発見が叫ばれるゆえんです。

一方で、手術ができないステージⅣからの治療に対して研究が進められています。薬物療法の分野では、分子標的薬が登場し、治療効果の向上が期待され、治療法の選択には広がりが出てきています。分子標的薬の効果は、遺伝子解析による変異の有無に大きく左右されるため、標準治療の一環として遺伝子検査が取り入れられはじめています。

大腸がんは遺伝性の発症も指摘されています。遺伝的な解析、相談などをいつの時点で誰が伝え、行うべきかなどは倫理的な側面を含む課題です。どんなスタッフが、どのように対応するのが適切か、手順の確立が模索されています。

大腸がんは、早期に切除するという治療手順（術式含め）が明快に確立されているからこそ、その選択ができない場合の治療には目的の共有が欠かせません。積極的に治癒を目指す、あるいはがんとの共生を決めて、その人らしく生き続けるといった本人の意向を尊重する、きめ細かく有効性の高い治療法が求められているがんともいえるでしょう。

大腸がんの検査と診断

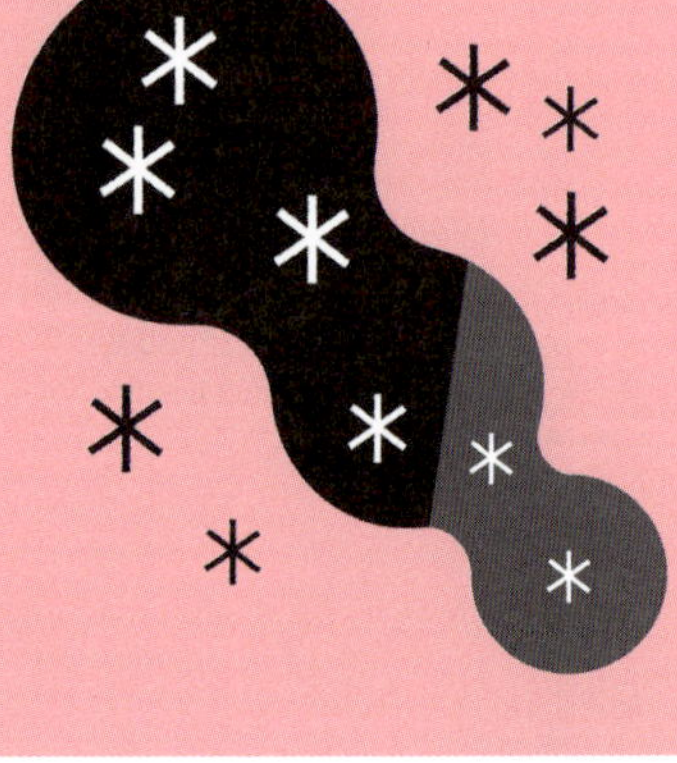

早期発見できれば、治療の負担が軽減する

　大腸がんは、早期がんはもちろんですが、ある程度進行したがんや、肝臓や肺へ転移したがんであっても、取り残しなく切除することができれば、根治の可能性があるがんです。どのステージであるかを把握し、患者さんごとにがんの位置、広がり、切除範囲などを正確に診断し、過不足のない切除による適切な手術を行うことが根治につながります。

　進行したがんであっても根治の可能性があるとはいえ、早期発見が望ましいのは、ほかのがんと同様です。ごく早期で発見できれば手術を行うことなく、内視鏡による切除で治療が終わることもあり、体への負担および、時間や費用の負担が軽く済むといったメリットが期待できます。

　日本消化器がん検診学会の「全国集計調査」（２０１３年度）によれば、大腸がん検診で発見された大腸がんのうち、48％は開腹せずに内視鏡治療で済んでいると報告されています。

　早期の大腸がんには、ほとんど自覚症状がみられないため、早期発見には、定期的な検診を受けることが非常に重要です。

　検診の大まかな流れとしては、年1回の集団検診（便潜血検査）を受け、がんの疑いがあれば精密検査（大腸内視鏡検査）によってがん病変の有無を確認します。病変が確認されれば検体を採取し、病理検査によってがんの性質などを判定し、種々の画像診断でがんの広がりや進行度を判断することになります。

大腸がん検診の流れ

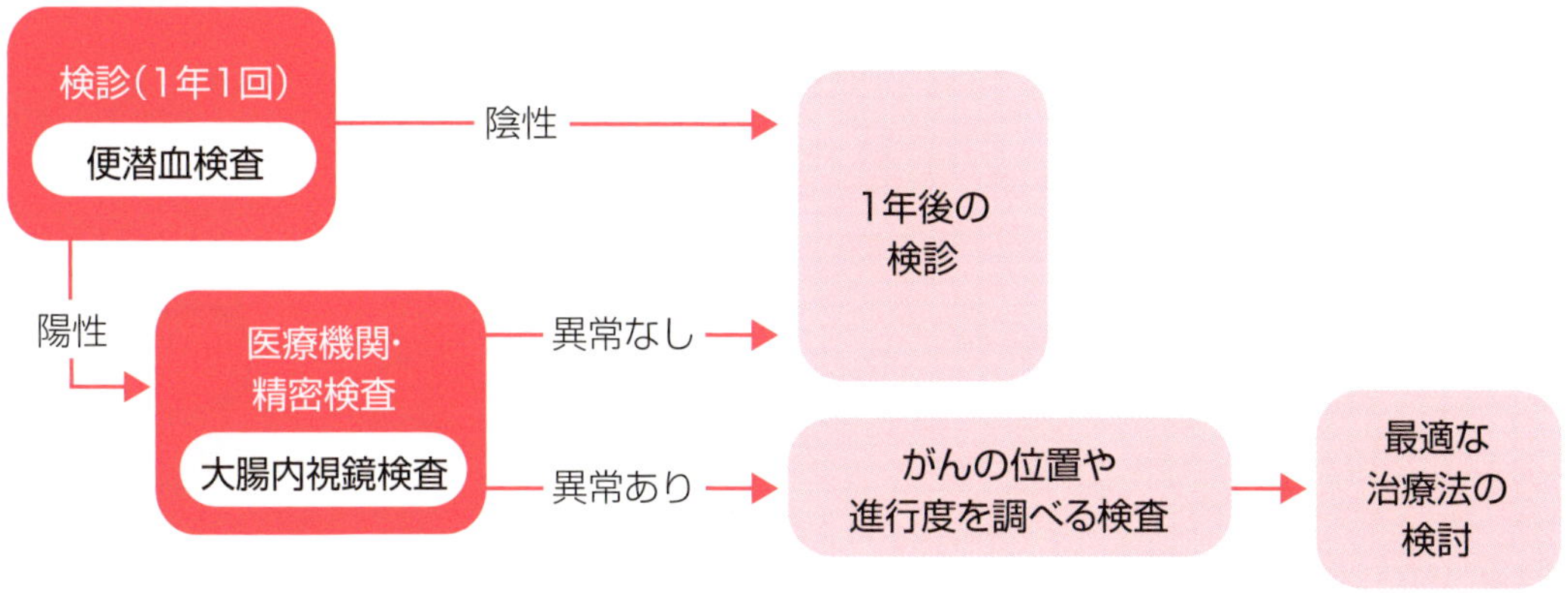

●便潜血検査の方法

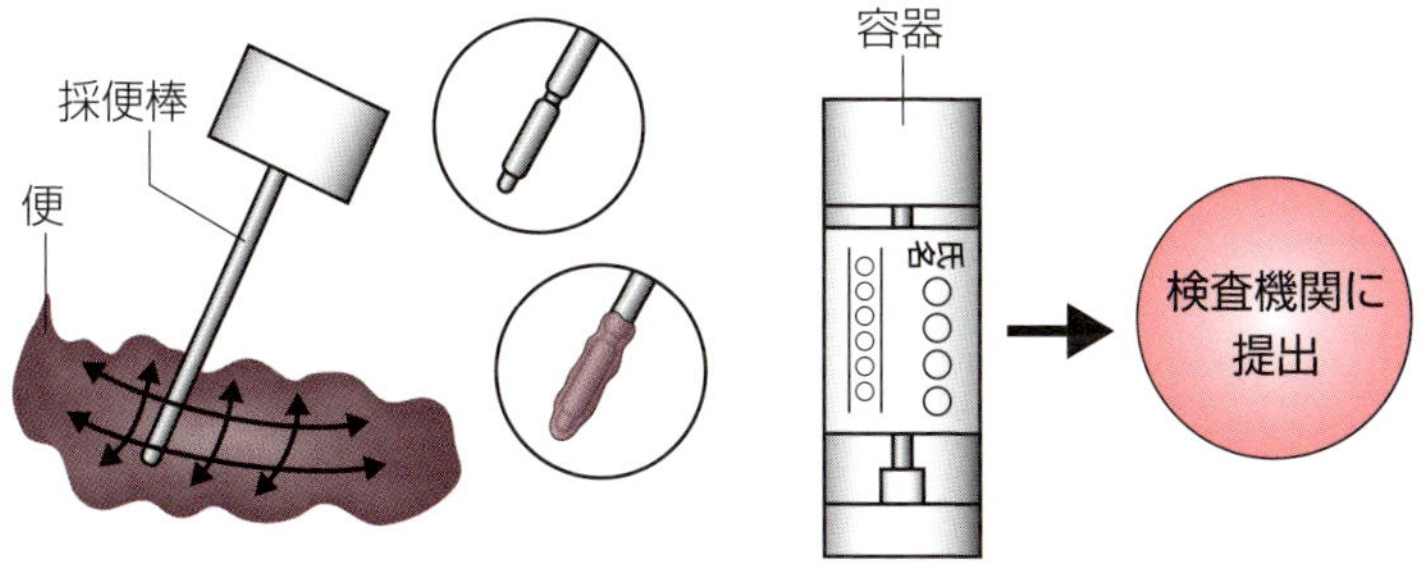

キャップを回して容器から採便棒を抜く。便の表面をまんべんなくこすり、棒の先の溝に便をつける

容器にカチッと音がするまでキャップを差し込む。1日法と、2日にわたって2本の検体をとる2日法がある

・40歳以上の健康な人は、年に1回、便潜血検査を受けることが推奨されている。
・便潜血検査が陽性の場合は、必ず精密検査を受け、大腸がんであるかどうかを確認する。
・陰性の場合、精密検査で異常がない場合は、年1回の検診を続ける。

便潜血検査は有用性が確認された簡便な検診法

わが国の自治体（市区町村）などで、集団検診として広く行われているのは便潜血検査です。便潜血検査の有効性は、がん検診のなかでも最も確実な根拠が示されており、大腸がんによる死亡率を約60～80％低下させることができ、進行がんを約50％減らすことができるとされています。

大腸にがんが発生していると、便がその箇所を通過する際に擦《す》れて出血します。便潜血検査は、この出血、つまり、便に潜む肉眼では見えない微量の血液の有無を調べるものです。

具体的な方法は、便の表面をこすり、所定の容器に入れて提出するだけのとても簡便な方法です。事前の準備は必要なく、薬剤を使うこともありません。費用も千円程度と安価です。さらに副作用や事故がないことも便潜血検査の利点といえます。

一方、デメリットとしては、偽陰

大腸内視鏡のしくみ

内視鏡システム

細長い管状の電子スコープとモニター、ビデオプロセッサー、光源装置などからなるシステム本体で構成され、スコープ先端の超小型カメラ（CCD）から送られる映像をモニターで観察する

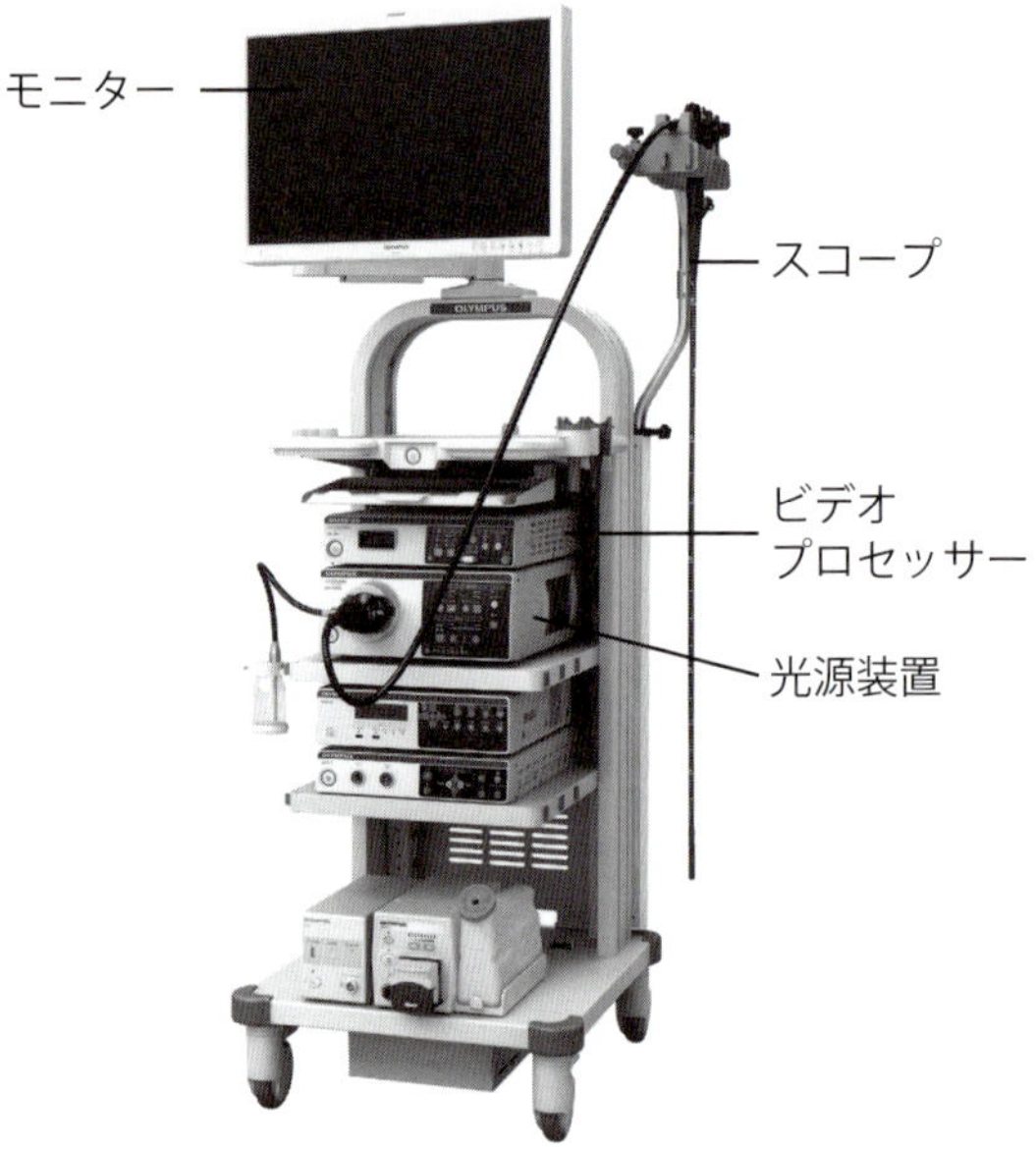

写真提供：オリンパス株式会社

内視鏡

アングル（握り部分）を操作して腸内で自在にスコープを動かすことができ、用途に応じて処置具（デバイス）を入れ替え、組織採取や切除を行う

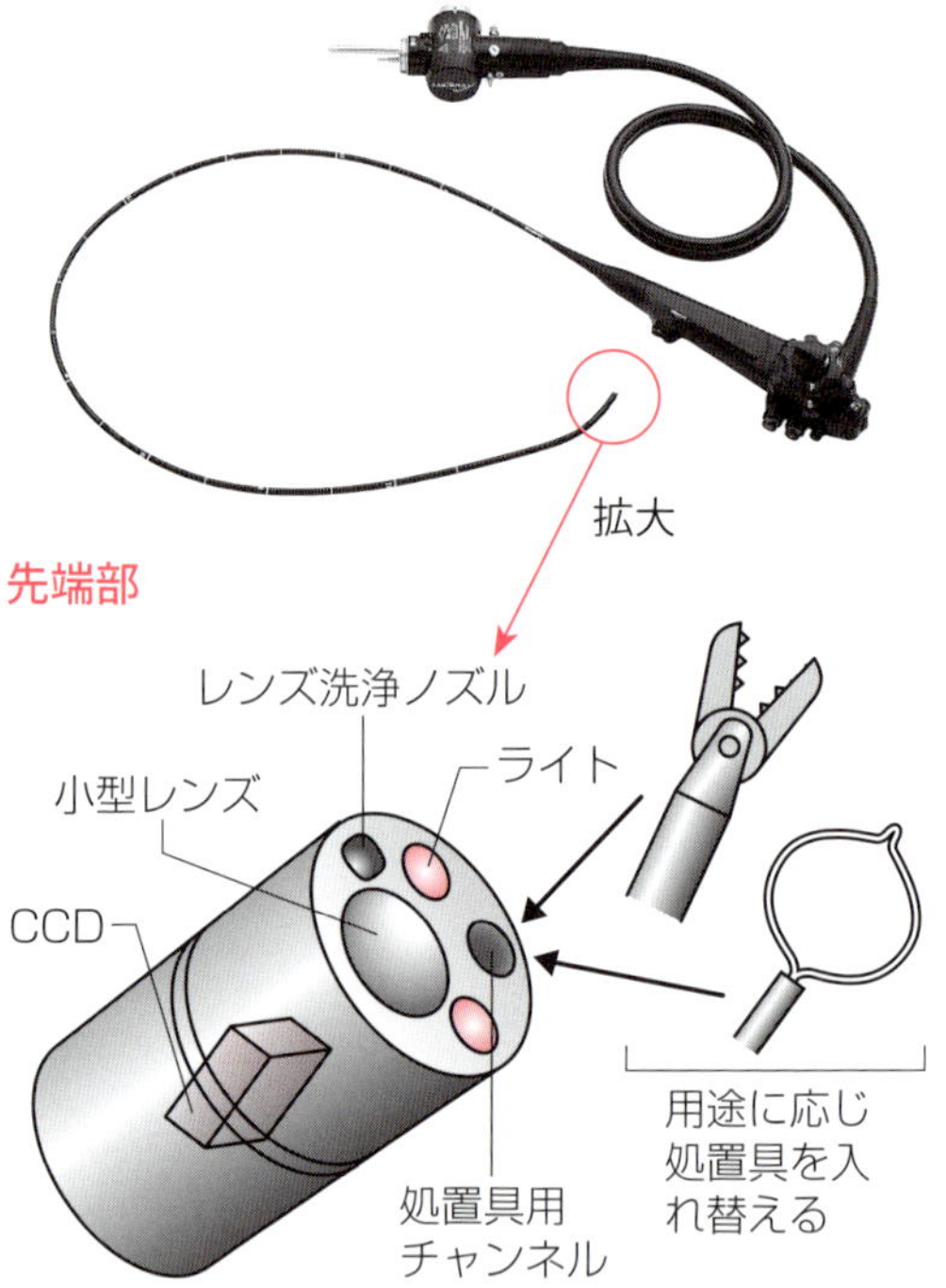

性（実際にはがん病変があるのにもかかわらず見逃されてしまうこと）により発見が遅れること、逆に偽陽性との結果（実際はがん病変がないのに、精密検査が必要であるとの結果が出てしまうこと）から精神的な苦痛をもたらされたり、精密検査を行うことで心身の負担が増したりすることが挙げられます。

　便潜血検査の最大の課題は受診率の低さです。徐々に増加傾向がみられるようになっていますが、２０１６年の国民生活基礎調査の概況によれば、40～69歳の男性では44・5％、女性では38・5％と、厚生労働省「健康日本21（第二次）」の目標値50％を下回る結果に終わっています。

腸内の観察、病変の採取が可能な大腸内視鏡検査

　便潜血検査で陽性の結果が出て、大腸がんが疑われる場合は、精密検査として大腸内視鏡検査を行い、腫《しゅ》瘍《よう》や、がんと疑われる病変の存在を確認します。

＊＊バルーン内視鏡：オーバーチューブという筒内に内視鏡を通し、筒と内視鏡先端に付けたバルーンを交互に膨らませることで内視鏡の前進を助け、検査を行う。

大腸内視鏡検査の流れ

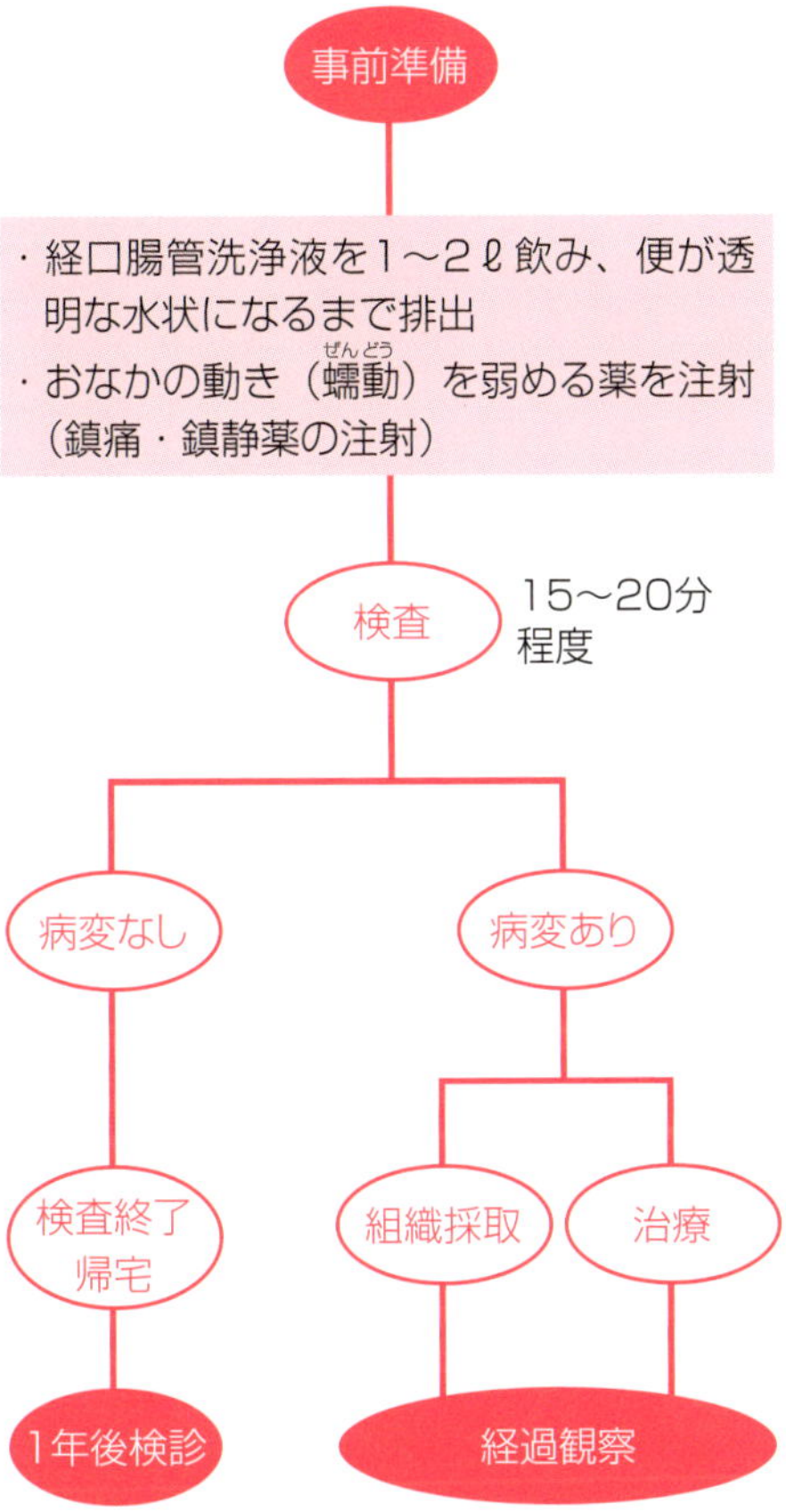

大腸内視鏡による検査

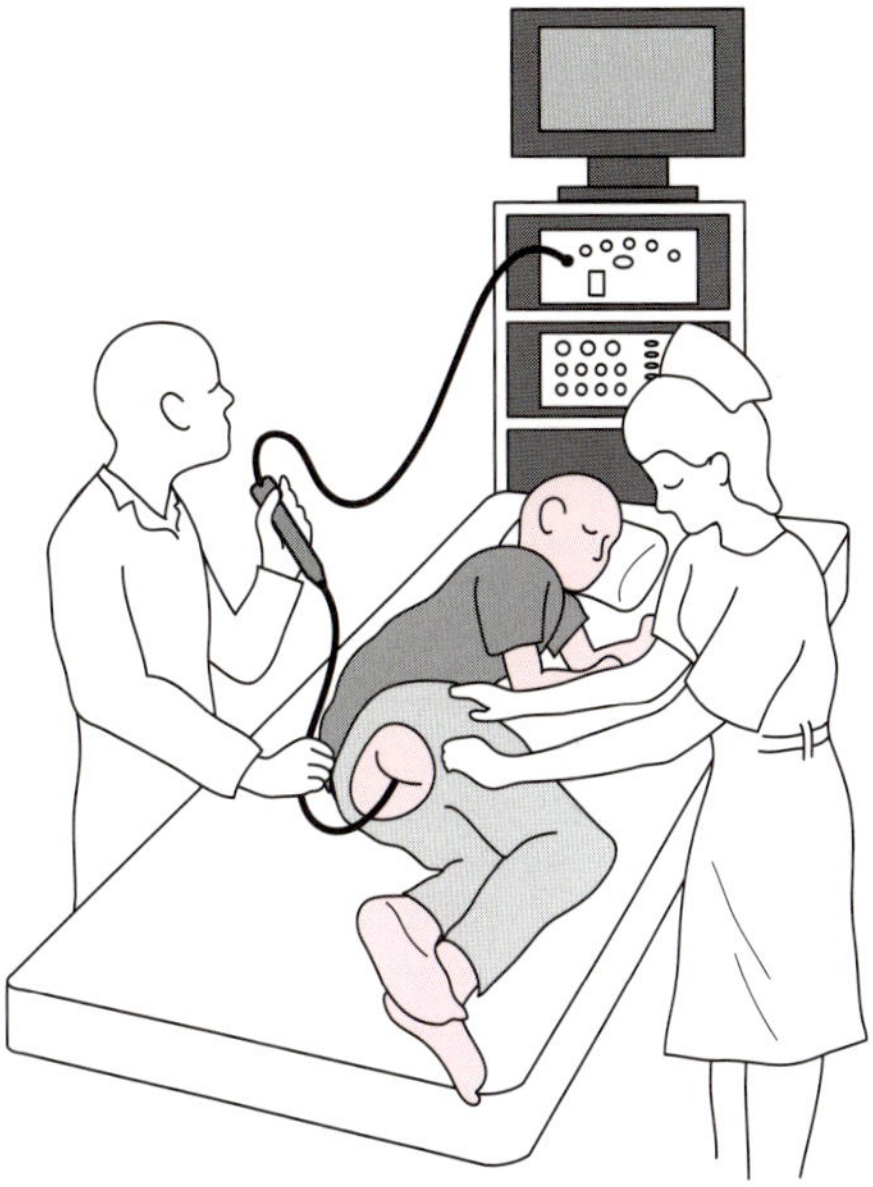

内視鏡を肛門から入れ、大腸内部を観察する。患者は肛門周辺に開口部のある検査着を着けて検査台に横向きになり、検査を受ける

　先端にライトと小型レンズがついた細長い管状の内視鏡を肛門から挿入し、モニター画面に映し出された大腸の内部を詳細に観察し、ポリープなどの異常がないか、みつかった場合はその病変がどんな形状で、どのくらいの範囲まで及んでいるかなどをみます。通常、直腸から盲腸まで大腸全体を調べます。癒着《ゆちゃく》などがあり、内視鏡の操作が困難なときには、カプセル内視鏡*やバルーン内視鏡**を用いることもあります。

　大腸内視鏡は、大腸内の観察だけでなく、組織の採取や切除を行うこともできます。病変が発見されれば、色素内視鏡や狭帯域光観察、拡大観察により、悪性か良性かの鑑別、内視鏡で根治が可能な早期がんであるかどうかなどの判別を行います。

　近年、操作性や解像度を向上させ、患者さんの苦痛を軽減したり、より鮮明な画像を得たりするため、内視鏡機器の開発が進んでいます。専門の医療機関では、病変の表面構造を約100倍まで拡大して観察できる拡大内視鏡が使用されています。拡

＊カプセル内視鏡：カプセル薬型の小さな内視鏡。口から飲み込むと、消化管内を移動しながら画像を撮影していく（120ページ参照）。

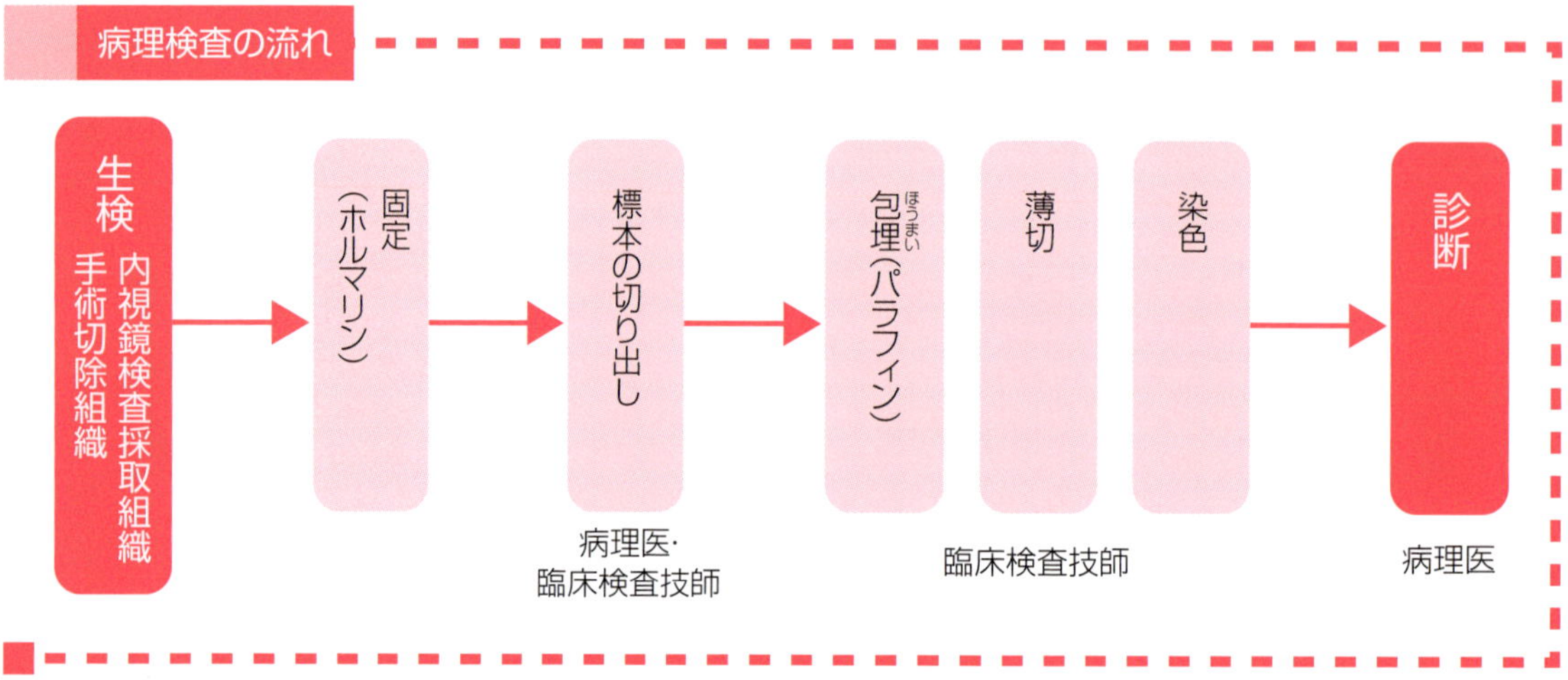

大内視鏡では、病変のより詳細な情報を得ることができ、さらに精密な観察、診断を行うことができます。

腸内に便が残っていると、内視鏡の挿入、観察ができないので、大腸をきれいにする準備が必要となります。検査当日に腸管洗浄液を1～2ℓ飲み、すべての便を排出します。検査時間は一般に15～20分間で、大きな苦痛はありません。

ただし、開腹手術の経験などによって腸が癒着している人、腸が長い人などは操作が難しく、時間が長引き、苦痛を伴うこともあり、その場合は、鎮痛・鎮静薬を用いることもあります。

＊詳しくは26ページ参照

大腸がんであることを確定する病理検査

大腸内視鏡検査によって病変がみつかった場合、早期がんで粘膜内にとどまっていると判断されれば内視鏡で摘除《てきじょ》します。病変が浸潤したがんと疑われる場合は、詳しく病理検査で調べるための検体として内視鏡先端部の処置具用チャンネルから処置具（鉗子《かんし》）を出し、採取します。採取された病変は、病理検査に回され、がん細胞の有無が確認されます。

病理検査を担当する部署では、厳密な管理のもと、病変（検体）に対し、切り出し、包埋《ほうまい》、薄切、染色といった決められた手順で処理を施し、病理医が組織を顕微鏡で調べ、がんであるかないかを判定します。

手術した場合には、切除標本を用いて、がんの浸潤程度、リンパ節転移の有無やその程度などが判断され、最終的なステージが決定されます。

＊詳しくは36ページ参照

がんの位置、深達度、広がり、転移の有無などを調べる検査

がんと確定されたら治療方針を検討するため、病気の進行度（ステージ＝病期）を正確に判定する必要があります。進行度を決める目安となるのは、①がんがどの程度大腸の壁に入り込んでいるか（深達度）、②リンパ節に転移があるか、③ほかの

臓器に転移があるかの三つです。

それらに必要な情報を得るために、次のような検査が行われます。

＊詳しくは31ページ参照

・CT（コンピュータ断層撮影）検査

全身を一定の間隔で輪切りにした状態で内部のようすを画像化する検査です。胸部、腹部を中心に行い、がんの位置や形、大きさ、大腸周辺のリンパ節や肝臓をはじめとする周囲の臓器への転移などを確認します。

近年では、CTコロノグラフィー（3次元CT検査）が登場し、断層面だけでなく、立体的な画像を構築できるようになっています。

＊詳しくは34ページ参照

・MRI（磁気共鳴画像法）検査

磁気を用いて体内を画像化する検査です。がんの位置や広がり、周辺臓器やリンパ節への転移などを確認します。

・超音波（エコー）検査

超音波を体に当て、内部のようすを確認する検査です。がんの広がりや、肝臓への転移の確認に有効です。

・胸部X線検査

肺への転移の有無の確認のために行われます。

・FDG-PET（ペット、陽電子放射断層撮影）検査

がん細胞が、正常な細胞よりも多くのブドウ糖を取り込む性質を利用した検査です。ブドウ糖によく似た薬剤（放射性ブドウ糖液、フルオロデオキシグルコース：FDG）を静脈に注射し、全身の細胞への取り込みの状況を撮影します。画像化された分布状態により、1回で全身にわたる遠隔転移の確認ができます。

早期がんの診断には不向きです。

・注腸X線検査

腸をきれいな状態にしたうえで、肛門からバリウムと空気を注入し、X線撮影する検査です。腸壁の状態などから、がんの位置や大きさ、形を確認します。過去の開腹手術の影響などで内視鏡検査が困難な人に対して行われることがありますが、現在はCTコロノグラフィーの普及により、実施される機会が少なくなってきています。

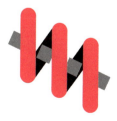

血液検査（腫瘍《しゅよう》マーカーの測定）

がんが発生すると、血液中に特定の物質が増えることが知られています。これらの物質を腫瘍マーカーといい、大腸がんではCEA、CA19-9、p53抗体などを調べます。採血するだけで測定できる負担の少ない検査ですが、がんがあっても必ずしも数値が上昇しなかったり、がん以外の病気で上昇したりすることもあります。診断の補助的な検査や手術後の再発のチェック、抗がん薬の治療効果の判定などの目安として行われます。

国がん中央病院の検査と診断

大腸内視鏡検査

●治療方針の決定に欠かせない内視鏡検査

大腸がんの治療方針を決定するうえで、内視鏡検査に期待される主な意義は、がん（病変）が腸壁のどの程度まで達しているかを判断する深達度診断です。深達度を正確に把握することはステージを検討する際の重要な要素となります。

かつては、内視鏡治療の技術的な制限から外科的治療を選択せざるをえなかった病変に対しても、現在は、内視鏡的粘膜下層剥離《はくり》術（ESD）が適用できるようになっており、内視鏡治療の対象となる病変は、確実に広がっています。

一方、深達度診断に基づく治療方針については、従来の範囲に変化はなく、「転移リスクがないと判断される病変」が内視鏡治療の絶対的適応となります。

そこで、内視鏡医の使命は病変の発見に引き続き、内視鏡治療が可能な病変であるか否かを判断することであり、ここが、患者さんの治療方針が大きく変わる分岐点となります。

ここでは、病変の発見から、治療選択に至るまでの内視鏡医がかかわる診断過程について解説します。

●多様性が広がる大腸内視鏡観察

内視鏡を用いて病変を観察する方法には、次ページ表のようにさまざまな方法があります。

当院で日常的に使用しているのは、通常観察（白色光）、画像強調観察、拡大内視鏡観察です。ニーズに応じて、顕微内視鏡観察や超音波内視鏡（断層イメージング）を追加することがありますが、ほとんどの場合、これら三つの方法で必要な病変の情報を得ています。

●病変発見のために進む技術

内視鏡による病変の発見は、内視鏡医の仕事の第一歩です。先に挙げたように、現在はいろいろな観察法を利用することができます。

■内視鏡観察法の種類

通常観察（白色光）	
画像強調観察	・光学法 ・デジタル法［コントラスト法／輪郭強調法］ ・光デジタル法［蛍光法／狭帯域光法／赤外光法］ ・色素法［染色法／コントラスト法］
拡大内視鏡観察	・光学法 ・デジタル法
顕微内視鏡観察	・光学法 ・共焦点法
断層イメージング	・超音波内視鏡 ・光干渉断層画像診断法（Optical Coherence Tomography/OCT）

以前は白色光もしくは色素法（病変部に色素を散布し、その反応を観察する方法）によって、病変に現れるコントラストを強調する方法しか、病変を発見するための選択肢がありませんでした。

近年は、蛍光法など、さまざまな画像強調観察の登場で、内視鏡医はいろいろな種類の方法を利用することができるようになってきています。個々の方法の病変発見に対する優位性は、さまざまな臨床研究により報告されています。ただし、いずれの方法を活用するかは、実際に用いる内視鏡医自身の個々の判断によっているのが現状です。当院でも特にルールは定めていません。筆者自身は、明るい画面という条件が、病変発見における長所として重要であると感じているため、リンクト カラー イメージング（Linked Color Imaging/富士フイルム株式会社）という機能を日常的に利用しています。

また、大腸の解剖学的特徴として、ハウストラ（結腸膨起《ぼうき》）の存在や強い屈曲が挙げられます。腸管はふくらんでいる部分と狭まった部分が交互にくり返され、いわゆる凹凸がつながった形状をしています。これがハウストラです。こうした形状の特徴によって、ひだの裏や強く屈曲した部分では死角ができることは避けられないという現実があります。そこで死角を

病変発見に役立つ内視鏡先端機器

●エンドカフ

スコープ先端につけるアタッチメントの一種。軟らかいフラップが腸壁のひだにかかるため、ひだを広げて観察することが可能

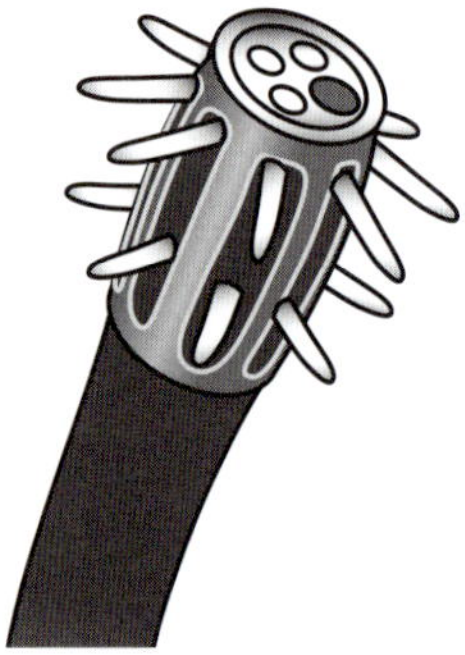

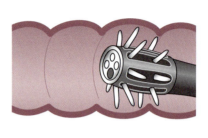

●フル スペクトラム エンドスコープ

スコープの先端に三つのCCDカメラ（小型撮像素子）が組み込まれているため視野が広く、周囲330度を観察することができる

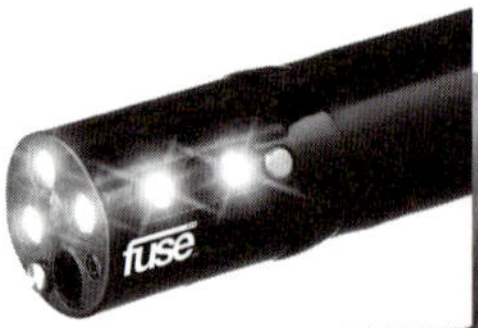

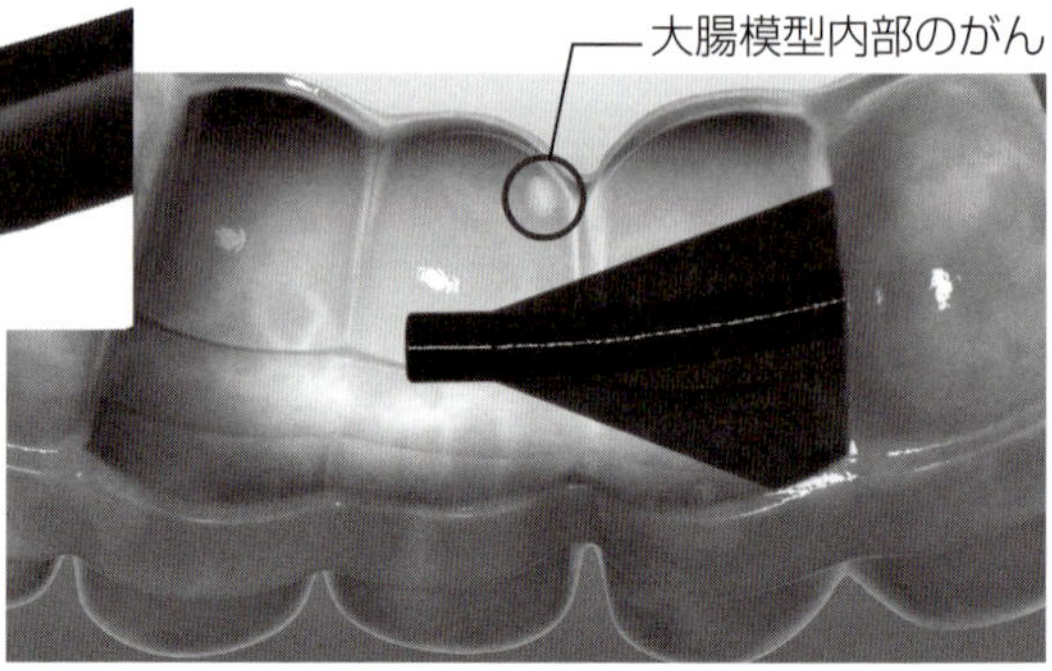

FUSE内視鏡システム
写真提供：ボストン・サイエンティフィック ジャパン株式会社

できる限り減らし、病変の発見を妨げる問題を解決するためにいろいろな工夫が試みられていますが、その一つとして、スコープ先端に上図のような先端アタッチメント（エンドカフ Endocuff）を装着することが挙げられます。そのほか、スコープ先端の三つのＣＣＤ（小型撮像素子）により３３０度の視野角を可能としたフル スペクトラム エンドスコープ（Full Spectrum Endoscopy 上図）も有用ですが、導入には新たな内視鏡システムが必要となるため、コスト面などの負担の大きさから普及には限界がみられます。

●質的診断

腫瘍性病変の質的な診断は、明らかな浸潤がんであれば診断に苦慮することはほとんどありません。そこで、質的診断における内視鏡医の重要な役割は、浸潤がんとなる前の病変を確実に診断し、内視鏡治療を要する病変であるか否かを鑑別することにあります。

腫瘍であるか、非腫瘍であるかの鑑別については、特殊な光で病変をより明瞭《めいりょう》に描出する画像強調観察や、色素を用いてその反応を観察する色素法が用いられます。

画像強調観察としては、ナロー バンド イメージング（Narrow Band Imaging：ＮＢＩ）や

ブルー レーザー イメージング（Blue Laser Imaging：ＢＬＩ）といった狭帯域光を用いた観察法、色素法としては、インジゴカルミンを用いたコントラスト法、あるいはクリスタルバイオレットによる染色法を利用したピット パターン（Pit pattern/腫瘍表面の構造異型）観察などが有用とされています。

特に、特殊な光を用いる画像強調観察は色素を散布する手間が省け、手元の内視鏡操作によりそれぞれのモードへの切り替えができ、簡便性に優れていることから、広く用いられています。

比較的シンプルな所見を呈する腺腫性病変の場合には、拡大観察をしなくても診断可能であるため、欧米からは、拡大観察を用いない観察法（非拡大観察）に対して適用できるＮＩＣＥ（NBI International Colorectal Endoscopic）分類が提唱されています。

一方、あとで述べるように（64ページ参照）腫瘍性病変と判断され、かつ内視鏡治療と外科治療のボーダーラインと考えられる病変については、より細かな所見を評価する必要があり、拡大観察による評価が望まれます。

そこで、わが国では、拡大観察の有用性を重視し、ＮＩＣＥ分類に対してＪＮＥＴ（The Japan NBI Expert Team）分類が提唱されています。ＪＮＥＴ分類は拡大所見を反映した分類です。それだけに厳正な基準が求められ、エキスパートによる所見の定義の統一化に向けた細部の検討が現在も続いています。近く、確立した分類として提示される見込みであるとされています。

●深達度診断

内視鏡による局所治療が適応できる病変は、リンパ節転移のリスクの伴わない病変であることはいうまでもありません。さまざまな先行する研究により、リンパ節転移については、複数のリスクが挙げられていますが、内視鏡観察の時点で、転移の有無を推測できるのは、実際には深達度診断のみだといえます。

深達度診断においては、質的診断と同様に画像強調観察や色素法が有用です。その際には拡大観察が不可欠であることは、すでに述べたとおりです。

そのほか、超音波内視鏡は直接的に腫瘍の浸潤を確認できる点で非常に有用な方法です。しかし、簡便性の点では画像強調観察や色素法に劣り、実際の診断能に関しても、それらの方法と差異があるとはいえません。当院では、画像強調観察や色素法によって得られる情報だけでは診断に苦慮する場合、あるいは粘膜下腫瘍の局在診断などに使用が限られ、その頻度は低くなっています。

●光による画像強調観察と色素法

ここまで述べたように、腫瘍性の病変に対する大腸内視鏡を用いた診断は、特殊光による画像強調観察と色素法が中心となっています。その使い分けとしては、質的診断については、画像強調観察でおおむね可能と考えられます。

一方、深達度診断については、いまだ画像強調観察が色素法に匹敵するだけの精度があるとはいえない状況です。その根拠として早期大腸がん症例を対象に、画像強調観察と色素法（クリスタルバイオレット染色）の診断能を比較した研究があります。この研究は多施設の医師による静止画像の読影試験によってその所見を直接比較したもので、その結果では、色素法が画像強調観察よりも有意に優れていました。当院ではそうした結果を考慮した診断の手順を基本としています。

ただし、画像強調観察による所見の解釈は色素法によるピット診断に対する理解が必須であり、これから内視鏡医を目指す者に対しては、インジゴカルミンおよびクリスタルバイオレット両者による評価をするように促しています。このような地道な作業が、今後の診断学の向上につながると考えています。

●先進的イメージングの可能性

当院では、東京大学の浦野《うらの》泰照《やすてる》先生と共同で、次世代のイメージング技術（病変を明瞭に画像化する技術）の臨床応用に、研究として取り組んでいます。特に、蛍光プローブとがん特異的抗体との複合体を用いたイメージング*については、いまだ理論上ではあるものの、非常に小さながん（㎜単位）のイメージングがリアルタイムで可能になると考えられます。非常に画期的な技術であり、内視鏡診療のみならず外科治療においてもさらなる診断治療の発展のブレイクスルーとなりうる技術と、大いに期待されています。

そのほか、ヒューマンエラーによって見逃されてしまう病変（見逃し病変）の拾い上げに有用と考えられる、人工知能を活用したリアルタイム内視鏡システムの開発にも取り組んでいます。

（坂本琢／内視鏡科）

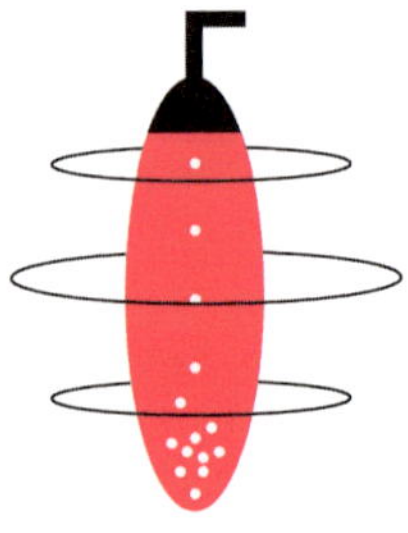

＊蛍光試薬をスプレーしてがん細胞のみを光らせることで、微細ながん細胞を検出する技術。

進行度を調べる検査

●治療法決定には進行度の判定が欠かせない

大腸がんの治療方針決定のために、大腸がんの進行度を調べます。進行度とは、大腸がんの周囲への浸潤程度（深達度）とリンパ節転移・他臓器への転移の有無です（45ページ参照）。進行度を調べるために、大腸内視鏡検査、CT検査、MRI検査、超音波（エコー）検査、FDG-PET検査、注腸X線検査などのさまざまな画像検査を行います。

●深達度診断―外科的治療選択の目安

大腸がんの治療方針の決定においてまず問題となるのは、内視鏡治療が可能かどうかです。大腸がんの大腸壁への浸潤程度を深達度といいます。粘膜内がんと、粘膜下層にわずかに浸潤した程度の深達度のがんであれば、治癒を目指した内視鏡治療が可能です。粘膜下層深層より深くに浸潤したがんは、内視鏡治療の適応とはならず、手術療法が候補となります。

深達度を調べるために大腸内視鏡検査、大腸CT（CT Colonography＝CTコロノグラフィー：CTC）、MRI検査、注腸X線検査などが用いられます。

大腸内視鏡検査は、優れた深達度診断能を有しています。大腸内視鏡検査で粘膜内がんと粘膜下層にわずかに浸潤した程度のがんと診断された場合、積極的に内視鏡治療が行われます。大腸内視鏡検査で粘膜下層深層よりも深い浸潤が疑われた場合、大腸CT、MRI検査などのほかの検査と合わせて、総合的に深達度を診断

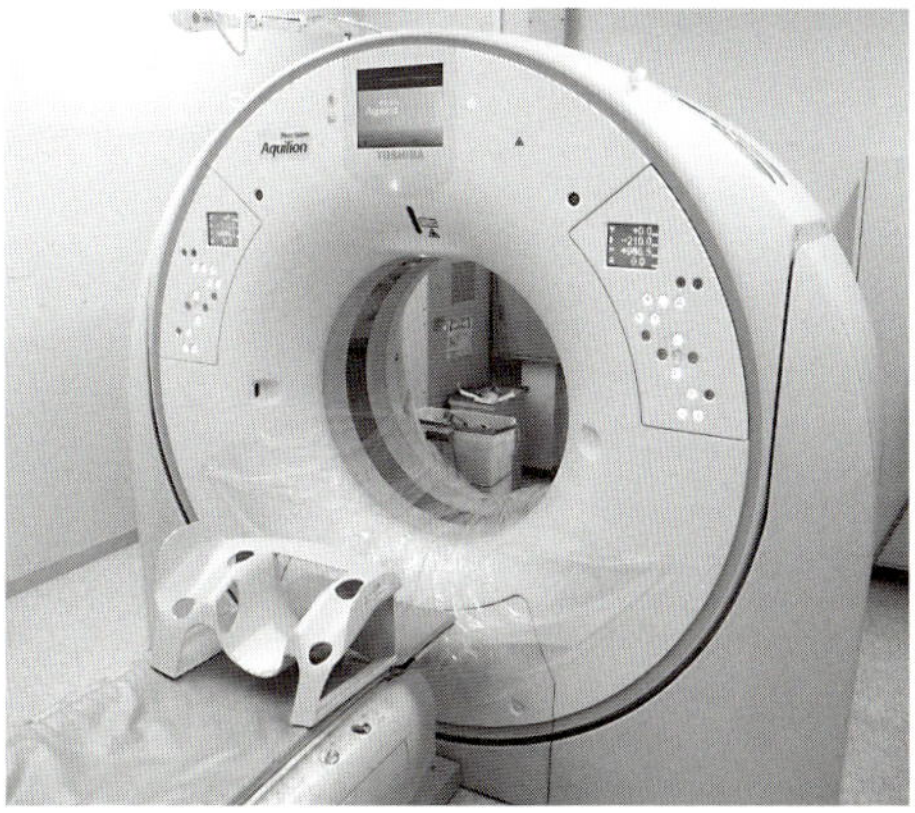

放射線診断科で用いられているCT装置。円筒状のガントリーを通過する間に、X線装置が体の周囲を回りながら体内の輪切り断面像を撮影。コンピュータの画像解析により多くの情報が得られる

します。

大腸CTは深達度診断のみならず、全身のリンパ節・他臓器への転移検索を一度に行うことが可能であり、治療方針決定に重要な役割を果たす検査です（大腸CTについては34ページ参照）。

直腸がんの深達度診断には、MRIが用いられる場合があります。MRI検査はほかの検査と比較して良好な組織コントラスト分解能を有しています。骨盤内という解剖学的に複雑な領域において、直腸壁の構造を明瞭に描出することができ、がんと周囲の構造物との関係などを正確に把握することができます。直腸がんの手術計画にはこれらの情報が重要なため、当院では下部直腸がんにおける術前検査として、特に高分解能MRI検査を実施しています。

●リンパ節転移診断―化学療法選択の目安

リンパ節転移の有無、程度を調べることは、化学療法の適応を議論するうえで重要な情報です。

CTやMRIなど病変の形態情報に基づく画像診断では、リンパ節の大きさにかかわらず辺縁が不規則な場合、リンパ節の内部に壊死巣《えしそう》が疑われる場合、リンパ節の集簇《しゅうぞく》（複数のリンパ節が一定の領域に寄り集まっているように見える状態）や癒合《ゆごう》（リンパ節どうしがくっついている）傾向がある場合は、積極的にリンパ節転移を疑います。しかし、大腸がんにおいてはリンパ節の反応性・炎症性腫大も多く認められるため、大きさや形態による診断では判断が難しい場合も多いのが現状です。このように形態情報に基づく画像診断だけでは病期診断、転移診断が確定できない場合、FDG-PET検査を追加する場合があります。

最も信頼性の高いリンパ節転移の診断法は、外科手術により大腸がんの原発巣とともにリンパ節を摘出し（リンパ節郭清《かくせい》）、病理学的に転移の有無を診断することです。大腸がんの深達度が深くなるにつれてリンパ節転移の頻度が増えるため、大腸がん手術におけるリンパ節郭清範囲は、術前の画像診断と術中所見とを総合的に判断して決定します。画像診断による深達度診断とリンパ節転移診断は術式を決定する重要な情報です。

外科手術後の病理検査で判明するリンパ節転

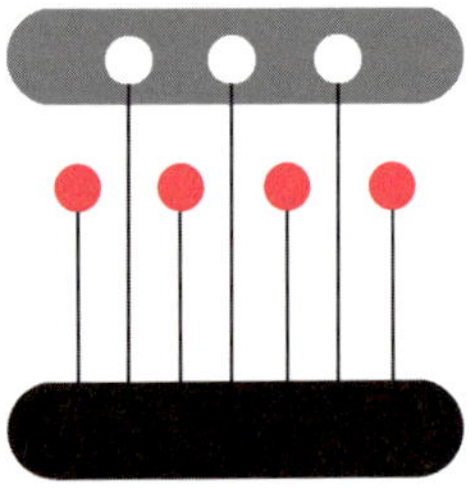

移の程度により、追加の化学療法が必要かどうか判断されます。大腸がんの原発巣から遠いリンパ節に転移がおこり、外科治療で原発巣と一括して摘出（郭清）できない場合は、遠隔転移陽性として化学療法が選択されます。

進行度を調べる画像検査

●MRI検査

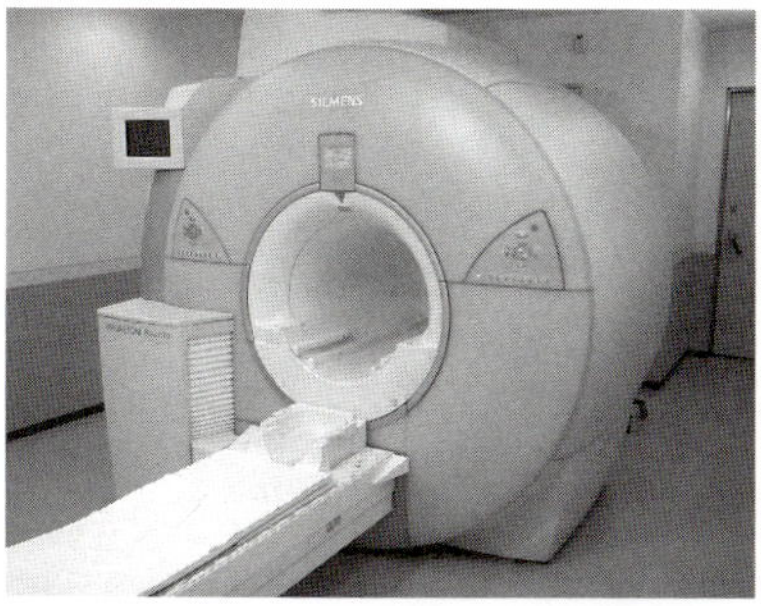

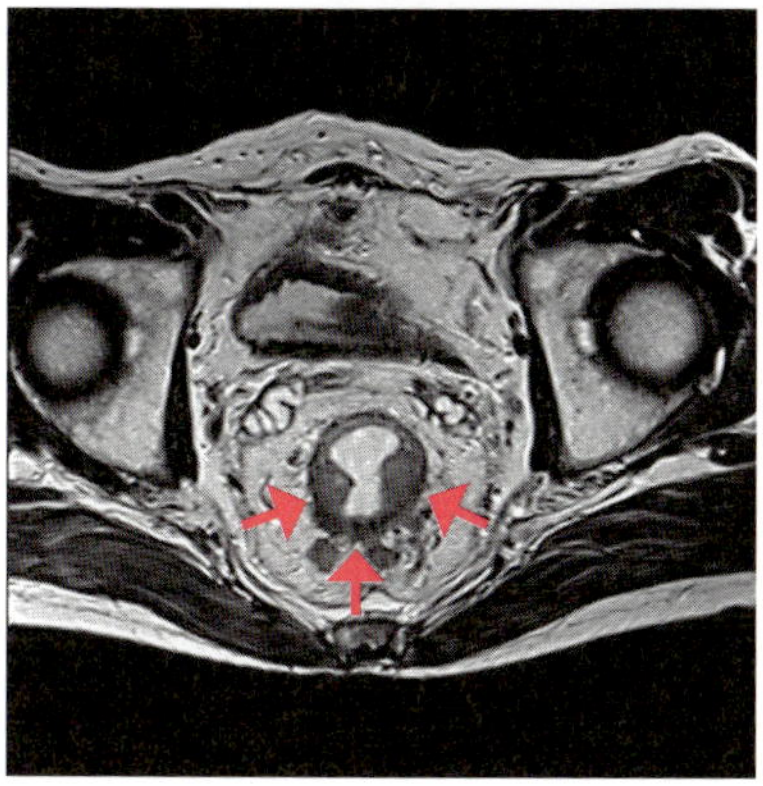

上：MRI装置。電磁波を照射して体の構造を画像化する
下：MRIの画像。矢印で示した部分ががん

●FDG-PET検査

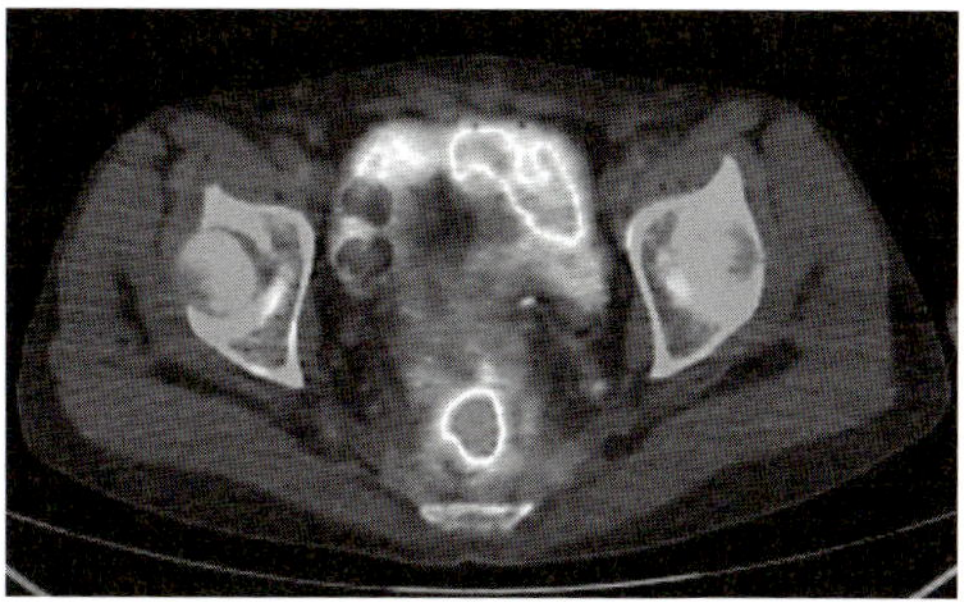

FDG-PET検査による転移巣の画像。ほかの画像検査による判断が難しい場合に追加で行われることがある

●遠隔転移診断—切除可能かの目安

大腸がんの転移先として多いのは肺、肝臓、腹膜で、ほかの臓器への転移は比較的まれとされています。これら転移頻度の高い肺、肝臓、腹膜病変の検出にはCT検査が有用で、前述の大腸CTにより一括して転移検索が行えます。その他の臓器への転移頻度は低いため、骨シンチグラフィーや脳MRI検査、FDG-PET検査はルーチンには行いません。CTでの判断が困難な場合に、これらの検査が追加されることがあります。

肝臓や肺に転移があった場合も、転移巣と原発巣が同時に切除可能と判断された場合は、同時切除が行われることがあります。大腸がんはほかのがんと異なり、同時切除によって治癒が得られる可能性があるからです。このためには、詳細な外科手術計画が必要で、肺転移や肝転移の位置と個数を精密に調べます。肝臓の転移を詳細に調べるためには、超音波検査、MRI検査、ときにFDG-PET検査が行われます。特に近年、肝転移精査のためのMRI検査精度が向上しています。

（三宅基隆／放射線診断科）

全国で導入が進む大腸CT（CTコロノグラフィー）

●詳細な3次元診断が可能に

大腸CT（CT Colonography=CTコロノグラフィー：CTC）は、大腸を含めた腹部全体を3次元的に診断する比較的新しいCT検査法で、大腸の詳細な3次元診断が可能です。通常のCT検査では一般的に大腸ポリープなどの大腸腫瘍性病変は検出困難ですが、大腸CT（CTC）はそれらを良好に可視化することができます。

進行がんおよび、6㎜以上の大腸ポリープを検出する能力（検出能）は大腸内視鏡検査に匹敵しており、大腸がんの早期発見が可能なCT検査として、近年、日本全国で導入が進んでいます。また、大腸内視鏡検査や注腸X線検査と比較して、前処置の負担が軽く患者さんが受けいれやすい、安全かつ簡便に実施が可能である、検査処理能力に優れている、検査の質のばらつきが少ない、検査画像には客観性・再現性がある、といった多くの利点を有しています。

●検査時間は約10分　盲点を最小限にする画像処理が可能

大腸CTでは、あらかじめ処方された検査食や下剤などを用いて主に自宅で前処置を行います。前処置により大腸内の残便・残液をできるだけ除去した状態で、検査室にて肛門から炭酸ガスを注入し、大腸を十分拡張させてCTを撮影します。検査時間は入室から退室まで10分程度とほかの大腸検査と比較すると短く、検査を受ける人・医療者双方にとって予定が組みやすい検査といえます。

検査中はときに、おなかの張りによる不快感を訴える患者さんがいますが、検査後はガスの急速な消失により不快感は速やかに軽減します。

高齢や肢体不自由などのさまざまな理由でほかの大腸検査が実施困難な患者さんにも、比較的容易に実施可能な検査です。

また、得られた3次元画像はデジタルデータである利点を生かして、さまざまな画像表示や画像処理が可能です（次ページ上段画像）。

前処置の際の経口造影剤（バリウム）服用により便と病変の色分けが可能となる手法や、経口造影剤で色分けされた残便（fecal tagging）・残液を、画像処理で消去して表示する手法

■大腸CTにおけるさまざまな診断画像

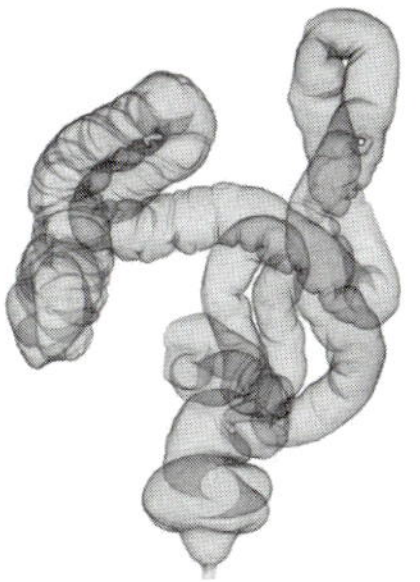

仮想注腸画像。大腸全体を俯瞰《ふかん》でき、病変の位置を正確に把握できる

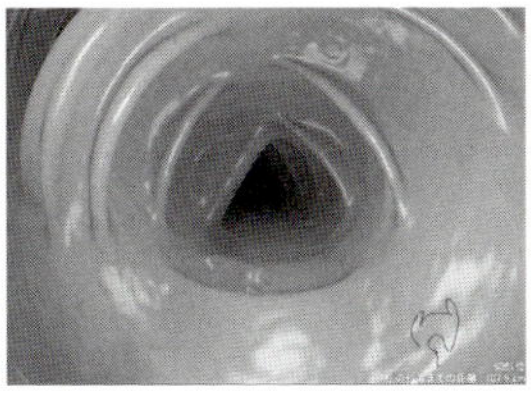

仮想内視鏡画像。病変の構造を3次元的に理解しやすく、質的診断に有用

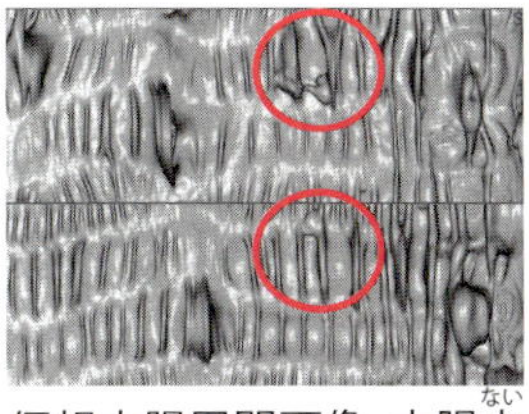

仮想大腸展開画像。大腸内《ない》腔《くう》面の静止画。迅速な病変検出が可能。上段（あお向け）と下段（うつぶせ）で隆起物体（赤丸）が移動しており、残便と診断できる

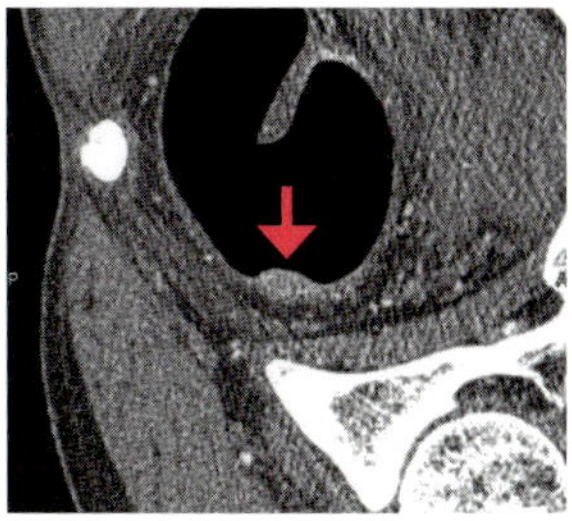

多断面再構成画像。3次元画像を任意の断面で観察できる。質的診断に有用。腫瘍の断面が描出されている（矢印）

■fecal taggingとelectronic cleansing

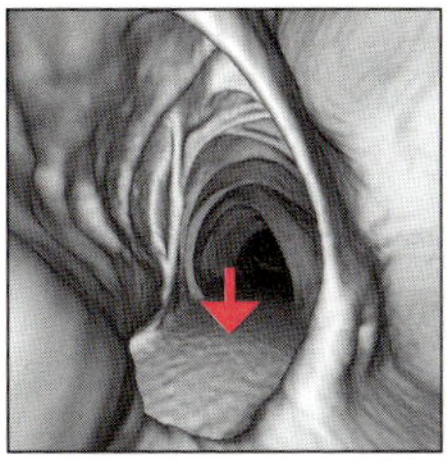

a.大腸内腔に液面形成を認める（矢印）

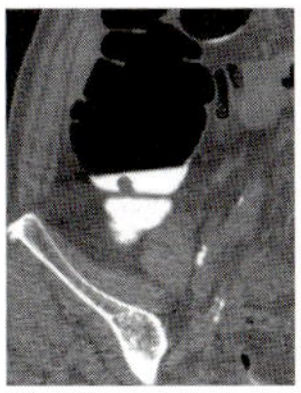

b.aの断面画像。液体が白く描出されている（fecal tagging）

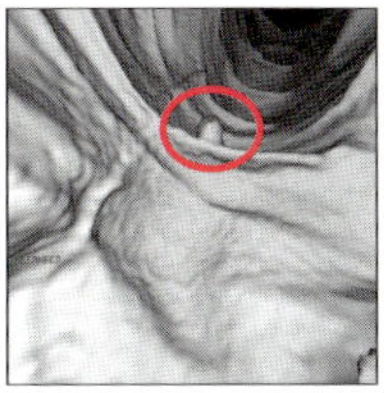

c.aから、画像処理により液体を除去（electronic cleansing）

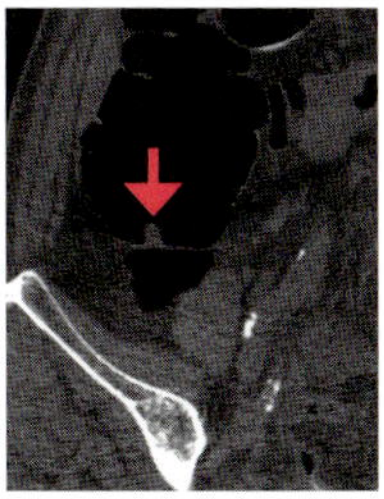

d.cの断面画像。c、dとも水没していたポリープが確認できる（矢印）

（electronic cleansing）などを併用することで、大腸内腔《ないくう》の盲点を最小限にできます（下段画像）。

大腸ＣＴの最大の欠点は、大腸内視鏡検査と異なり、病変採取による組織検査ができないことです。大腸ＣＴで大腸腫瘍が疑われた場合は、改めて大腸内視鏡検査を行ったうえで、組織検査を行う必要があります。

●大腸CTによる新たな診断システムに期待

当院では、大腸がん治療前の精密検査としての大腸ＣＴを２００５年に実臨床に導入しました。以来、堅実に検査技術の開発、検査の質向上を進め、今日では、大腸ＣＴは大腸がん診療に必要不可欠な検査と認識されています。また、当院検診センターにおいても２０１０年より大腸ＣＴを検診に導入しています。

大腸がんはほかの消化管がんと比較して予後良好ながんです。それぞれの大腸検査の利点・欠点を理解し、適切な間隔で大腸検査を受けることで、治癒可能な段階での早期発見が得られ、大腸がんの予後改善が期待されています。今後、大腸ＣＴの診断精度をさらに高め、大腸がんの死亡率低下に貢献できる、真に信頼性の高い大腸がん診断システムを構築していくことが望まれています。

（三宅基隆／放射線診断科）

病理検査

●スペシャリストの連携により 病理組織標本作成から診断へ

内視鏡検査で病変から得られた組織や、手術で切除された腫瘍など、患者さんの体から採取された病変の組織はすべて病理検査という顕微鏡観察による診断が行われます。病理検査はがんの確定診断であるばかりでなく、手術後の補助化学療法などの追加治療の必要性を判断するうえで重要な役割を果たしています。

内視鏡検査や手術で採取された病変の組織（検体）はすべて病理科に送られ、臨床検査技師と病理医の連携のもとに、病理検査が行われます。

検体はホルマリンによって固定されたのち、パラフィン包埋、薄切、染色などの過程を経て、顕微鏡観察のためのガラス標本が作成されますが、この過程はすべて資格をもった臨床検査技師によって行われます。そして病理診断を専門とする医師である病理医が、顕微鏡を用いてこれらのガラス標本を観察し、診断を行います。

●標準化された規定にのっとり 厳密に進められる診断

大腸がんの病理検査は、「大腸癌《がん》取扱い規約」と呼ばれる標準化された規定に従って行われます。内視鏡検査で得られた生検標本では腫瘍かどうか、腫瘍の場合は悪性か良性かなどが診断され、この結果がその病変に対する確定診断になります。

内視鏡治療や外科手術で得られた切除標本の場合は、腫瘍の取り残しがないかどうかだけでなく、腫瘍のタイプ（組織型）、腫瘍の広がりや深さ（深達度）、リンパ管侵襲《しんしゅう》、静脈侵襲、神経侵襲、リンパ節転移の有無などの所見が確認され、病理診断報告書が作成されます。

大腸がんの多くは腺がんですが、神経内分泌細胞がんなどのまれなタイプの腫瘍の場合は、必要に応じて免疫染色という特定のたんぱくの存在を確認する方法を用いて、さらに慎重を期し、診断の確認を行うこともあります。

内視鏡治療が行われたあとの大腸がんでは追加の外科切除が必要かどうかを判断するため、より詳細な検査が必要なことがあります。特に、

手術で切除された大腸がんの病理組織標本の例

腫瘍の広がり、取り残しの有無、リンパ管侵襲《しんしゅう》、静脈侵襲、リンパ節転移などの項目に関して顕微鏡による観察を行い、診断する。ここではリンパ管侵襲や静脈侵襲に関して特殊な染色を行い、確認している。

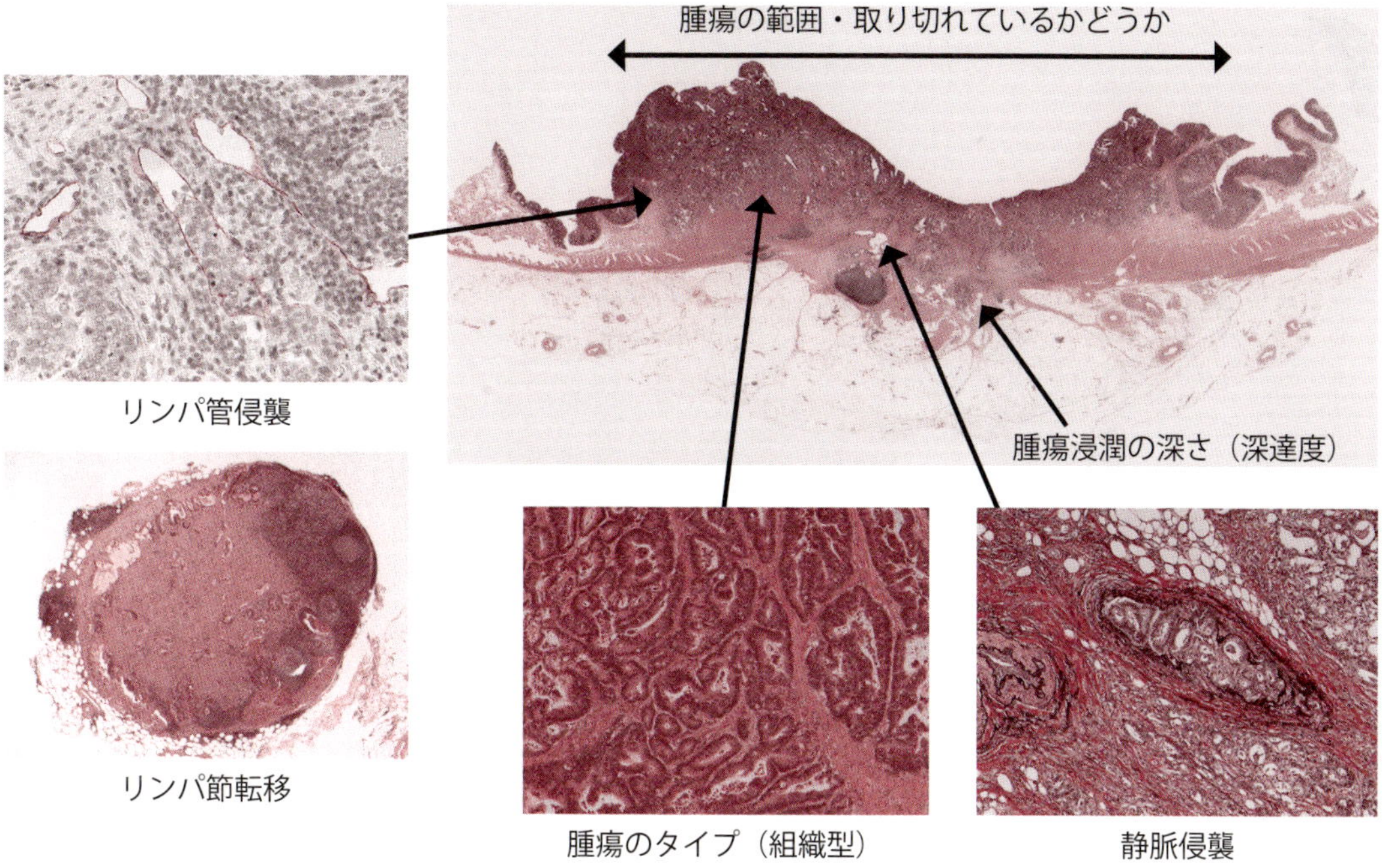

がんが粘膜下層に浸潤している場合は、腫瘍浸潤の程度のほか、リンパ管侵襲、静脈侵襲の有無などがリンパ節転移の危険性と関連していることが知られており、追加手術の必要性を判断するために重要です。

　ポリペクトミー、内視鏡的粘膜切除術（Endoscopic Mucosal Resection: EMR）や内視鏡的粘膜下層剥離術（Endoscopic Submucosal Dissection: ESD）で切除された切除標本の場合は、これらの所見を正確に判断するため、必要に応じていくつかの免疫染色や特殊染色を追加してより詳細に評価を行います。

●病理標本は遺伝子変異検査にも用いられる

　近年、病理組織検査のために処理された標本が、顕微鏡を用いた検査ばかりでなく、化学療法などの治療の有効性を予測するための遺伝子変異検査などにも用いられる機会が増えてきました（次ページ参照）。

　また、大腸がんを伴う比較的頻度の高い家族性腫瘍症候群としてリンチ症候群が注目されていますが、当院病理科では、このスクリーニング検査であるミスマッチ修復たんぱくに対する免疫染色に積極的に対応しています（106ページ遺伝性大腸がんの項を参照）。

（関根茂樹／病理科）

ＲＡＳ遺伝子検査

●がん細胞の増殖にかかわる ＥＧＦＲとＲＡＳたんぱくの役割

発がんに関連する遺伝子変異の研究が進んでいますが、ＲＡＳ遺伝子変異は、大腸がんの患者さんのおよそ半数で認められる頻度の高い変異です。ＲＡＳ遺伝子にはＫＲＡＳ、ＮＲＡＳ、ＨＲＡＳの三つの異なる遺伝子があり、大腸がんでは、このうちＫＲＡＳ遺伝子、次いでＮＲＡＳ遺伝子の変異が多く認められます。

大腸がん細胞の表面には上皮成長因子受容体（Epidermal Growth Factor Receptor: ＥＧＦＲ）とよばれる受容体が存在しており、細胞の増殖するしくみと密接にかかわっていることが知られています。ＥＧＦＲに上皮成長因子（Epidermal Growth Factor: ＥＧＦ）などの細胞の増殖を刺激する物質が結合すると、細胞の増殖や浸潤を促進する信号が送られますが、そのときに、信号を伝える役割を果たすのが、ＲＡＳ遺伝子からつくられるＲＡＳたんぱくです。

●ＥＧＦＲの働きを抑える分子標的薬 ＲＡＳ遺伝子の変異の有無が効果に影響

このしくみを標的とした分子標的薬が開発され、種々のがんに対する効果が認められて、治療薬として用いられるようになっています。大腸がんでは、進行がんに対して、抗ＥＧＦＲ抗体薬（セツキシマブ、パニツムマブ）が使用されています。これは、大腸がん細胞のＥＧＦＲに抗体を結合させることによってＥＧＦとの結合を阻止し、その働きを阻害して、ＥＧＦＲからの細胞増殖を促進する信号を抑えることを目的としたものです。

正常なＲＡＳたんぱくは、細胞内でＥＧＦＲから受けた信号を伝える役割を果たしています。ところが、ＫＲＡＳあるいはＮＲＡＳ遺伝子変異が存在すると、対応するＫＲＡＳまたはＮＲＡＳたんぱくは、ＥＧＦＲからの信号の有無にかかわらず、常に細胞増殖を促進する信号を送り続けてしまいます。したがって、抗ＥＧＦＲ抗体薬はこのようなＫＲＡＳあるいはＮＲＡＳ遺伝子変異が存在する大腸がんには効果がないということになります。

そこで、抗ＥＧＦＲ抗体薬による治療を行う場合には、あらかじめRAS遺伝子検査を行い、その治療効果の予測を行います。KRAS、NRAS遺伝子のいずれかに変異が存在する場合は抗EGFR抗体薬は使用せず、それ以外の治療を選択することになります。

抗EGFR抗体薬による治療と変異型RAS

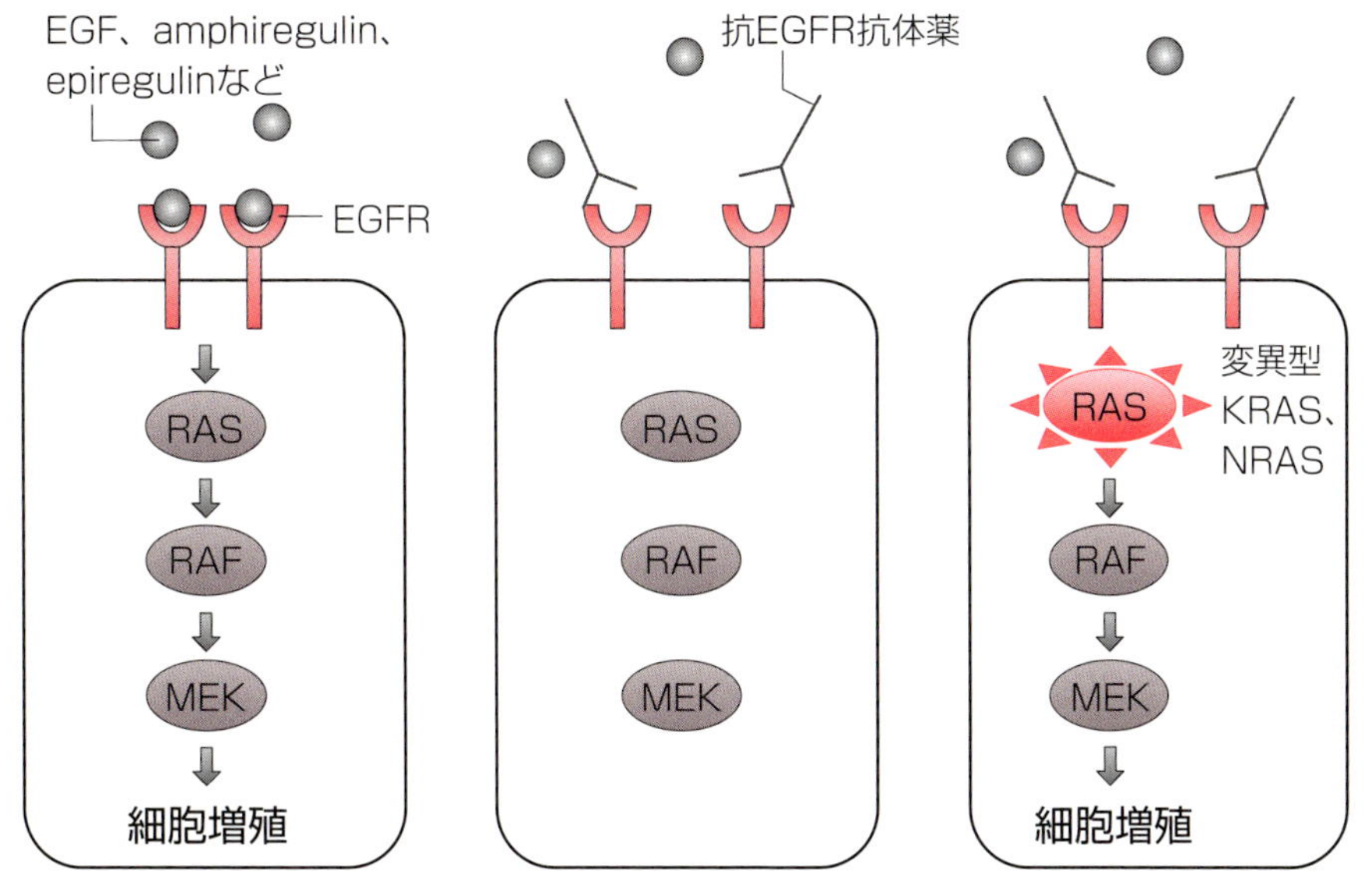

EGFRは細胞表面に存在する受容体で、EGFなどが結合することにより、RASを介して細胞増殖を促進する信号を送る

抗EGFR抗体薬はEGFRに結合して、この信号を阻害することでがん細胞の増殖を抑制する

RAS遺伝子変異が存在すると、EGFRに関係なく変異したRASから細胞増殖を促進する信号が送られるため、抗EGFR抗体薬は効果がない

●より簡便な方法で、より正確な判定が可能に

RAS遺伝子検査には、いくつかの異なる方法がありますが、より正確に、いろいろなタイプのRAS遺伝子変異が調べられるように改良が進められてきています。現在では、以前より感度の高い方法が開発され、比較的少量のがん細胞が含まれているだけでも正確な検査が可能になっています。また、RAS遺伝子変異のなかではKRAS遺伝子のエクソン2という部位（コドン12、13としても知られている）の変異が最も多いことが知られており、かつてはこの部分の遺伝子変異のみを調べることが一般的でした。しかし、その後の研究によって、KRAS遺伝子のほかの部位やNRAS遺伝子にも変異が存在し、これらの遺伝子変異をもつ大腸がんも同様に抗EGFR抗体薬による治療が効きにくいことがわかってきました。

現在ではKRAS遺伝子、NRAS遺伝子の複数箇所の変異を同時に調べる検査が利用可能となり、より正確に、抗EGFR抗体薬が効きにくいタイプの大腸がんを判定できるようになってきています。

（関根茂樹／病理科）

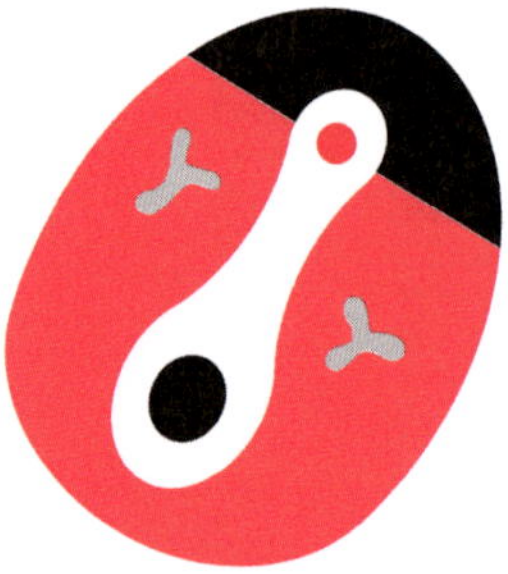

第2章 大腸がんの治療はこのように行われます

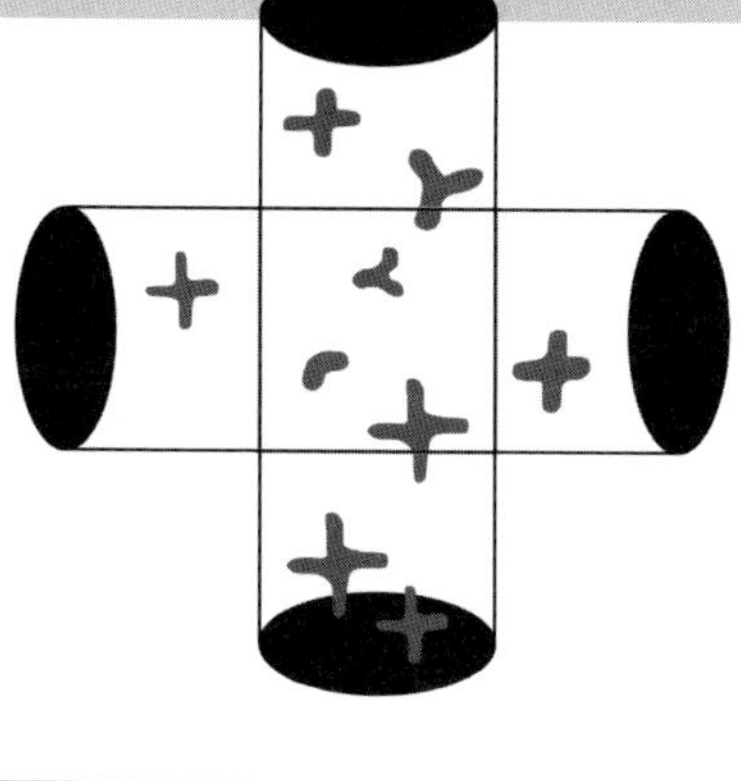

治療法選択の原則と基本となる治療法

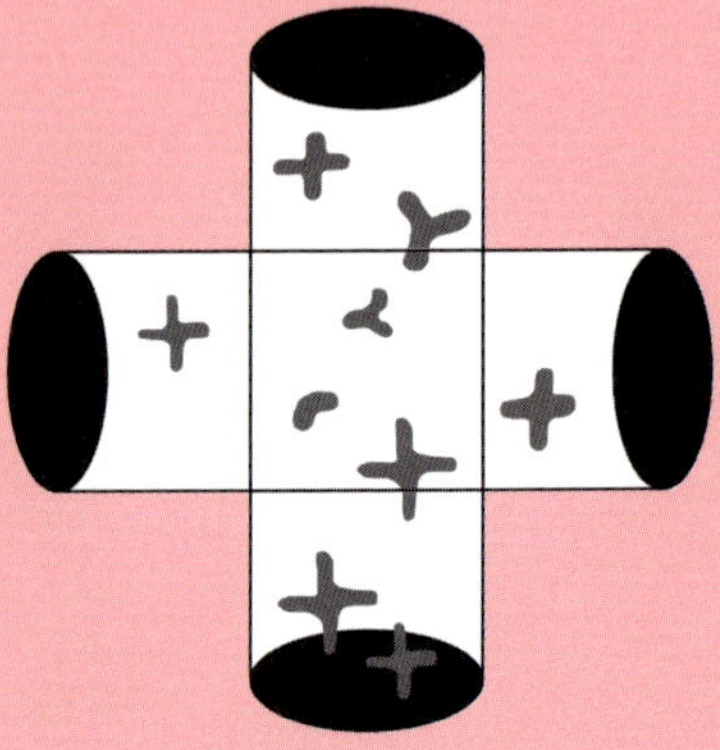

治療法と治療方針の考え方

大腸がんの治療法には、内視鏡治療、手術療法、化学療法、放射線療法などがあり、これらを単独、あるいは必要に応じて複数組み合わせて治療が行われます。

実際の治療の進め方は、がんの進行度に応じて標準治療として長年の研究成果により安全で有効性の高い治療法が確立しています。治療方針は、それに従うことが基本となります。そこで、治療方針の決定、治療法の選択に際しては、がんの進行度を正確に把握することが不可欠です。

進行度は5段階に分けられる

進行度の判定は画像検査や病理検査によって得られたさまざまな情報を三つのポイント（深達度、リンパ節転移、遠隔転移）に基づき、整理、検討して慎重に行われます。具体的には三つのポイントの状態の組み合わせによって、ステージ0、Ⅰ、Ⅱ、Ⅲ（Ⅲａ、Ⅲｂ）、Ⅳまでの5つに分類されます。数字が大きくなるほど病状が進行した状態を表します。

●深達度

大腸の壁は、粘膜、粘膜下層、固有筋層、漿膜《しょうまく》下層、漿膜の5層からなっています。これらのどの部分までがんが達しているかが深達度で、Ｔｉｓ、Ｔ１、Ｔ２、Ｔ３、Ｔ４ａ、Ｔ４ｂに分類されます。

大きくは粘膜および粘膜下層にとどまっているもの（Ｔｉｓ、Ｔ１）

深達度で進行度をみる

大腸がんの進行度は、がんの大きさ（横の広がり）よりも、大腸壁への浸潤《しんじゅん》の度合い（深達度）によって決まる。

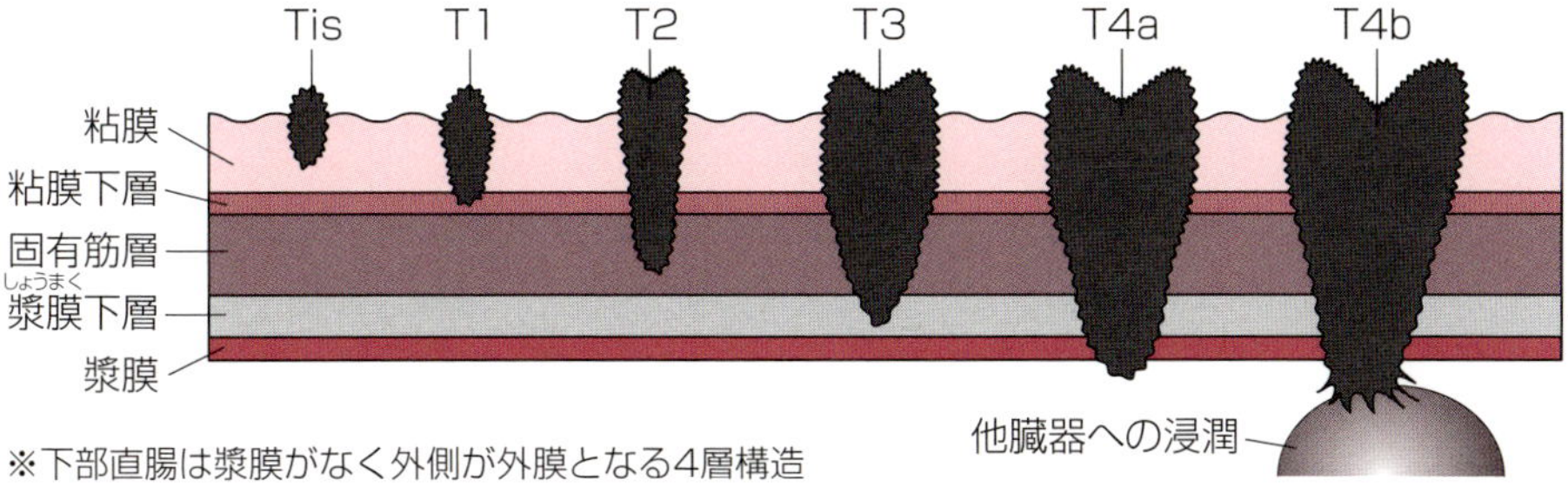

※下部直腸は漿膜がなく外側が外膜となる4層構造

●結腸がんの進行度

早期がん	Tis	がんが粘膜にとどまっている
	T1	がんが粘膜下層に浸潤している
進行がん	T2	がんが固有筋層に浸潤している
	T3	がんが漿膜下層に浸潤している
	T4a	がんが漿膜表面に露出している
	T4b	がんが大腸壁を破って他臓器に浸潤している

●直腸がんの進行度

早期がん	Tis	がんが粘膜にとどまっている
	T1	がんが粘膜下層に浸潤している
進行がん	T2	がんが固有筋層に浸潤している
	T3	がんが固有筋層を越えて浸潤している
	T4	がんが大腸壁を破って他臓器に浸潤している

遠隔転移

●遠隔転移

がん細胞は血管やリンパ管を伝って肺や肝臓に転移し、そこから全身に遠隔転移する

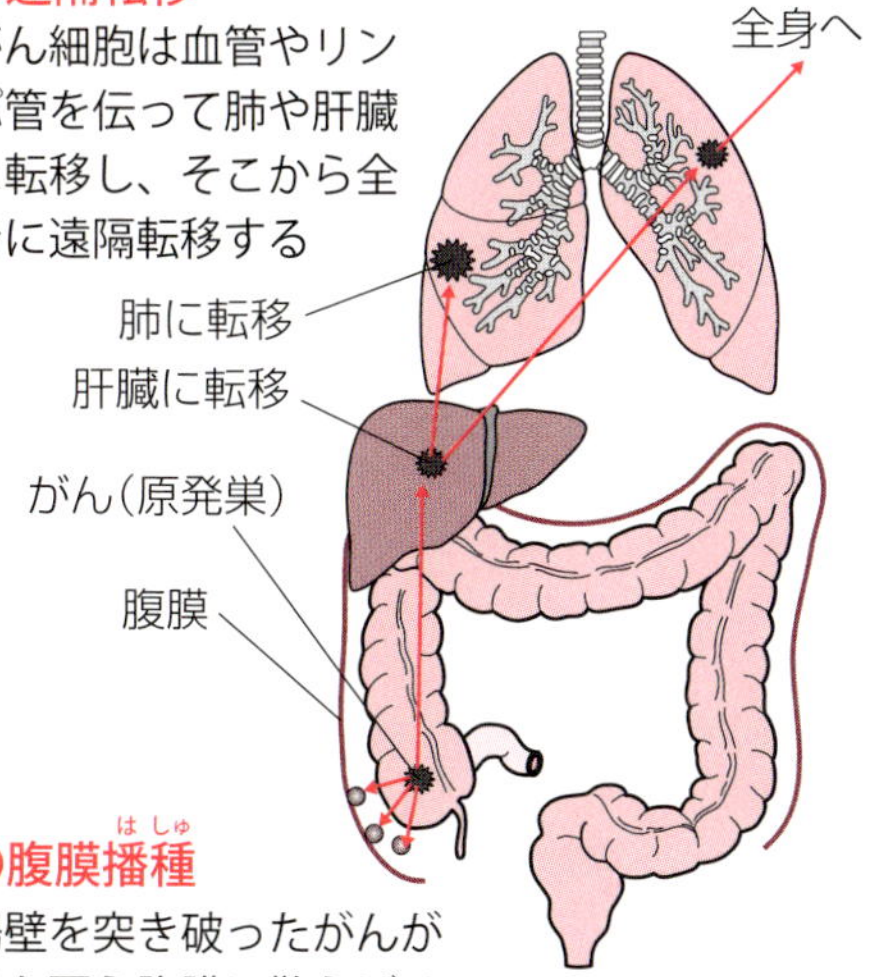

●腹膜播種《はしゅ》

腸壁を突き破ったがんが腸を覆う腹膜に散らばる

大腸癌研究会「患者さんのための大腸癌治療ガイドライン2014年版」（金原出版）より一部改変

リンパ節転移

●リンパ行性転移

原発巣《げんぱつそう》のある腸管近くのリンパ管に侵入したがん細胞はリンパ節で増殖し、次第に遠く離れたリンパ節に転移していく

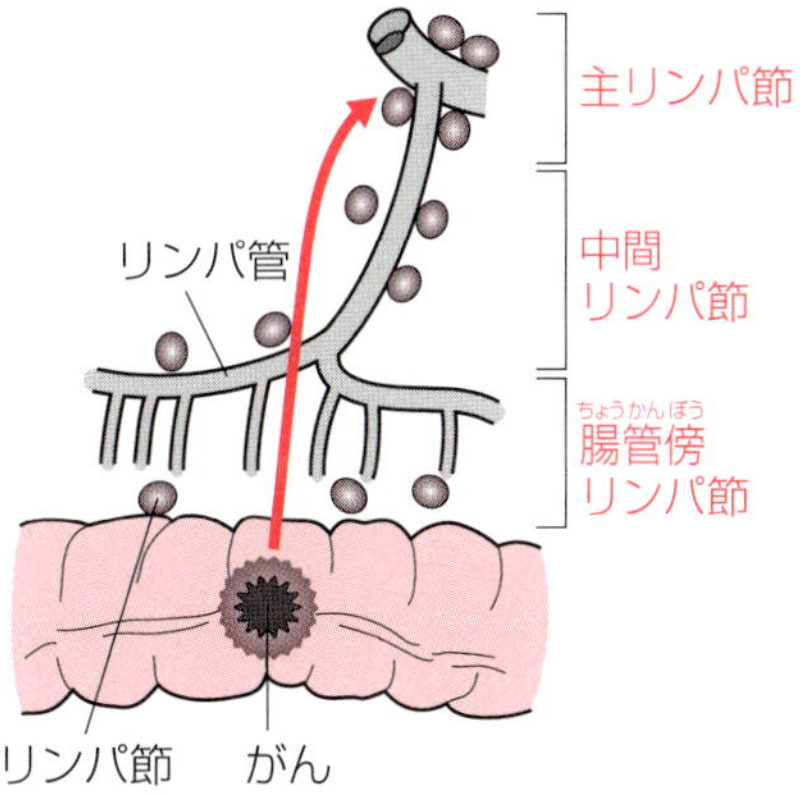

大腸癌研究会「患者さんのための大腸癌治療ガイドライン2014年版」（金原出版）より一部改変

を早期がん、粘膜下層より深くまでがんが達しているもの（T2、T3、T4a、T4b)を進行がんとします。

●リンパ節転移

リンパ節転移がない（N0）、3個以下（N1）、4個以上（N2）、主リンパ節・側方リンパ節への転移がある（N3）かによって、4段階に分類されます。

●遠隔転移

ほかの臓器に転移がある、腹膜播《は》種《しゅ》（腹膜に散らばった転移）がある場合には、ほかの条件にかかわらず、ステージⅣと判定されます。

進行度に応じた標準治療が行われる

各ステージ（次ページ参照）に応じ、それぞれ原則となる治療法が決められています。

ステージ0

がんが粘膜内にとどまっており、一度に取り切れる大きさと場所にある場合は、内視鏡によって切除する治療法が選択されます。一度に取り切れない場合には手術によって切除します。

内視鏡による切除法には、ポリペクトミー、内視鏡的粘膜切除術(Endoscopic Mucosal Resection：EMR)、内視鏡的粘膜下層剥離《はくり》術（Endoscopic Submucosal Dissection：ESD）などがあり、病変の形、大きさなどによって適切な方法が選ばれます（48、64ページ参照）。

切除した病変の病理検査の結果によっては、手術が追加される場合もあります。

ステージⅠ

がんが粘膜下層まで達していても比較的浅い場合（軽度浸潤《しんじゅん》）には、内視鏡治療が行われます。

粘膜下層の深くまで達している場合には、手術が選択されます。がんの大きさによって決められた範囲に基づき、腸管と転移の可能性のある周辺のリンパ節を切除します。

手術療法には、開腹手術と腹腔鏡《ふくくうきょう》下手術があります。がんのある場所や、患者さんの状態や要望などに応じて、適切な方法が選択されます（51、70ページ参照）。

ステージⅡ、Ⅲ

手術によって、適切な範囲の腸管と転移の可能性のあるリンパ節を切除します。切除したリンパ節に転移がみられた場合には、再発を予防するため、化学療法や放射線療法を行うことが勧められます（58、63、90ページ参照）。

ステージⅣ

切除可能な場合には、原発巣《げんぱつそう》（もともと大腸にできているがん）を含め、ほかの臓器に転移しているがんに対しても積極的に手術を行い、取り切ることを目指します。必要に応じて、数回に分けて手術が行われることもあります。こうした治療方針は、切除によって根治が望める大腸がんの大きな特徴といえます。

転移した場所、個数、患者さんの全身状態などによっては、手術が不

大腸がんのステージ（病期）

大腸がんの治療方針は病気の進行度によって決まる。進行度はがんの深達度、転移の有無や場所が目安となりステージ（病期）として診断される。

ステージ（病期）	深達度	リンパ節転移	腹膜転移	肝転移	肝以外の遠隔転移
0	Tis	N0	P0	H0	M0
Ⅰ	T1・T2	N0	P0	H0	M0
Ⅱ	T3・T4a・T4b	N0	P0	H0	M0
Ⅲa	＊	N1	P0	H0	M0
Ⅲb	＊	N2 N3	P0	H0	M0
Ⅳ	＊	＊＊	P1以上	H1以上	M1

＊Ⅲ～Ⅳ期は深達度に関係なくみる
＊＊Ⅳ期はリンパ節転移に関係なくみる

●リンパ節転移

N0	リンパ節転移を認めない
N1	腸管傍リンパ節と中間リンパ節の転移総数が３個以下
N2	腸管傍リンパ節と中間リンパ節の転移総数が４個以上
N3	主リンパ節または側方リンパ節に転移を認める

●腹膜転移

P0	腹膜転移を認めない
P1	近い腹膜にのみ播種性転移を認める
P2	遠く離れた腹膜に少数の播種性転移を認める
P3	遠く離れた腹膜に多数の播種性転移を認める

●肝転移

H0	肝転移を認めない
H1	肝転移巣４個以下かつ最大径が５㎝以下
H2	H1,H3以外
H3	肝転移巣５個以上かつ最大径が５㎝を超える

●肝以外の遠隔転移

M0	遠隔転移を認めない
M1	遠隔転移を認める

大腸癌研究会「大腸癌取扱い規約 第8版」（金原出版）より作成

可能であり、化学療法や放射線療法が行われます（58、63、95ページ参照）。

いずれのステージであっても、患者さんを取り巻く背景や、病状には個人差があります。原則として、標準治療が第一選択となりますが、実際には、患者さんと医師が年齢、体力や持病、職業や社会的背景、家庭環境などさまざまな個別の状況をよく話し合い、患者さんにとって最もふさわしいと考えられる治療法が選択されます。

標準治療と臨床研究

より効果の高い新たな標準治療の確立を目指し、新しい治療法の効果や安全性を確かめるための臨床研究が行われています。

新規の治療法ですから、未知の効果が期待できる反面、未知の副作用がおこりうるリスクも否定できません。こうした臨床研究への参加が可能となる患者さんは、がんの発生している場所や進行度をはじめ、臨床試験ごとに必要な条件が厳密に定められています。条件を満たしている場合には、選択肢の一つとして開発中の治療法が提案されます。患者さん本人が希望すれば、その治療を受けることができます。

当院でも、いくつかの試みが進行しています。新たな治療法は、患者さんたちの協力によって、普及し、標準化されていきます（114ページ参照）。

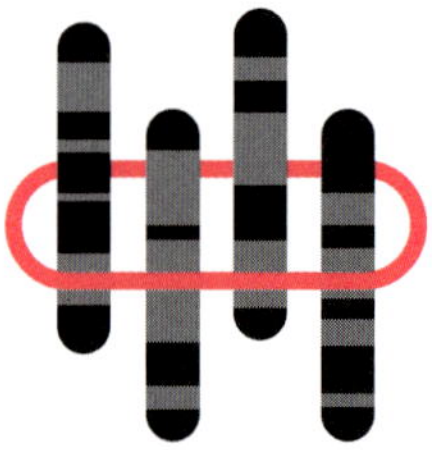

治療法は納得して選ぶ

患者さん本人ががんであることを知らされない時代もありましたが、現在は、進行がんも含め、告知が一般的になっています。事実を把握しなければ、自分にとって最善の選択もできません。患者さん自身、つらい現実ではあっても、がんであることを受けいれ、病状を理解したうえで、納得のいく治療法を選択することが重要です。命にかかわる病気であるからこそ、本人の価値観が治療法選択に大きく影響を与えます。本人にとってふさわしい治療法の選択には、医師と患者さんとが率直に話し合い、互いに情報を共有しながら信頼関係を築いていくことが基本となります。十分納得するまで、看護師などのスタッフ、院内のシステムなども活用し、疑問や不安を解消すべきです。

それでも何らかの不安を解消できず、より客観的な意見の必要性を感じたら、セカンドオピニオンを活用するという選択もあります。セカンドオピニオンとは、現在かかっているのとは別の医療機関の専門医に病状や治療法について意見を求めることです。「今の先生の気分を害するのでは」と気にする人もいるかもしれませんが、患者さんの納得や安心のためには必要に応じて行われるべきこととして、近年普及してきています。がん診療を行っている機関では、セカンドオピニオン外来を置くところが増えています。担当医に相談し、必要な資料を用意してもらうとともに、患者さんはファーストオピニオン（担当医の意見）を整理し、聞くべきポイントをまとめておきましょう。第三者としての意見を聞くことで、治療法選択への迷いなどが払拭《ふっしょく》されるかもしれません。さまざまな支援を最大限に活用し、納得したうえで治療に臨むようにしましょう。

ステージ別　大腸がんの治療選択

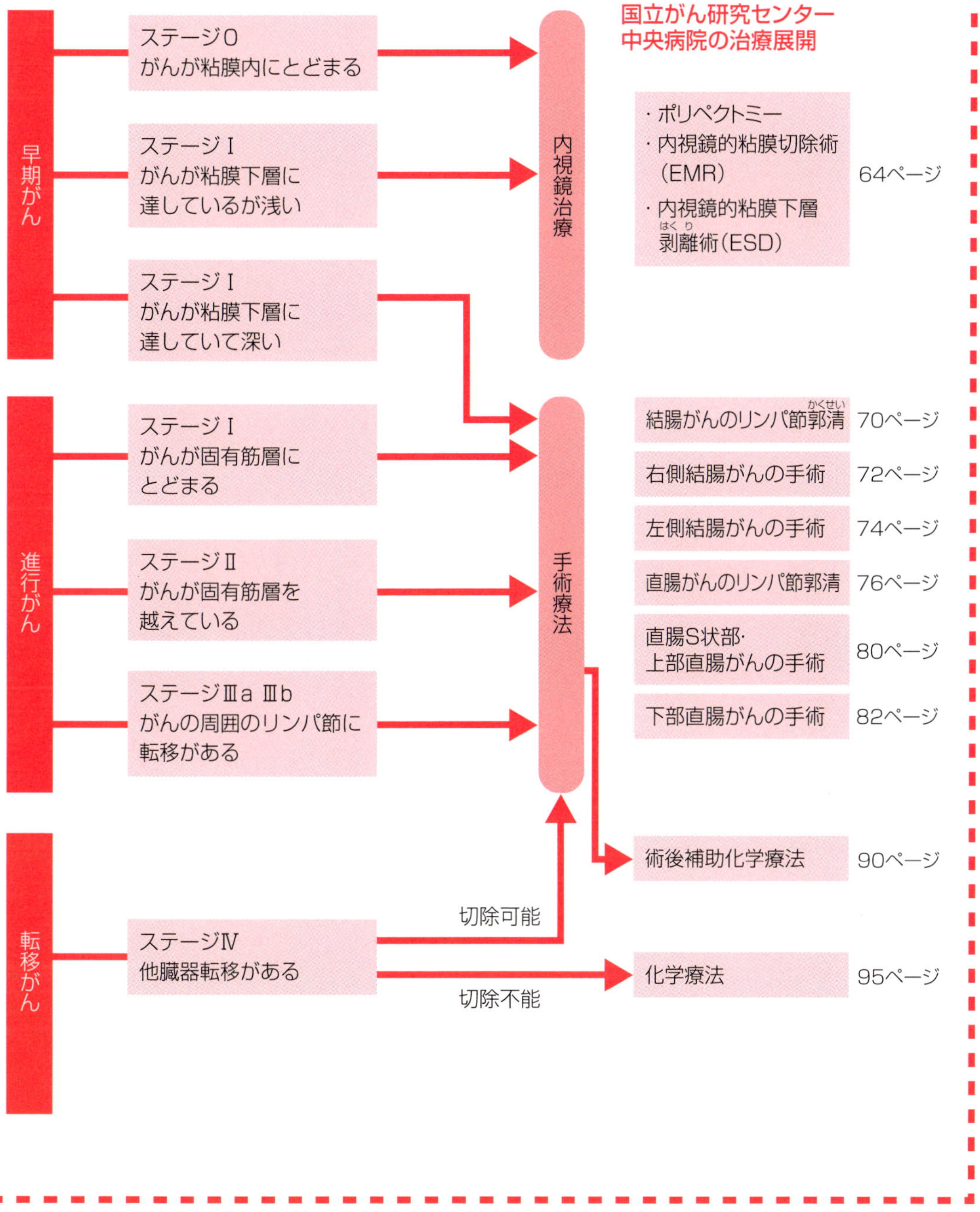

基本となる治療法

内視鏡治療

体への負担が少ない

内視鏡治療は、内視鏡を肛門《こうもん》から挿入し、大腸の内側からがんを切除する方法で、早期がんに対して行われます。開腹したり、腸管を切除したりしないので、手術よりも体に対する負担が少ない治療法といえます。外来治療が可能で、入院が必要な場合も入院期間が短くなります。

合併症として、非常にまれですが、出血や腸管穿孔《せんこう》などがおこることがあります。

切除された病変は、詳細な病理検査を行い（36ページ参照）、がんが粘膜にとどまっているかどうか、切除のし残しがないかどうか、リンパ管や血管への浸潤がないかどうかなどが確認されます。

検査によって、右記のいずれかが認められ、リンパ節転移の可能性が疑われる場合は、外科手術が追加されることがあります。

内視鏡システムの構造 3種類の治療方法

内視鏡は、実際に体内に挿入して、大腸内の画像をとらえたり、さまざまな操作を行ったりする電子スコープと、とらえた画像をモニター画面上に大きく鮮明に映し出すシステム本体からなります。

電子スコープの部分はさらに、接続部、操作部、挿入部、先端部に分かれます。先端部にはライトや小型レンズが装着されているほか、用途に応じて必要な処置具が出し入れできる鉗子口《かんし》（チャンネル）が設けられています（右の写真参照）。

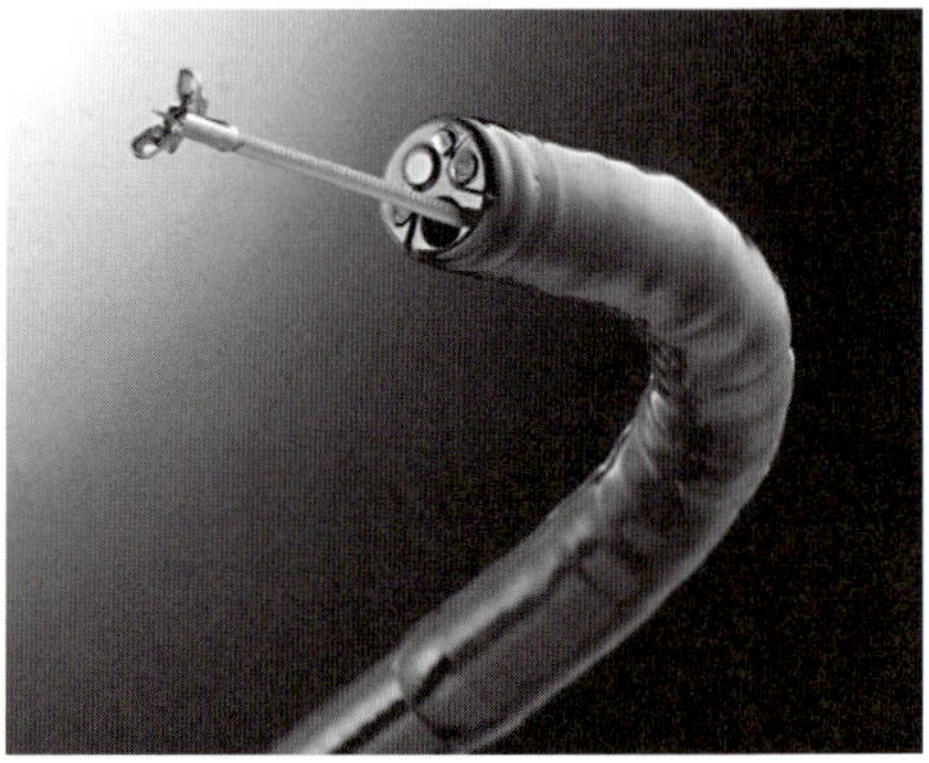

内視鏡先端部。小型レンズとライトが組み込まれ、処置具を出す鉗子口《かんし》などがある

内視鏡治療には、病変の種類や形状によって、現在3種類の方法が行われていますが、方法によって用いる処置具が変わってきます。

●ポリペクトミー

キノコのように盛り上がっている部分の根元にくびれがあるような病

病変の根元から切るポリペクトミー

内視鏡先端から出したスネアを茎のあるポリープの根元に引っかけて一気に焼き切る。

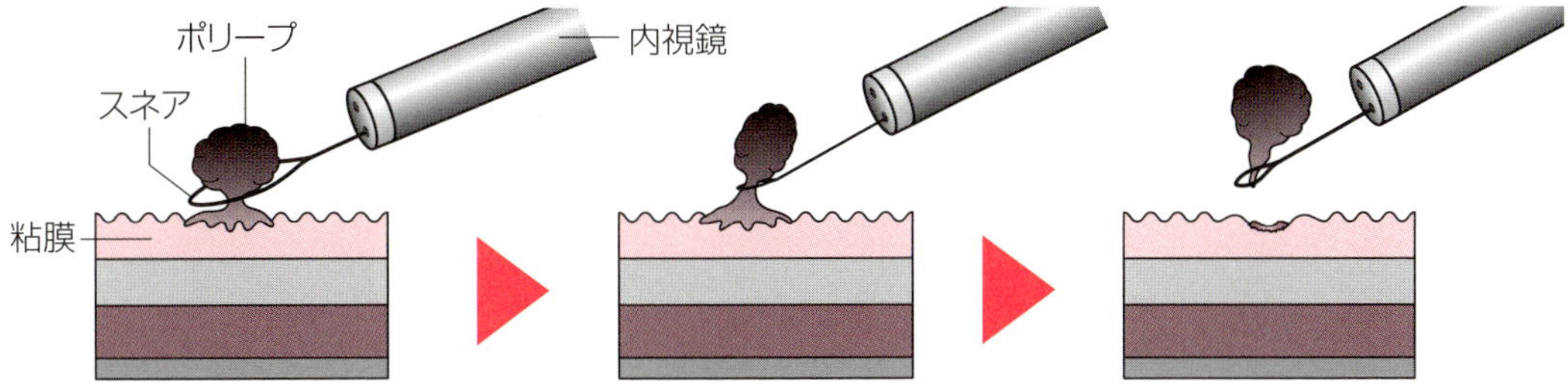

ポリープの茎（くびれ）の部分にスネアを引っかける

スネアを引き絞り、高周波電流を流す

ポリープの根元から焼き切るように切除

病変を浮き上がらせて切るEMR

茎のない平らな病変は粘膜下層に生理食塩水などを注入して盛り上げてからスネアで切除する。

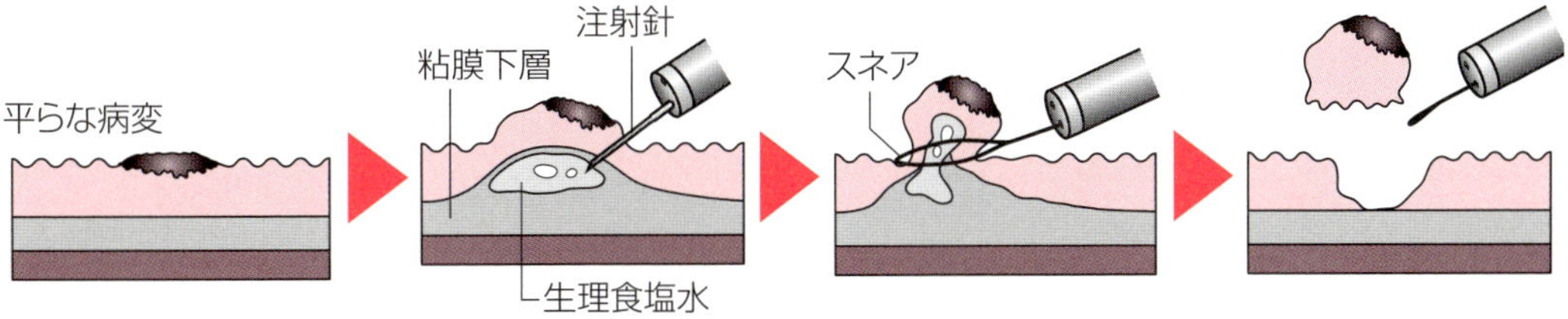

無茎性や表面型の平らな病変はスネアを引っかけにくい

病変の粘膜下層に生理食塩水などを注入して病変部分を盛り上げる

盛り上がった部分にスネアを押しつけるように引っかける

スネアを引き絞って高周波電流を流し、一気に焼き切る

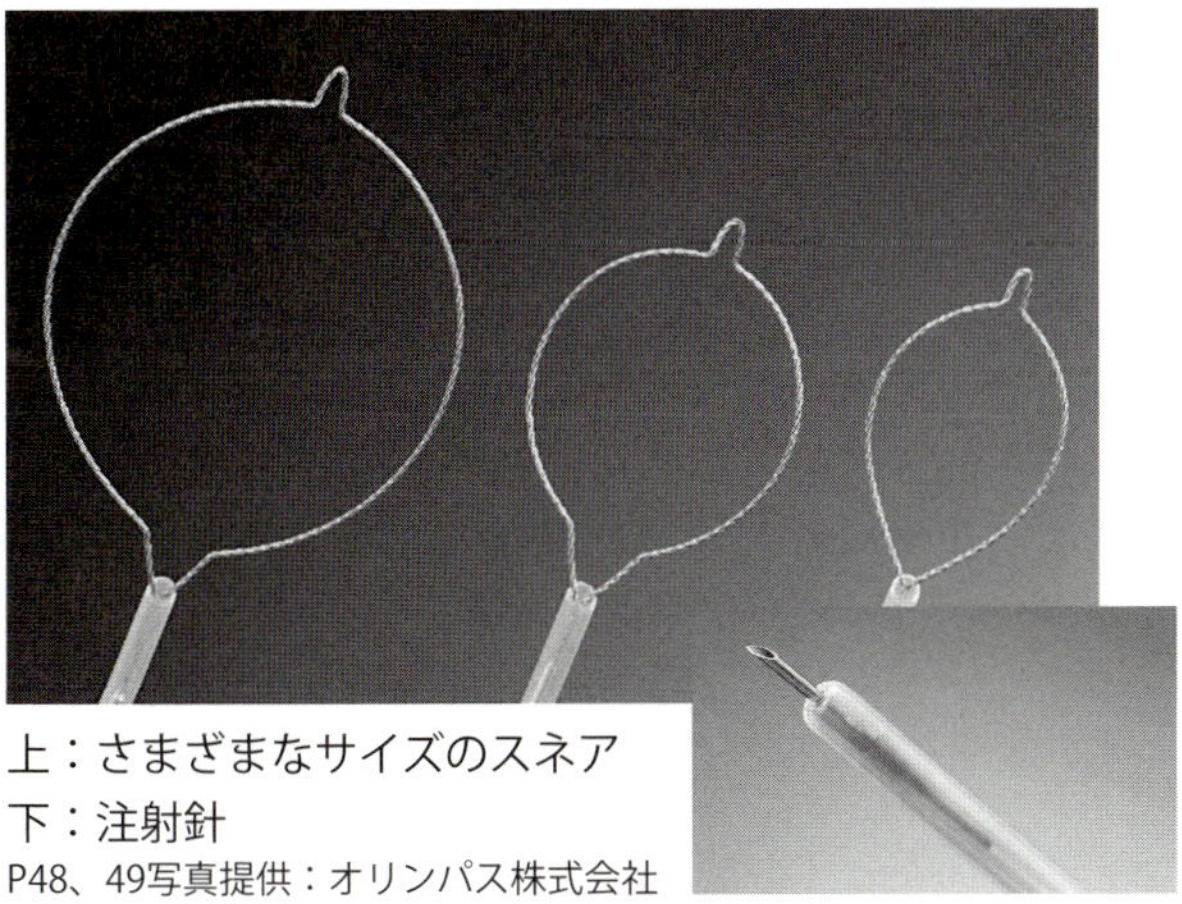

上：さまざまなサイズのスネア
下：注射針
P48、49写真提供：オリンパス株式会社

変に対して行われる方法です。スネアと呼ばれる特殊なワイヤを病変の根元に引っかけて締めつけ、高周波電流を流して焼き切って切除するのがポリペクトミーです。

ポリペクトミーと同じ要領で、電流による熱を加えずに締めつけだけで切り取る方法にコールドポリペクトミーがありますが、現時点では1cm未満の明らかな腺腫《せんしゅ》（良性腫瘍《しゅよう》）が適応と考えられています。

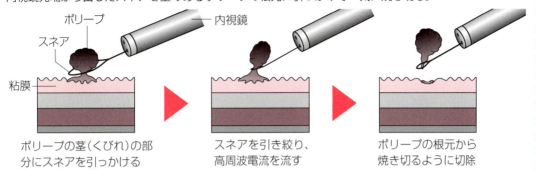

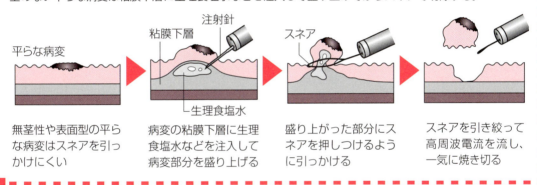

2cm以上の一括切除が困難な早期がんに行うESD

●切除の方法

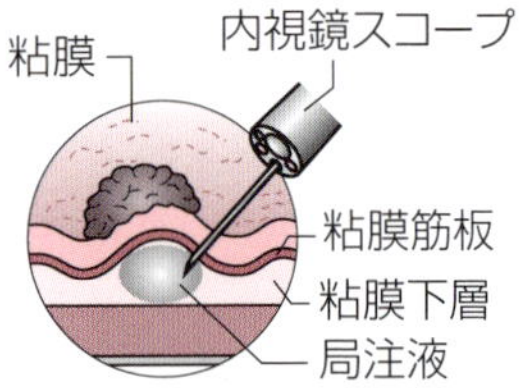

粘膜下層にヒアルロン酸ナトリウムを含んだ局注液を注入して病変を浮き上がらせる

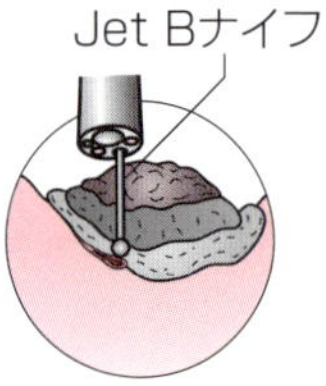

切開用の高周波ナイフ（Jet B ナイフなど）で病変から5mm離れた粘膜部分を切開する

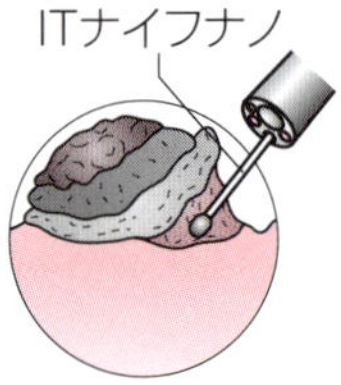

ITナイフナノなどの専用ナイフで少しずつ病変を剥離していく

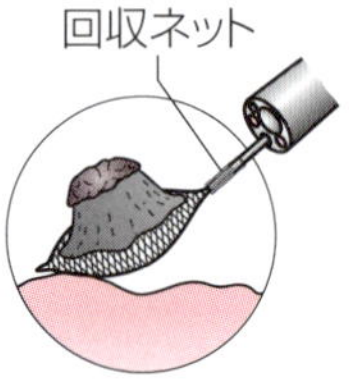

病変を剥離したら回収ネットに包み込んで回収する

●内視鏡的粘膜切除術（EMR）

隆起や根元のくびれがない平坦《へいたん》な病変に対して行われる方法です。病変のすぐ下の粘膜下層に生理食塩水などを注入し、病変の周囲の粘膜を含め浮き上がらせます。その後は、ポリペクトミーと同様の手順で、スネアを引っかけて、しっかり絞めつけ、高周波電流によって病変を切除します。

2cm未満の大きさの病変が対象となり、通常は外来で行われますが、病変が大きい場合には、短期間入院することもあります。

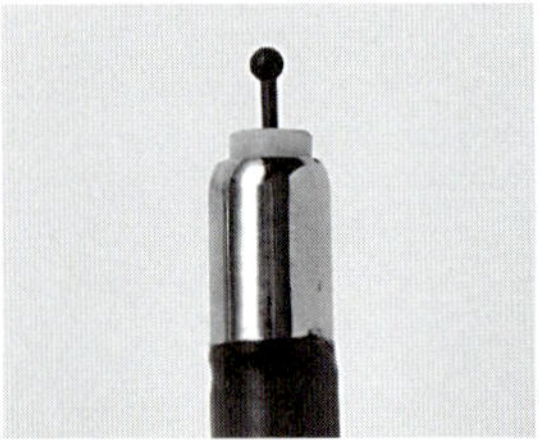

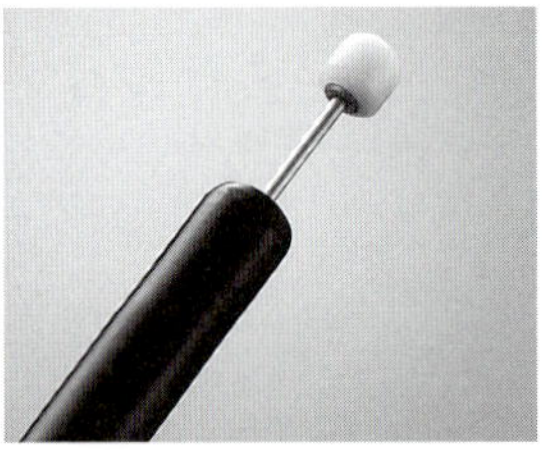

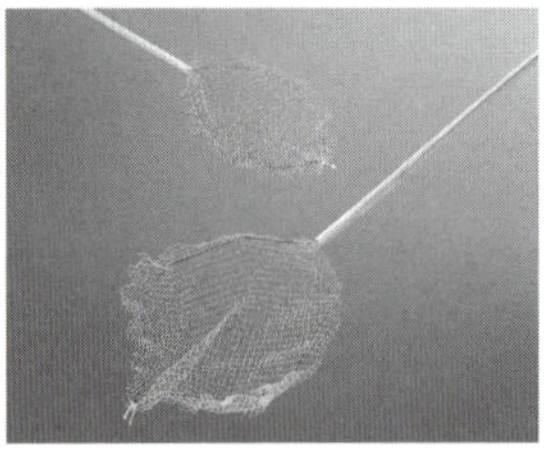

高周波ナイフ　左上：Jet Bナイフ　右上：ITナイフナノ　下：回収ネット

写真提供：左上／ゼオンメディカル株式会社　右上・下／オリンパス株式会社

●内視鏡的粘膜下層剥離術（ESD）

ポリペクトミーやEMRの対象にならない2cm以上の病変に対して行われる治療法です。病変の形状は問いません。

病変の下の粘膜下層に、生理食塩水やヒアルロン酸ナトリウムを注入し、病変を浮き上がらせます。高周波ナイフ（専用の電気メス、位置や角度によっては形状の異なるものをつけ替えて使用）を用いて、病変のまわりをぐるりと切開し、粘膜下層から徐々に引き剥《は》がし、取り去ります。切除後の部位に出血や穿孔がないか確認します。

通常は短期間入院で行います。

基本となる治療法

手術療法

大腸がん治療の基本は手術療法

一般に、がん治療は手術療法、薬物療法、放射線療法の三つが、治療の3本柱といわれています。主にステージに応じて、それぞれ単独で行われたり、いくつかの治療法を組み合わせたりして治療が進められます。

大腸がんの大きな特徴は、Ⅳ期であっても、手術によって根治の可能性があることです。前述のように早期大腸がんの場合は内視鏡治療も選択できますが、手術療法は大腸がんの治療を考えるうえで、基本となる治療法といえます。

大腸がんの手術療法については、ある程度の長さの腸管を切除しても深刻な合併症はほとんどみられない結腸がんと、切除範囲によっては排尿障害や性機能障害がおこる可能性のある直腸がんとで、考慮される条件などに違いがあります。

根治を目指す手術のほかに、がんの増殖に伴うさまざまな症状を改善するために人工肛門を造設する手術などが行われることがあります。また、肺や肝臓などほかの臓器に転移した場合でも切除が可能であれば、手術を行います。

開腹手術と腹腔鏡下手術

手術の方法としては、開腹手術と腹腔鏡下手術があります。

どちらの手術法でも、腸管やリンパ節を切除し、縫い合わせるという実際の手技の手順に、ほとんど違いはありません。

手術後の経過は、開腹手術のほうが傷が大きいので、痛みや傷の回復まで時間がかかり、通常の食事を取れるようになるまでの期間や入院期

開腹手術と腹腔鏡下手術の切開創

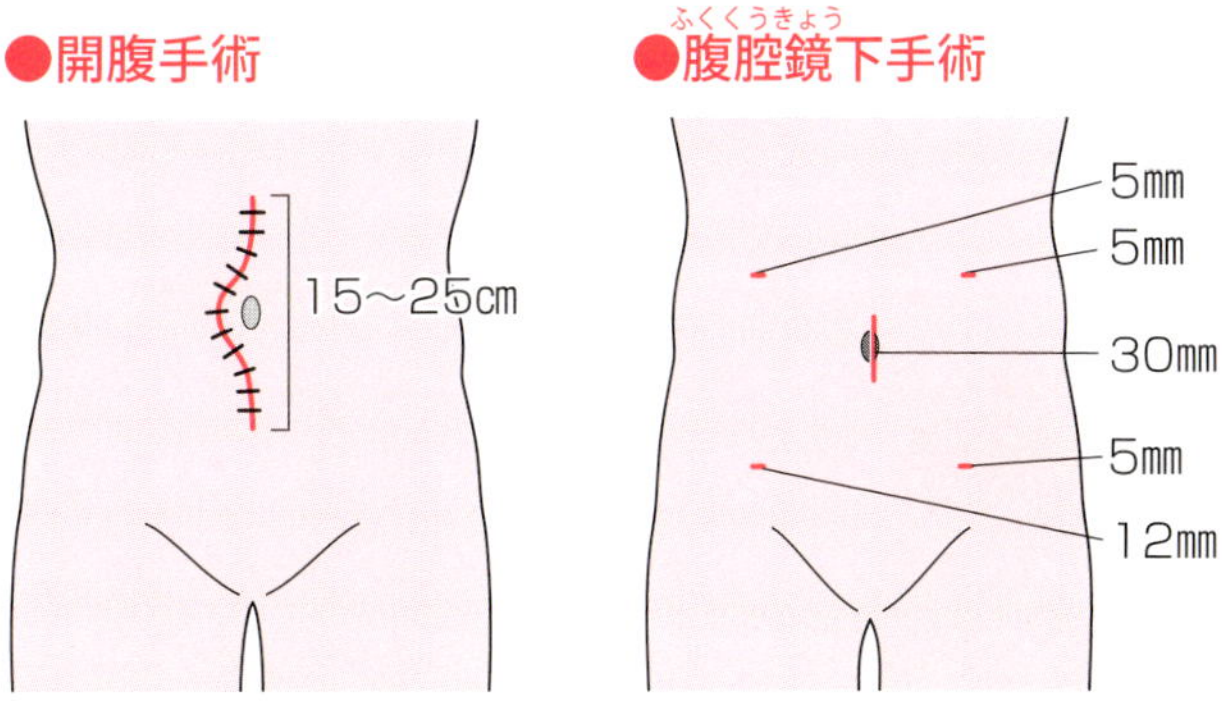

へそをよけて縦に切開

4～5カ所に小さな孔ができる

間が少し長くなります（臨床試験の結果では1日程度）。

腹腔鏡下手術の手法

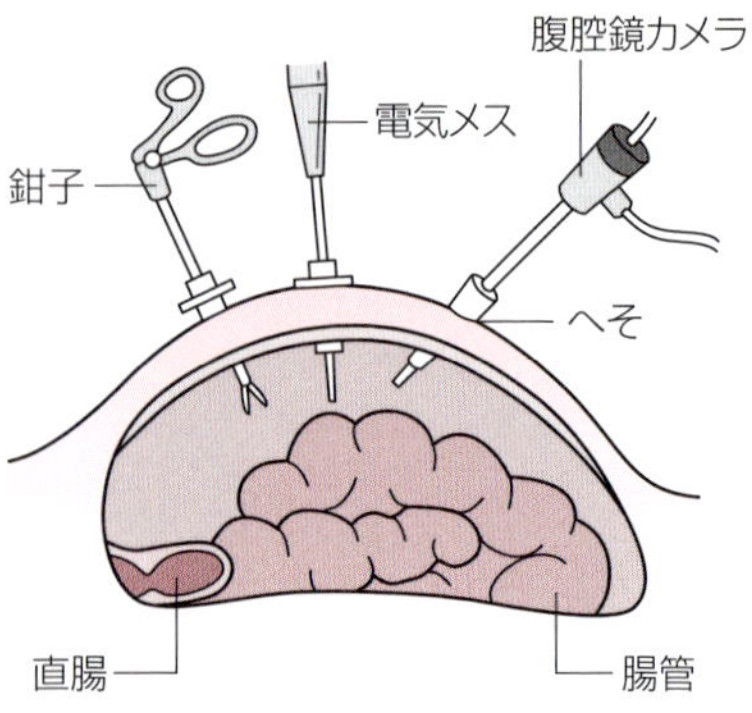

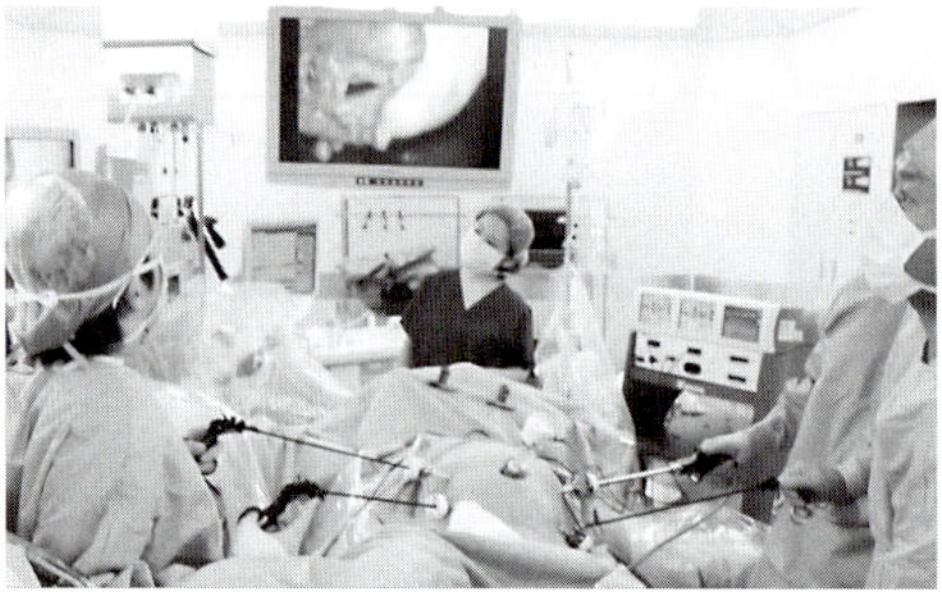

腹部にあけた小さな孔からカメラや手術器具を挿入し、モニターの画像を見ながら手術を行う

●開腹手術

開腹手術は、昔から行われているおなかを切って行う標準手術で、直接肉眼で見て、医師がおなかに手を入れて手技を進めるものです。手術操作がやりやすく、腫瘍が大きい場合や、ほかの臓器に浸潤している場合に適しているとされます。

●腹腔鏡下手術

腹腔鏡下手術は、おなかに小さな孔を数カ所あけ、そこから内部を撮影するカメラ（腹腔鏡）や手術器具を挿入し、モニター画面に映し出された画像を見ながら行う手術です。傷が非常に小さいので、患者さんの負担が軽いことが利点です。

モニターには、肉眼では見えないような大腸内部の血管や神経、病変のようすが拡大され、鮮明に映し出されます。しかし、視野が限られることがあったり、2次元の画像からそれぞれの位置関係や奥行、距離感などを把握したりしなければならず、習熟にはそれなりの経験が必要とされ、行う医師によって技術の差が大きいことが課題とされています。特に病変が大きい場合には操作が難しくなります。早期がんに対して推奨されます。

結腸がんの手術

手技の基本と進め方

結腸がんに対する手術の手技の基本は、がんが発生している部分の腸管を過不足なく切除する、転移の可能性のあるリンパ節をすべて取り切る（予防的にリンパ節を切除することをリンパ節郭清《かくせい》と呼ぶ）、その後、残った腸管を腸液のもれなどがないようにきちんとつなぎ合わせること（吻合《ふんごう》）です。

具体的には、全身麻酔のもと、腹膜に固定されている腸を剥離して動かせるようにし（剥離・授動《じゅどう》）、がんに栄養を送る血管ごと必要な範囲のリンパ節を扇形に切除したうえで（リンパ節郭清）、腸管を切除し、つ

結腸がんの切除とリンパ節郭清

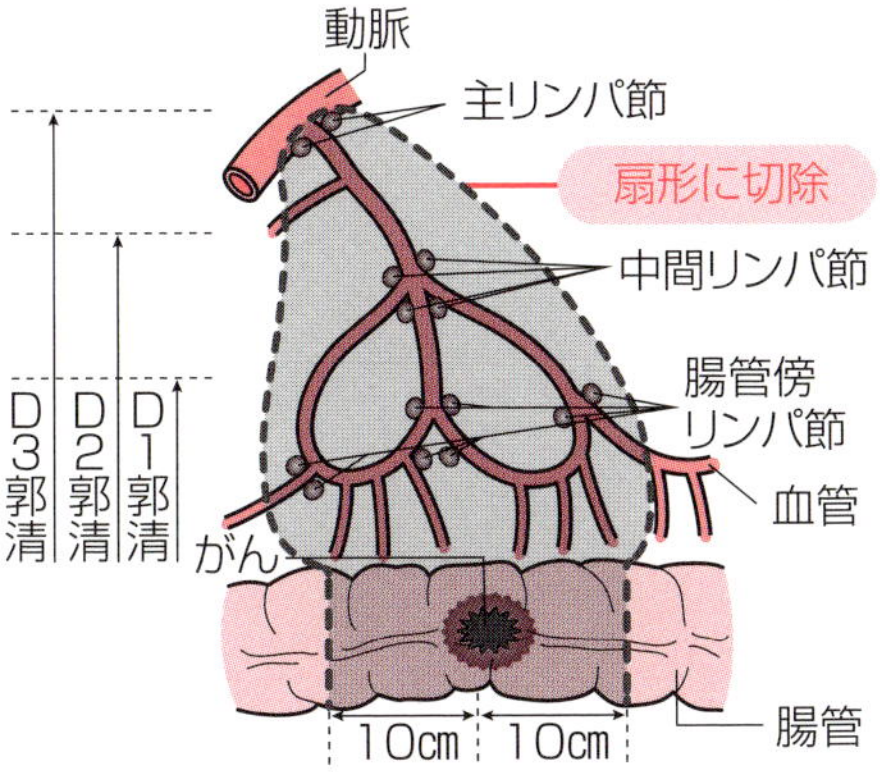

血管を処理して残った腸管を吻合《ふんごう》（つなぎ合わせる）

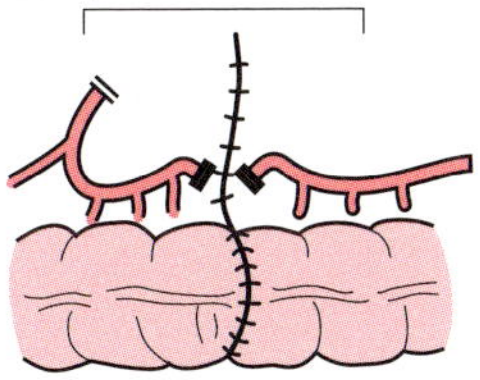

がんから口側・肛門側各々10㎝を目安に腸管を切除。がんが転移している可能性のあるリンパ節と血管を扇形に切除する

大腸癌研究会「患者さんのための大腸癌治療ガイドライン2014年版」（金原出版）より一部改変

大腸周囲の血管とリンパ節

●大腸の支配動脈

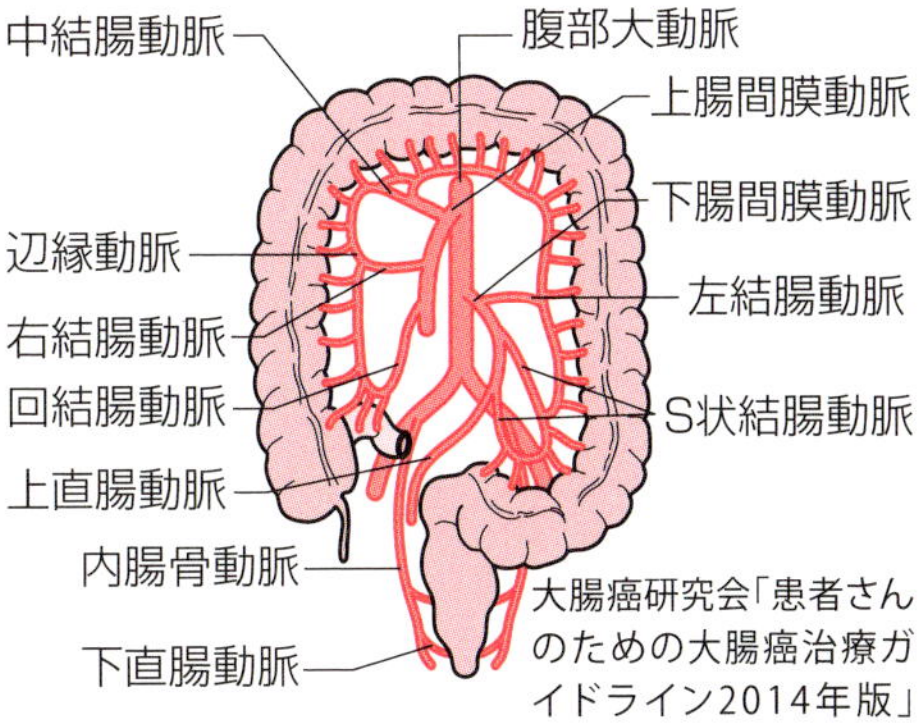

大腸癌研究会「患者さんのための大腸癌治療ガイドライン2014年版」（金原出版）より一部改変

●大腸周囲のリンパ節

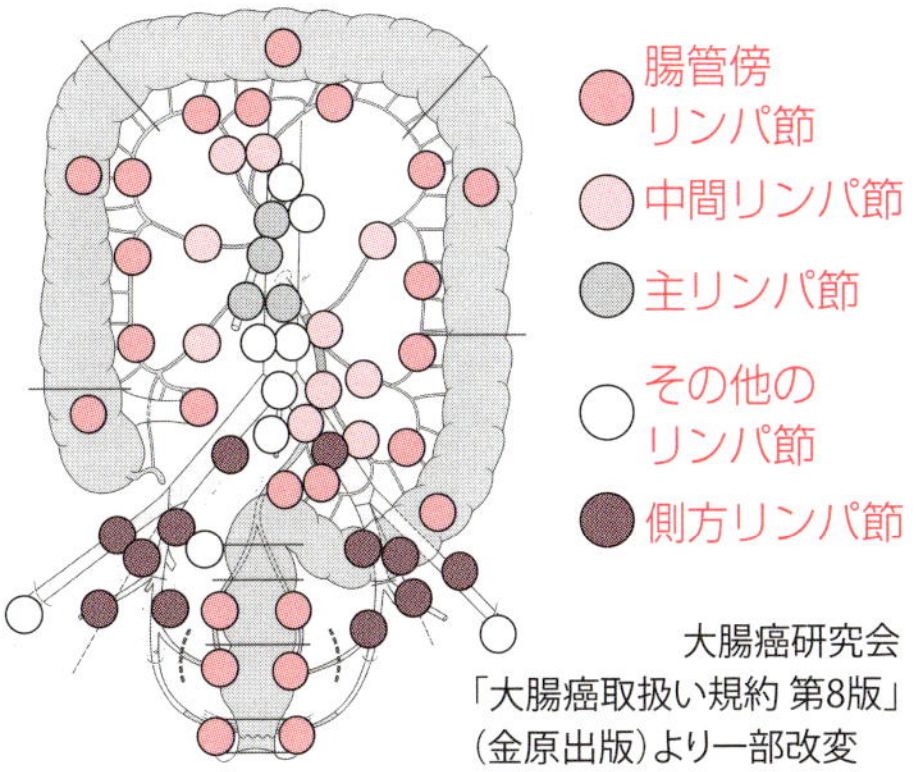

大腸癌研究会「大腸癌取扱い規約 第8版」（金原出版）より一部改変

なぎ合わせる（吻合）という手順で進めます。

開腹手術の場合、手術時間は3時間程度、手術後の入院期間は約7日です。腹腔鏡下手術の場合は、4時間、7日間程度になります。

●がんから約10㎝の部位で切る

腸管の切除範囲は、がんのある場所から口側・肛門側に各々約10㎝離れたところで切り離します。発生した場所によって、がんに栄養を運ぶ血管との位置関係が異なり、次に述べるリンパ節の切除範囲との関係で、もっと長く切る場合もあります。

●リンパ節は適切な範囲を切除

結腸がんでは、リンパ液の流れに沿って、腸の壁に近い腸管傍《ちょうかんぼう》リンパ節、その先の中間リンパ節、さらに腸管に栄養を送る血管の根元の主リンパ節という順序で転移が進んでいくことがわかっています。

がんの進行度によって、どのリンパ節まで転移している可能性があるかの研究が進み、ステージごとに切除範囲の目安が決められています。

切除範囲は3段階に分類され、腸管傍リンパ節を切除することをD1郭清、それに加え中間リンパ節まで切除することをD2郭清、さらに主リンパ節までを切除することをD3郭清といいます。

標準的には、各ステージに応じて、切除範囲は左の図表のように考えられています。

発生部位によって選択される手術法

がんが発生した位置によって、回盲部切除術、結腸右半切除術、横行《おうこう》結腸切除術、結腸左半切除術、S状結腸切除術などの手術法があります。

手術に伴いおこる可能性のある合併症

手術後におこる可能性のある主な合併症は、次のようなものです。

・**縫合不全**

切除後、縫い合わせた腸管がうまくつながらず腸の内容物がもれ出てしまうことがあります。腹膜炎をおこすと、急な発熱や腹痛などの症状が出ます。症状が改善しない場合は再手術が必要になることがあります。

・**創感染**

手術のため切開したおなかの表面の傷に、細菌などの感染がおこり化《か》膿《のう》することがあります。赤く腫《は》れる、痛みや熱感といった症状があります。

・**腸閉塞《へいそく》**

手術後、腸の働きが悪くなって便やガスの通りが悪くなることがあります。

・**便通異常**

手術後に一時的に、便が緩くなったり、下痢や便秘、腹部膨満《ぼうまん》感が現れたりすることがあります。

ステージ0～Ⅲ結腸がんのリンパ節郭清度

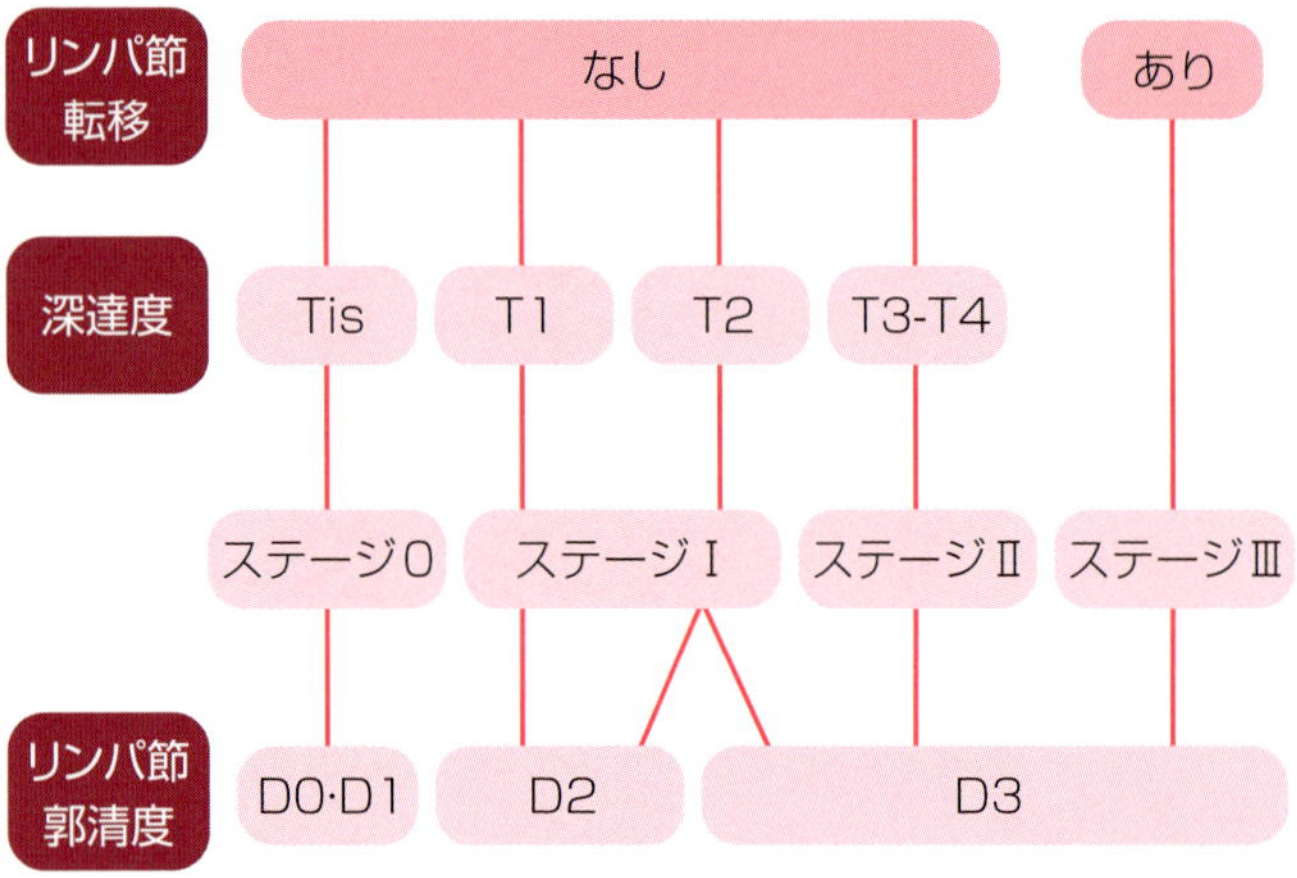

＊Tis：粘膜にとどまるがん　T1：粘膜下層まで浸潤　T2：固有筋層まで浸潤　T3：漿膜下層まで浸潤　T4：漿膜を破って浸潤

大腸癌研究会「患者さんのための大腸癌治療ガイドライン2014年版」（金原出版）より一部改変

ステージ0	内視鏡治療後の病理検査の結果、手術が追加される場合はD2郭清
ステージⅠ	がんが粘膜下層まで達している場合はD2郭清 固有筋層まで達している場合はD2またはD3郭清
ステージⅡ	固有筋層から漿膜まで達している場合はD3郭清
ステージⅢ	D3郭清

直腸がんの手術

生存率とともに、機能温存を目指す方向へ進化

直腸は、大腸の最終部分で、肛門につながっています。骨盤の奥深くに位置し、おなか側からのアプローチが難しい箇所でもあります。肛門には排便には欠かせない肛門括約《かつやく》筋があり、そのほか、骨盤内の直腸周辺には、膀胱《ぼうこう》、前立腺《ぜんりつせん》、子宮、膣《ちつ》といった重要な臓器、排尿や性機能をつかさどる神経、血管が集まっています。直腸がんの手術では、がんを取り切ることと、これらの臓器や神経をできるだけ傷つけないことが、同時に求められることになります。

こうした直腸がんに対する手術療法は、時代とともに、考え方や技術の変化を重ねてきました。1970年代半ばには、直腸とともに周辺の臓器や組織ごと大きく切除する「拡大手術」が行われていました。拡大手術の普及によって、直腸がんの局所再発が減少する一方、排尿障害や性機能障害などの症状に悩む患者さんは増えていきました。80年代以降は、がんの完全切除を求めることに変わりはありませんが、手術後のさまざまな機能障害を予防しようという「機能温存手術」が求められるようになり、技術的な研究が進んできています。

がんの発生部位と術式

直腸は、全長約15㎝で、直腸S状部、上部直腸、下部直腸の三つの部位と、肛門管に分けて考えられ、がんの位置や進行度によって、できるだけ機能を損なわないことを目指し、手術の方法を検討します。

一般に、早期がんの場合は、「直腸局所切除術」という手術が行われます。どの方向から、がんにアプローチするかによって、「経肛門的切除」、「経仙骨的切除」、「経括約筋的切除」の三つの方法があります。

直腸S状部のがんに対しては、「高位前方切除術」、上部直腸がんおよび下部直腸の上部（口側）のがんでは、「低位前方切除術」、下部直腸の

直腸周辺の体の構造

直腸周辺には重要な臓器やその機能をつかさどる神経、血管がある。

●男性

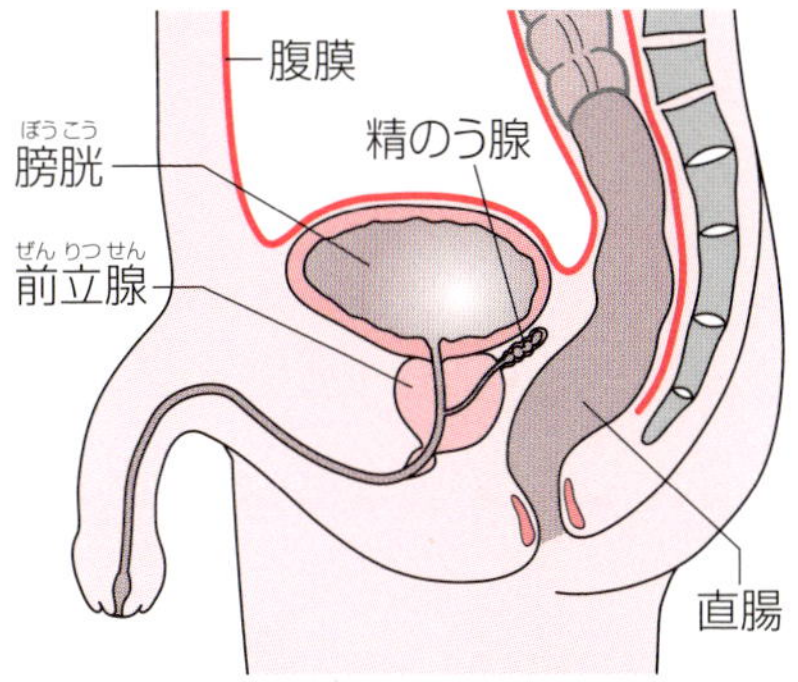

●女性

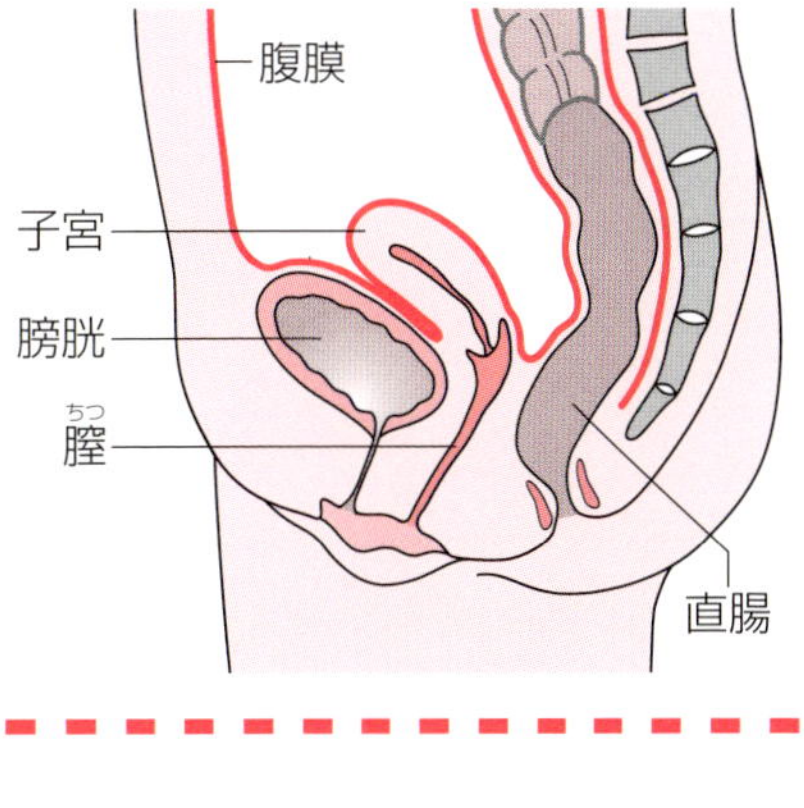

肛門の近くや肛門管にできたがんには、「直腸切断術」が選択されます。

　このほか、通常は直腸切断術が行われる下部直腸がんに対して、括約筋間直腸切除術（ＩＳＲ）が行われることがあります。この手術によって、根治性とともに機能温存を目指すには、非常に高度な技術が必要とされ、実施している施設は限られています。

●直腸局所切除術

　局所という言葉が示すように、この手術は、がんだけを切除するもので、リンパ節郭清は行いません。リンパ節転移の可能性が極めて低いと見込まれ、通常の内視鏡的粘膜切除術（ＥＭＲ）では切除が難しい場合に行われます。

　がんが肛門に近い位置にある場合は、肛門側から腸管にアプローチして、がんを切除する経肛門的切除を行います。内視鏡を挿入して行う場合（内視鏡下）と、内視鏡下では切除のために必要な視野が確保できないときには、肛門を器具で開き、直接肉眼で見て行う（直視下）ことがあります。

　肛門側からでは届かない位置にがんがある場合には、経仙骨的切除か経括約筋的切除が選択されます。経仙骨的切除は、うつぶせの姿勢でお尻《しり》側から仙骨の外側に沿って、皮膚を切開して、直腸に至る方式です。括約筋を切開して直腸にアプローチしてがんを切除するのが経括約筋的切除です。がん周辺に１㎝程度の余裕をもって切除し、縫い合わせます。

●前方切除術

　この手術方式は、おなかを切開して、直腸にアプローチし、がんのある直腸部分と、必要な範囲のリンパ節を切除する方法です。がんと肛門の距離があって（６㎝が目安）、取り残しのないように切除しても肛門を

直腸の部位

直腸は、直腸S状部、上部直腸、下部直腸の三つの部位に分けられ、その下に肛門《こうもん》管がある。部位ごとに標準的な手術の術式がある。

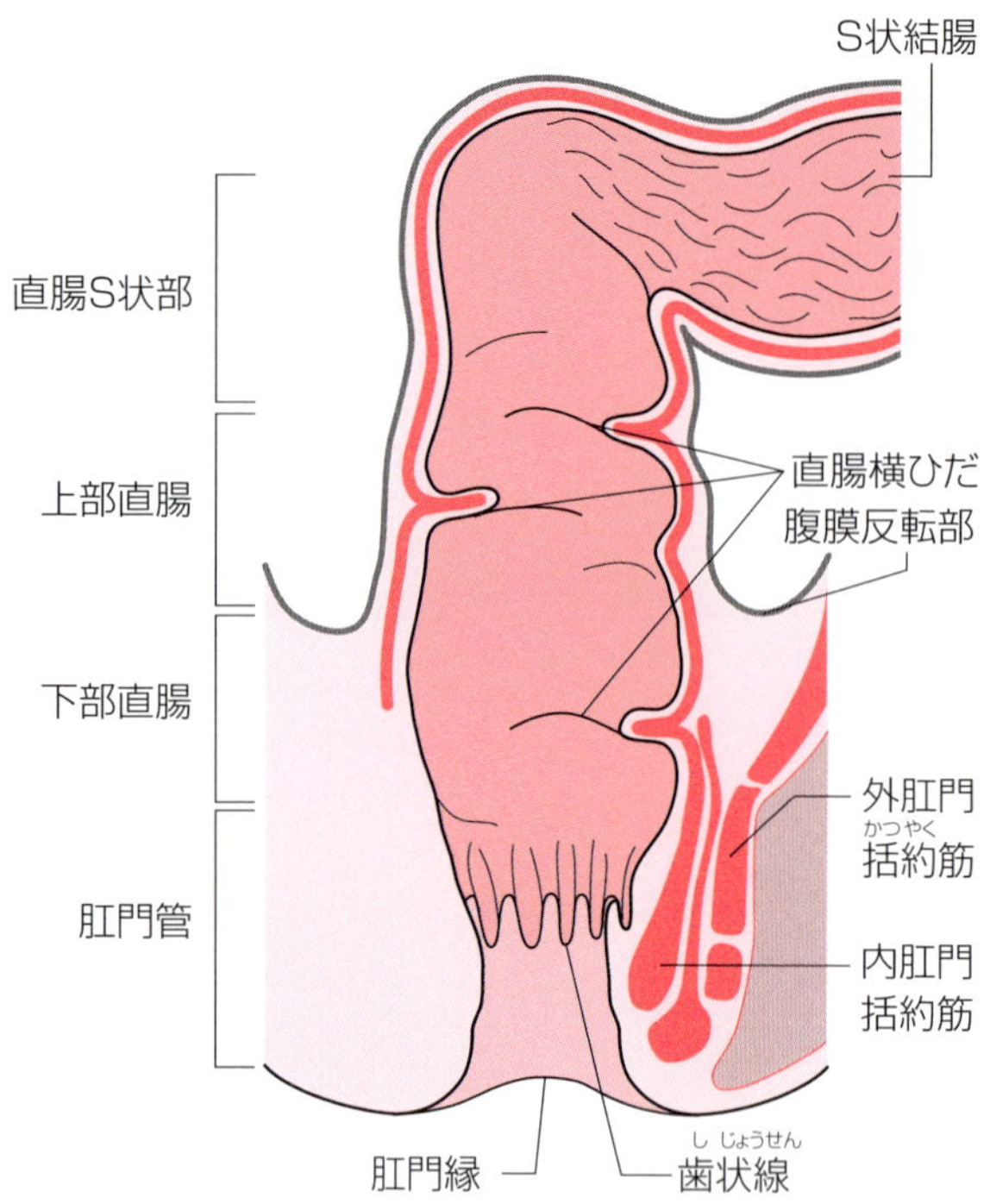

直腸局所切除術

●経肛門的切除

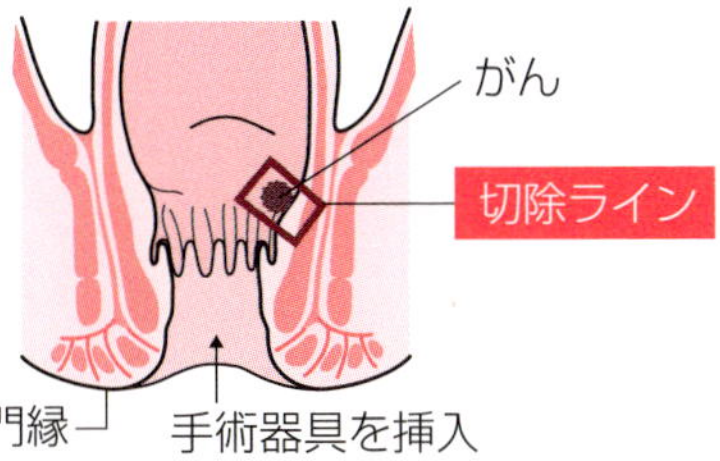

肛門からアプローチしてがんを切除する方法

●経仙骨的切除

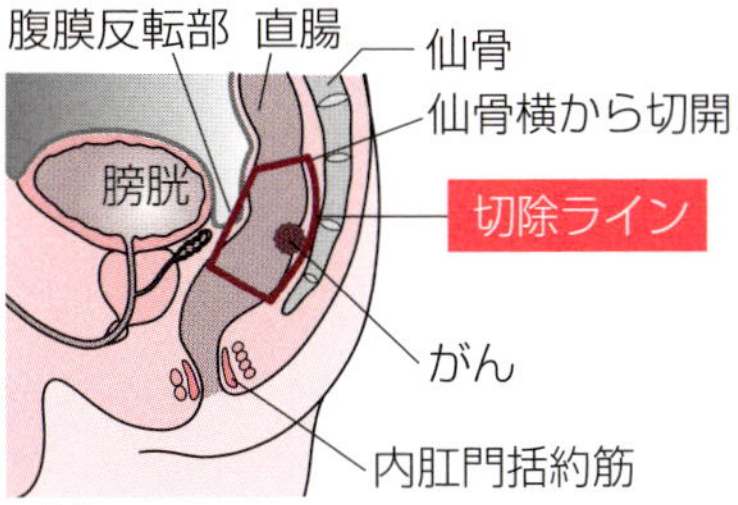

お尻《しり》側からメスを入れ仙骨の横からアプローチしてがんを切除する方法

温存でき、肛門機能を残せる場合に行われます。

腹膜反転部と呼ばれる箇所より上で切除し縫い合わせる方式は高位前方切除術、それより下で切除、縫い合わせる方式は低位前方切除術、さらに下方で切除、縫い合わせる方式は超低位前方切除術と呼ばれ、がんのある位置によって、適切な方式が選ばれます。腸管の切除範囲は、がんから口側は10㎝、肛門側は2～3㎝の部位となります。

●直腸切断術（マイルズ手術）

肛門に近い位置や肛門にできたがんで、取り切るためには、肛門が残せない場合に行われる方式で、直腸を肛門ごと切除します。結腸側の切断部分に人工肛門を造設します。

肛門側、おなか側の両方からアプローチします。肛門があった部分は縫い閉じます。

●ハルトマン手術

肛門を残せる位置のがんであっても、取り切ったあと腸管を縫い合わせることが望ましくない（肛門括約筋の力の低下のため手術後、十分な排便機能が望めないなど）ときに選択される方式です。がんのある部分の腸管を切除したのち、切除面は縫い合わせず、口側には人工肛門を造設し、肛門側は縫い閉じます。

●括約筋間直腸切除術（ＩＳＲ）

がんが肛門の近くに発生していても、肛門括約筋の一部を残すことで肛門を温存できる方式です。担当する術者には高度な技術が求められます。肛門は温存されても、100％排便機能が保たれるとはいいきれず、また、がんの位置や浸潤の程度によっては、がんを取り残す可能性が高まるため、選択にあたっては、慎重に検討すべきです。

肛門括約筋は、排便の際に肛門を開閉する筋肉で、内肛門括約筋と外肛門括約筋の二つからなり、内側は不随意筋、外側は随意筋です。ＩＳＲでは、内肛門括約筋のみを切除し、外肛門括約筋を残します。

直腸に発生した粘膜下層、固有筋層にとどまるがん、肛門管に発生した内肛門括約筋にとどまるがんで、歯状線《しじょうせん》より上部（口側）に位置するがんに対して検討されます。

基本となる治療法

化学療法

抗がん薬による治療の目的

大腸がんの治療の基本は手術療法であり、切除が可能な限り、もともとのがん（原発巣）はもちろん、転移したがん（転移巣）であっても、手術を行うのが第一選択となります。

そこで、大腸がんに対して抗がん薬が使用されるのは、確認できる範囲ではがんを取り切ったものの、再発の可能性が高いと考えられる場合と、手術ではがんを取り切ることができず治癒が難しいと考えられる場合になります。

手術後に再発予防のために行うものを術後補助化学療法、手術を行えない場合にがんの進行や症状による生活の質の低下を抑えるものを、緩和的化学療法と呼びます。ただし、緩和的化学療法として、抗がん薬の治療を始めたところ、がんのサイズが小さくなるなどして手術が可能になった場合には手術を行って、積極的に根治を目指します。

抗がん薬は大きく2種類に分類

現在、大腸がんの治療に使用される抗がん薬は、しくみが違う2種類に大きく分かれます。殺細胞性と呼ばれる、これまで長く使われてきた抗がん薬と、21世紀以降に開発された分子標的薬と呼ばれる薬剤です。

2種類の抗がん薬のしくみの違い

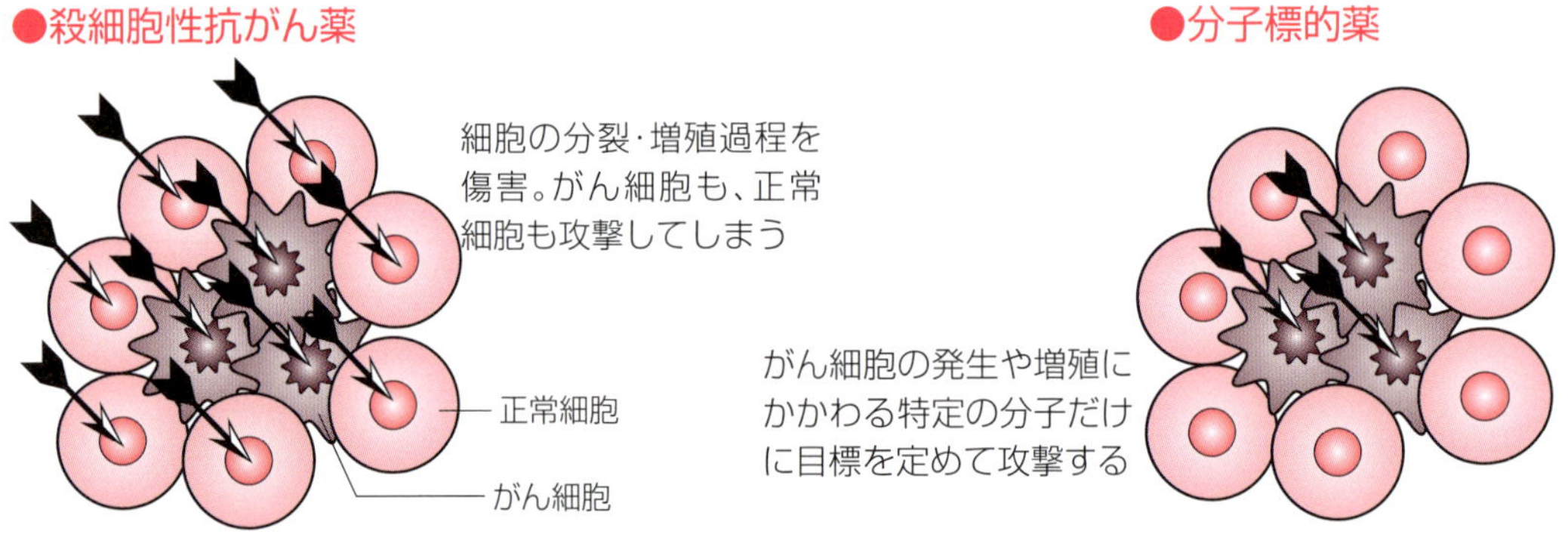

●殺細胞性抗がん薬

殺細胞性抗がん薬は、細胞内でDNAがつくられる過程、あるいは細胞の分裂にかかわる過程に働きかけるなどして、細胞の増殖を阻止しようというものです。

●分子標的薬

分子標的薬は、がん細胞に特徴的な物質（遺伝子やたんぱく質の分子）をあらかじめ特定し、それを標的として攻撃するように開発された薬です。ある種の遺伝子異常の有無などが、効果を左右することが明らかになってきており、使用に際しては遺伝子検査が必要となることもあります。殺細胞性の抗がん薬より、正常な細胞への影響が少ないので、当初は、副作用の軽減に大きな期待が寄せられました。下痢や吐き気・嘔吐《おうと》といった従来よくみられる症状は抑えられるものの、手や足の指に発疹《ほっしん》が出る手足症候群や、かゆみや乾燥といった皮膚障害など特有の副作用がみられるため注意が必要です。

術後補助化学療法に用いられる主な抗がん薬

術後補助化学療法には、殺細胞性抗がん薬であるフルオロウラシルを中心に次のような薬剤が用いられます。薬剤によって、単独で使用する方法と、一定の組み合わせで使用する方法があります。

■フルオロウラシル（商品名5－FU、フルオロウラシル）

DNAの合成を阻害してがんの増殖を抑えます。副作用として口内炎、下痢などの消化器症状、脱毛や色素沈着などの皮膚症状、めまい、しびれなどがみられます。

■レボホリナートカルシウム（商品名アイソボリン、レボホリナートなど）／ホリナートカルシウム（商品名ロイコボリン、ユーゼル）

葉酸というビタミンから作られた薬です。この薬そのものには抗がん作用はありませんが、抗がん薬の副作用を軽減したり、作用を強めたりする補助的な効果があります。フルオロウラシルと一緒に使うと、その抗腫瘍効果を増強させるとされています。ホリナートカルシウムは、同様の効果をもつ薬で経口薬、注射薬があります。

■テガフール・ギメラシル・オテラシルカリウム配合＝S－1（商品名ティーエスワン／TS－1）

テガフール、ギメラシル、オテラシルという三つの有効成分を配合させた薬です。テガフールは、肝臓内で代謝されてフルオロウラシルに変化し、抗がん効果を発揮します。ギメラシルは、テガフールの作用を持続させ、抗がん作用を高める働きをし、オテラシルは、消化管でおこる副作用を軽減する働きをもっています。

主な副作用として、骨髄抑制、口内炎、発疹、色素沈着などがあります。

■テガフール・ウラシル配合（商品名ユーエフティ／UFT）

ウラシルは、フルオロウラシルの体内での分解を抑える働きで、テガフールの効果を助けます。

下痢、口内炎、疲労感などの副作用がみられます。

■カペシタビン（商品名ゼローダ）

肝臓やがん細胞内で代謝されてフルオロウラシルに変化することで、がんの増殖を抑えます。変化する過程が3段階で進むため、フルオロウラシルよりも副作用が軽減されますが、手足の先や爪《つめ》が赤くなったり、痛みを伴う腫れや水ぶくれがおこることがあります（手足症候群）。吐き気や嘔吐、下痢、食欲不振、口内炎などの副作用もみられます。

■オキサリプラチン（商品名エルプラット、オキサリプラチン）

2本のDNA鎖に入り込んで、DNA合成を阻害することでがんの増殖を抑制します。フルオロウラシルに耐性を示した大腸がんにも有効とされています。

下痢や吐き気、嘔吐、手足のしびれ、のどの違和感、白血球や血小板の減少などの副作用がみられます。

再発予防としては、以下のいずれかを6カ月行うのが一般的です。

・フルオロウラシル＋レボホリナートカルシウム（5‐FU＋ℓ‐LV療法）
・テガフール・ウラシル配合＋ホリナートカルシウム（UFT＋LV療法）
・カペシタビン（CaPe療法）
・フルオロウラシル＋レボホリナートカルシウム＋オキサリプラチン（FOLFOX療法）
・カペシタビン＋オキサリプラチン（CaPeOX療法）

緩和的化学療法に用いられる主な抗がん薬

手術ができない進行・再発がんに対しては緩和的化学療法が行われます。長期にわたることが多いため、副作用の現れ方、患者さんの全身状態、抗がん薬の耐性（だんだん効き目が低下してくる）などを考慮して、薬の使い方が検討されます。

術後補助化学療法で挙げた薬のほか、次のような薬が使用されることがあります。

■イリノテカン（商品名カンプト、トポテシン　など）

強い毒性のある植物成分からつくられた抗がん薬を植物アルカロイドといいます。イリノテカンはその一種で、DNAに作用するトポイソメラーゼという酵素を阻害することで、抗がん効果を発揮します。

下痢や腸炎が現れることがあり、特に、投与直後の下痢症状には注意が必要とされています。そのほか、白血球減少や血小板減少、吐き気や嘔吐、腸閉塞、間質性肺炎などが現れることがあります。

■ベバシズマブ（商品名アバスチン）

従来の抗がん薬とは異なり、がん細胞だけがもつ特有の分子を標的として開発された薬で、血管新生阻害薬と呼ばれる分子標的薬です。

がんは、増殖していくにつれ、栄養を供給するための血管が必要になり、新しくつくるようになります（血管新生）。血管新生を促進するためにがん細胞が分泌するVEGFというたんぱくを標的にし、その働きを抑える薬です。血管新生が抑制されることで、がん細胞に栄養が十分に行き渡らず、増殖のスピードを低下させる効果があります。

■大腸がんに用いられる主な抗がん薬

●殺細胞性抗がん薬

効果を発揮するしくみによる分類	一般名	商品名	投与法
フッ化ピリミジン系薬剤（代謝拮抗薬）	フルオロウラシル	5-FU、フルオロウラシル	点滴
	テガフール・ウラシル配合	ユーエフティ/UFT	内服
	カペシタビン	ゼローダ	内服
	S-1（テガフール・ギメラシル・オテラシルカリウム配合）	ティーエスワン/TS-1	内服
プラチナ製剤	オキサリプラチン	エルプラット、オキサリプラチン	点滴
トポイソメラーゼ阻害薬	イリノテカン	カンプト、トポテシン　など	点滴
その他	トリフルリジン・チピラシル塩酸塩	ロンサーフ	内服

活性型葉酸製剤	ホリナートカルシウム	ロイコボリン、ユーゼル	点滴・内服
	レボホリナートカルシウム	アイソボリン、レボホリナート　など	点滴

●分子標的薬

血管新生阻害薬（抗VEGF抗体薬）	ベバシズマブ	アバスチン	点滴
	ラムシルマブ	サイラムザ	点滴
	アフリベルセプト	ザルトラップ	点滴
上皮成長因子阻害薬（抗EGFR抗体薬）	セツキシマブ	アービタックス	点滴
	パニツムマブ	ベクティビックス	点滴
マルチキナーゼ阻害薬	レゴラフェニブ	スチバーガ	内服

さらに、がんそのものの異常血管を修復して正常化する働きもあるとされ、併用する抗がん薬ががん細胞に届きやすくなり、治療効果を高めることが期待されています。

特有の副作用として、出血、血栓症、消化管穿孔、創傷治療の遅延、血圧上昇などが挙げられます。出血や消化管穿孔、血栓塞栓症などは重症化する可能性がありますが、非常にまれです。

■ラムシルマブ（商品名サイラムザ）

ベバシズマブと同じく、抗ＶＥＧＦ抗体薬に分類される薬です。２０１５年の治癒切除ができない胃がんへの承認に引き続き、２０１６年には治癒切除不能の再発・進行大腸がんへの使用も認められています。

■アフリベルセプト（商品名ザルトラップ）

ベバシズマブ、ラムシルマブに引き続き、抗ＶＥＧＦ抗体薬のなかでは、最も新しく承認された薬です（２０１７年３月）。臨床試験においては、出血、消化管穿孔、高血圧などの深刻な副作用が報告されています。

■セツキシマブ（商品名アービタックス）

がん細胞の表面で、増殖のシグナルを受け取るアンテナの役割をもつＥＧＦＲ（上皮成長因子受容体）というたんぱくを標的とする分子標的薬です。ＥＧＦＲの働きを阻止し、シグナル伝達を遮断し、増殖を抑えます。

ただし、大腸がんの約5割にみられるＲＡＳ遺伝子に変異をもつ患者さんでは、効果が得られないことがわかっています。使用する際には、変異の有無を確認する検査が必要となります（詳しくは38ページ参照）。

吹き出物、乾燥、発疹などの皮膚症状がみられます。こうした副作用が強いほど、薬の効果も高いとされますが、投与前から保湿剤を用いるなどして、症状をコントロールすることが勧められます。

■パニツムマブ（商品名ベクティビックス）

セツキシマブと同様のしくみ、効果をもつ薬です。日本では、２０１０年に承認されました。

■レゴラフェニブ（商品名スチバーガ）

がん細胞の増殖の信号を伝達する際にかかわるキナーゼという物質を阻止する分子標的薬です。血管新生をはじめとする、がん細胞増殖を促進する複数のキナーゼの働きを抑制して、増殖を抑えます。

２０１３年に承認された新しい薬です。代表的な副作用として、手足症候群がみられます。

■トリフルリジン・チピラシル塩酸塩（商品名ロンサーフ）

ＤＮＡ鎖に入り込み、ＤＮＡの働きを阻害し、がん細胞の増殖を抑えます。２０１４年に承認されました。

白血球減少、食欲不振、倦怠《けんたい》感、吐き気などの副作用がみられます。

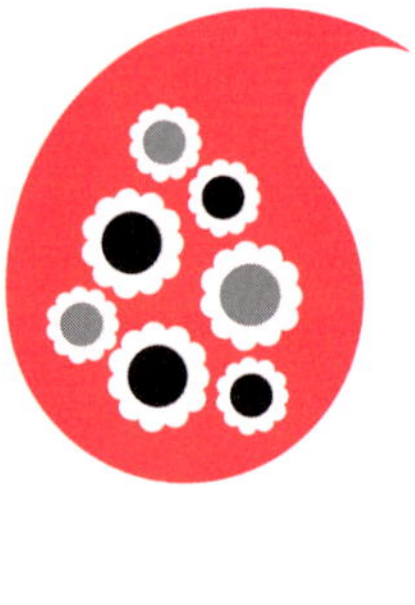

基本となる治療法

放射線療法

大腸がんにおける放射線療法の位置づけ

放射線のもつ高いエネルギーと透過性（物質を通過する性質）を利用した治療法が、がんに対する放射線療法です。体外から照射した放射線は体の表面を通り抜け、がんが発生した臓器に届きます。放射線によって、がん細胞の遺伝子は破壊され、がんの増殖が抑えられます。

大腸がんの治療では、切除可能な直腸がんに対する補助放射線療法と、進行したがんによる痛みなどの症状を緩和する緩和的放射線療法が行われています。

以前は、直腸の周囲にある小腸や膀胱などの正常な臓器にも放射線が広く当たってしまい、合併症がみられましたが、最近は3次元治療計画によって正常臓器に当たる範囲は最小限となり、そうした合併症は減少しています。

・補助放射線療法

切除可能な直腸がんに対して、病変に放射線を当ててサイズを小さくして切除しやすくする、肛門を温存する、手術後に切除部分に照射し骨盤内での再発を抑えることを目的として行われます。

照射のタイミングは、手術前（術前照射）、手術中（術中照射）、手術後（術後照射）があります。術前照射と術後照射では、化学療法と併用して効果を高める化学放射線療法が標準的に行われます。

・緩和的放射線療法

切除不能な大腸がんに対して行われます。骨盤内のがんによっておこる痛みや出血などの症状、骨転移による痛み、脳転移によるさまざまな神経症状などを抑えることが目的となります。

放射線療法による合併症

放射線療法による合併症は、放射線が当たる部分に対しておこり、治療箇所によって、症状が違います。また、治療期間中におこる合併症と、治療を終了後数カ月～数年たってからおこる合併症があります。

放射線療法によっておこる可能性のある主な合併症

●治療期間中

全身の倦怠《けんたい》感、食欲低下、吐き気や嘔吐《おうと》、下痢、肛門の痛み、頻尿や排尿時の痛み、皮膚炎、白血球の減少など

●治療終了後数カ月～数年

腸管、膀胱などの炎症や出血など

ステージ別にみる

国がん中央病院の治療展開

ステージ0～Ⅰの大腸がん

内視鏡治療

治療方式はポリペクトミー、EMR、ESDの3種

1960年代後半に初めて開発された内視鏡治療は、その後、内視鏡機器と治療のための周辺機器（デバイス）が飛躍的な発展を遂げ、現在では大きく①ポリペクトミー、②内視鏡的粘膜切除術（EMR）、③内視鏡的粘膜下層剥離術（ESD）の3通りの方法が行われるようになりました。

この3種の治療方式については次ページ図、および48ページを参照してください。

どの治療を選択するかは、基本的には内視鏡診断によって決定されます。病変の形態や大きさ、良性か悪性かといった内視鏡による診断内容が治療方針決定に重要な指標になります（次ページ表参照）。それぞれ選択された方法によって、求められる技術や発生する合併症の頻度が異なるため、適切な技術をもつ医師がおり、合併症に対しても対応が可能な施設で治療を行うことが推奨されています。

治療可能かどうかの条件、その適応の拡大

内視鏡治療の適応は、腫瘍学的な側面と技術的な側面の両方から検討して決められます。腫瘍学的な側面とは、局所治療で根治できる腫瘍、つまり、リンパ節転移の可能性がほとんどない

内視鏡の3種の治療方式

●ポリペクトミー

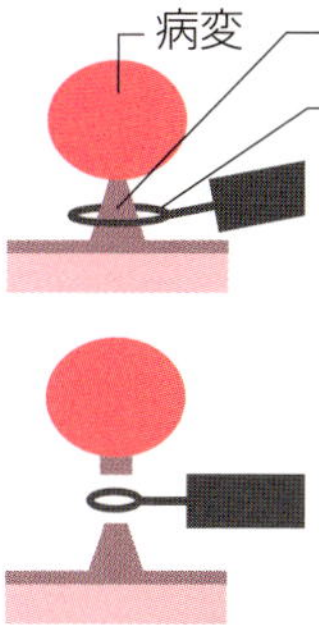

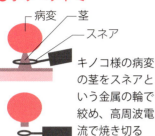

キノコ様の病変の茎をスネアという金属の輪で絞め、高周波電流で焼き切る

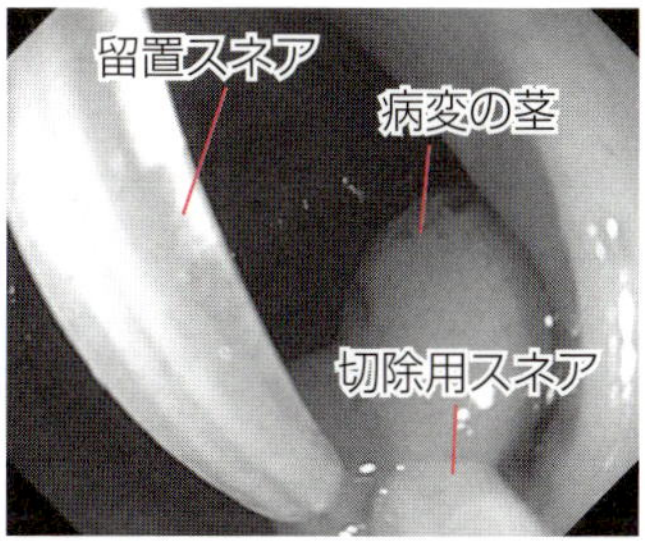

出血予防のための留置スネアを入れ、切除用スネアを病変の茎にかけて絞めつける

●EMR

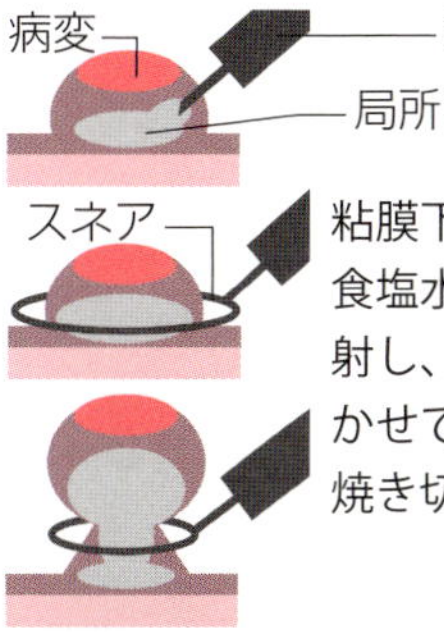

粘膜下層に生理食塩水などを注射し、病変を浮かせてスネアで焼き切る

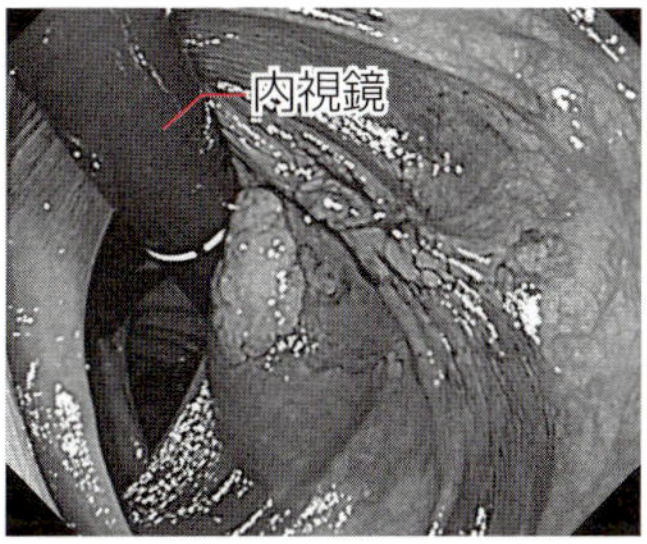

病変の真下の粘膜下層に、注射針でクッション材となる局所注射液を入れる

●ESD

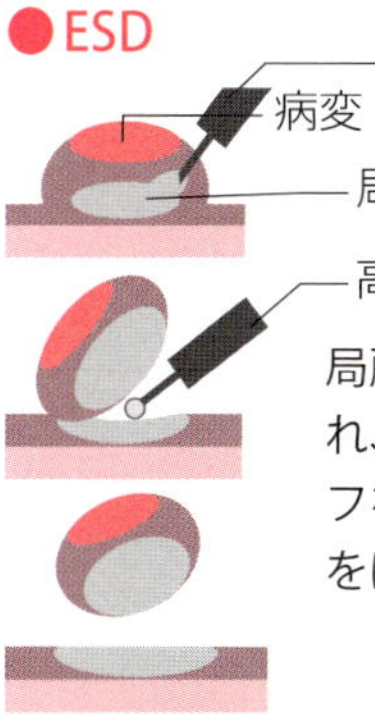

局所注射液を入れ、高周波ナイフを用いて病変をはがし取る

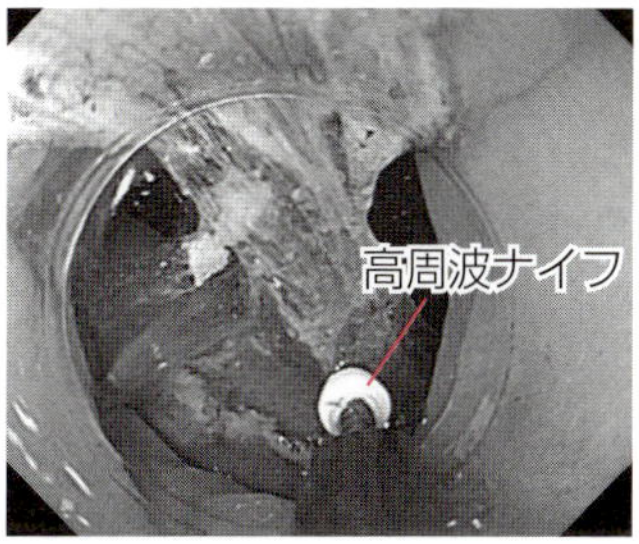

高周波ナイフで病変周囲の粘膜を切開し、その部位の粘膜下層を剥離

腫瘍になります。具体的には内視鏡による観察によって、腺腫や粘膜内がんであると判定される病変、あるいは粘膜下層への浸潤が疑われるがんでもその浸潤距離が1㎜未満と推察される病変です。技術的に可能であれば病変の大きさに制限はありません。

一方で、大きさに限らず、明らかに粘膜下層の深部より深く浸潤するがんはリンパ節転移のリスクがあるため、内視鏡治療ではなく外科手術が必要になります。

■茎を有さない病変に対する内視鏡治療の方法

内視鏡診断	大きさ	内視鏡治療の方法		
		ポリペクトミー	EMR	ESD
良性（腺腫）	<10㎜	◎*	○	×
	10～20㎜	×	◎	△**
	>20㎜	×	○	○
悪性（がん）粘膜内がん～粘膜下層浅層浸潤がん	～10㎜	×	◎	×
	10～20㎜	×	◎	○**
	>20㎜	×	○***	◎

（*コールドポリペクトミーを含む；**再発病変；***一括切除が可能な場合）

そのほか、直腸の神経内分泌腫瘍（カルチノイド腫瘍）に対しても内視鏡治療が行われています。

治療適応の拡大に関しては、研究が進んでいます。これまでに当院を含め、全国で内視鏡治療が行われた患者さんや、外科切除が行われた患者さんの長期経過を検討した結果、病理診断でがんが粘膜下層へ1㎜以上浸潤していても、深部切除断端《だんたん》にがんが認められず、かつ、病理学的なリンパ節転移に対する危険因子（がん細胞が散らばって成長する簇出《ぞくしゅつ》や脈管侵襲《しんしゅう》などがん細胞の周囲への浸潤のしかた）が陰性の場合は、リンパ節転移を伴う可能性が低いため、患者さんの状況によっては、治療適応としてもよいとの可能性が示唆されています。

特に、肛門に近い直腸の病変では、現在、内視鏡治療と化学放射線療法を組み合わせる方法が臨床研究として行われています。こうした例では、外科手術を行った場合は永久人工肛門になる可能性があるため、それを回避して肛門の機能を保ちながら根治性を確保することを目的としています。

治療技術にもさらに進歩がみられ、消化管壁を全層で切除できるデバイスや、外科医と共同で行う腹腔鏡・内視鏡合同手術（ＬＥＣＳ）などが開発されています。また、肛門外に進展する病変に対して、直腸側をＥＳＤで切除し、肛門管から肛門側を外科手術により行う合同手術も行われてきており、良好な成績が得られています。

各治療法におけるさまざまな工夫

内視鏡治療に対して、当院ではさまざまな工夫を行っています。

これまでのポリペクトミーやＥＭＲでは後述する穿孔やポリープ切除後凝固症候群が問題でした。これらの問題を回避するため、近年では、通電せずに切り取る方法を積極的に採用しています。この方法は〝コールドポリペクトミー〟と呼ばれ、専用のカップ径の大きな鉗子やスネアが開発されています。この方法では、ポリープ摘除《てきじょ》後の出血は生検と同等で0に近く、安全性と確実性も報告されています。ただ、この方法の場合は粘膜下層までは十分に切除できないため、明らかに良性（腺腫）でかつ大きさが10㎜未満の病変が適応となります。

ＥＭＲにおいては一括切除率を向上させるために、切除の前に病変周囲の粘膜に切開を加える方法（Precutting EMR / Hybrid ESD）や、スネアの先端を病変のそばに凝固して固定するスネア先端刺入《しにゅう》法を適宜行っています。また、こ

内視鏡治療の進展・さまざまなデバイスの工夫

●クリップによるトラクション法

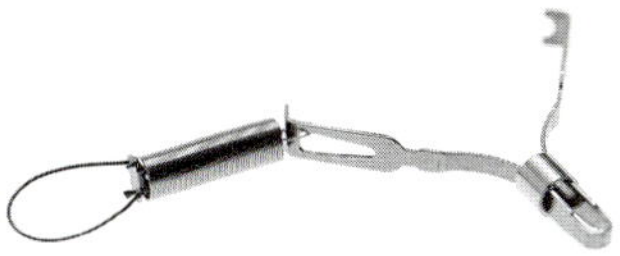

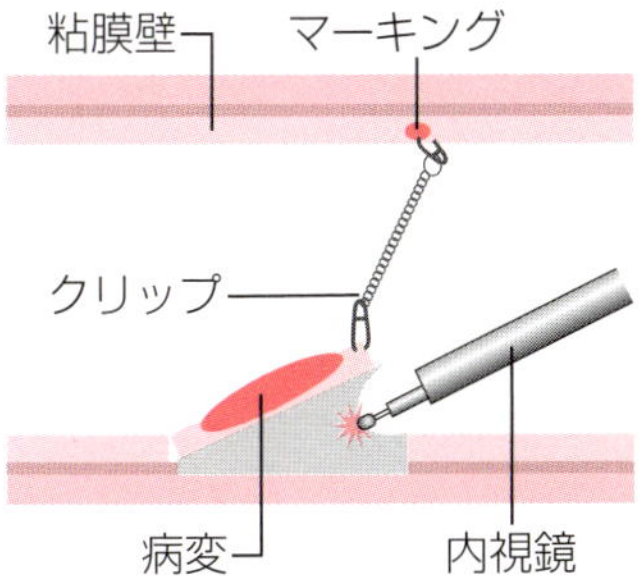

病変部に留置したクリップを牽《けん》引《いん》して引き上げ、マーキングした上部の粘膜壁に装着。ESDの粘膜下層剥離や回収を補助する

写真提供・図参考：ゼオンメディカル株式会社

●EMR用チップつきスネア

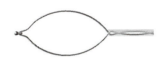

切除が行いやすいように先端にチップをつけたスネア

写真提供：株式会社メディコスヒラタ

●バルーン大腸内視鏡

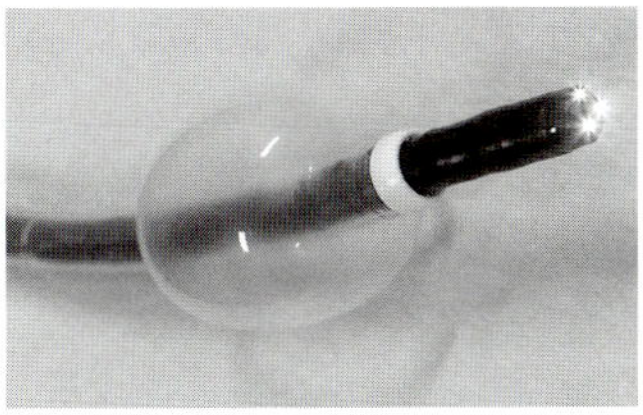

バルーンつきオーバーチューブを内視鏡とともに挿入し、バルーンを膨《ふく》らませて固定することで、内視鏡操作を安定させる

●内視鏡用のクリップ OTSCシステム

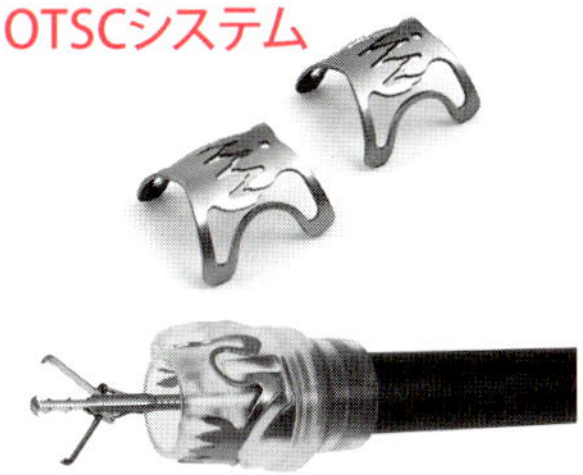

あらかじめ内視鏡先端にセットし、手元の糸を引くことで内視鏡治療後の止血や穿孔《せんこう》の閉鎖ができる

写真提供：センチュリーメディカル株式会社

●コールドポリペクトミー用スネア

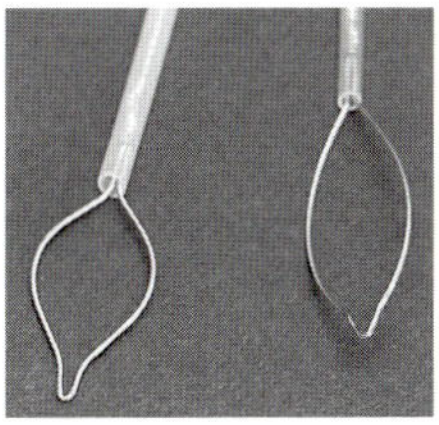

径の大きなスネアが用いられる

のような工夫が行いやすいようにスネアの先端に小さなチップをつけるなどのスネアの改良も企業と共同で行っています。

　内視鏡治療においては、外科医のように左手を使うことはできません。また内視鏡操作が不安定であると切除は困難になります。このような課題を克服するために、ＥＳＤの際には外科医の左手のような役割（牽引《けんいん》）を担うトラクション法や、バルーンを有するオーバーチューブを内視鏡とともに挿入、バルーンを膨《ふく》らませて内視鏡を固定し、オーバーチューブガイド下にＥＳＤを行い内視鏡操作を安定化させる工夫も行っています。

病理検査により根治度などを確認し追加治療を検討

　これらの内視鏡治療によって切除された検体は病理検査に提出され、根治度やその後の治療方針、検査間隔を決める際に極めて重要な情報となります（病理検査の方法は36ページ参照）。

　内視鏡治療における病理検査の重要な点は、切除した病変の確定診断と病変の完全切除の判定、がんであれば根治度の判定の3点です。病理診断が腺腫の場合は完全に切除されていれば根治となり、治療は完了です。そこで、切除断端に腫瘍が認められるかどうかを入念に確認し

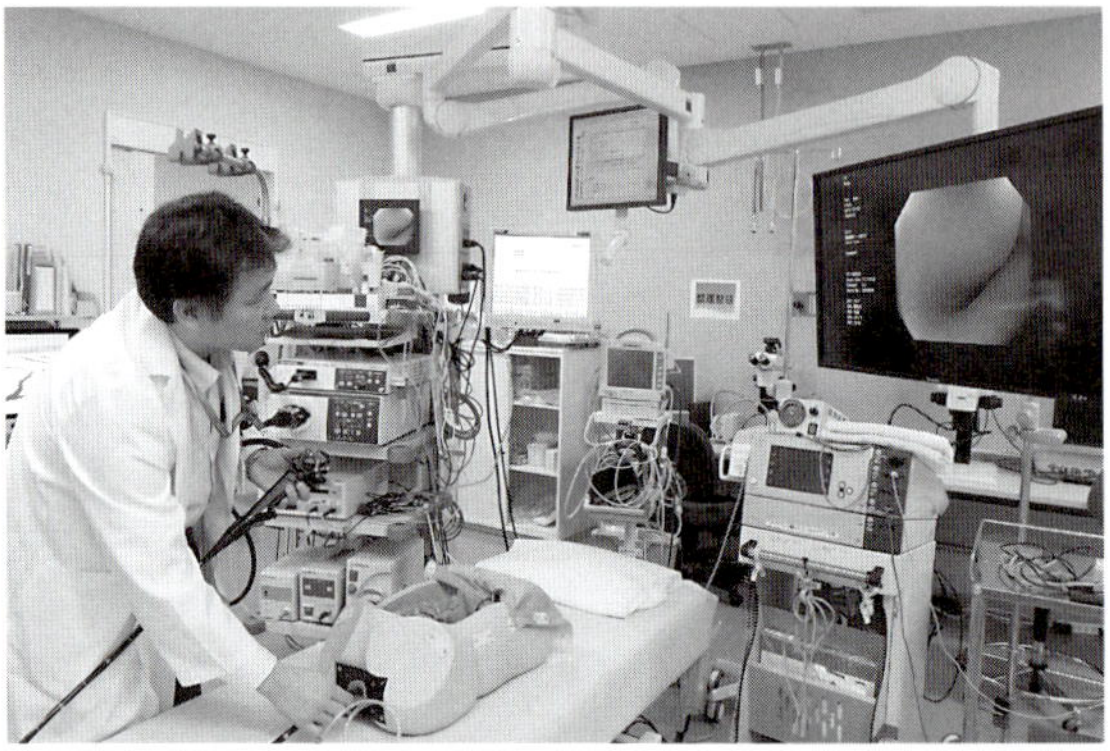

国がん中央病院の内視鏡治療室。モニター画面で患者さんの大腸内を見ながら、内視鏡を操作して治療を進める。ベッド上にあるのは内視鏡の挿入練習用のボディ模型

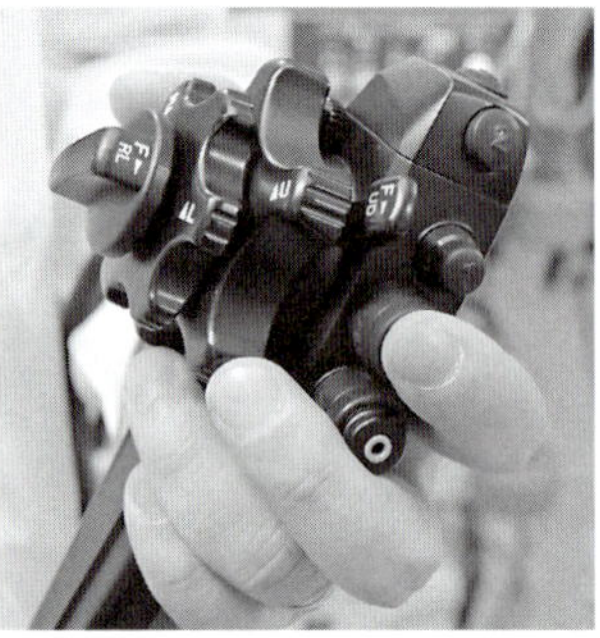

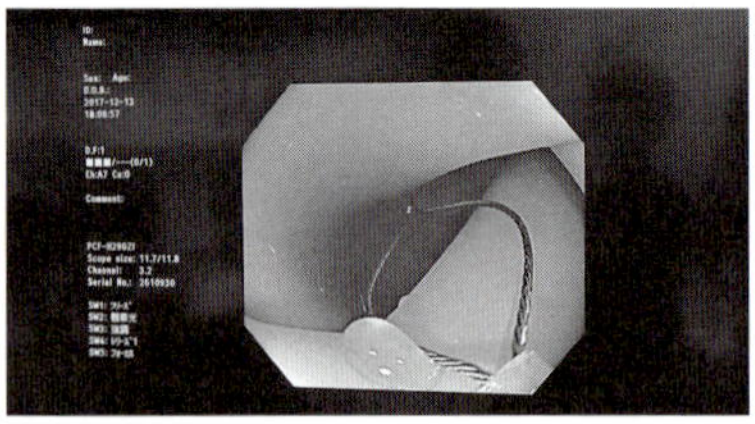

モニターに映るスネア

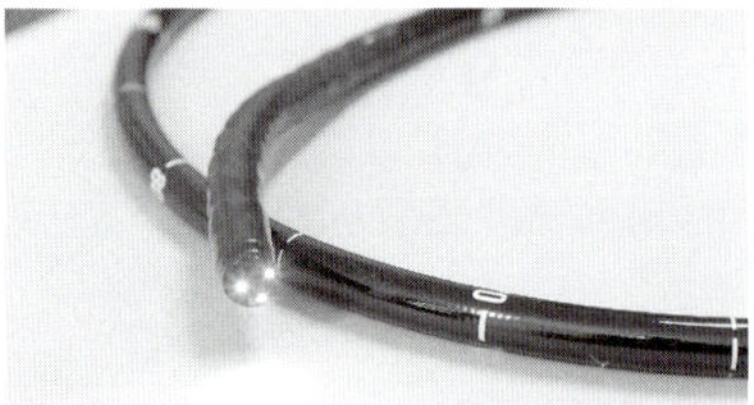

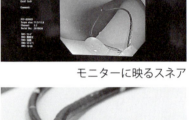

〈上〉内視鏡操作部
〈右〉内視鏡先端部

ます。ポリペクトミーなどでは切除時の焼灼《しょうしゃく》によって切除断端の評価が困難になる場合がありますが、内視鏡的に完全に切除されていれば問題はありません。

病理診断ががんであった場合は、まず切除断端のがん細胞の有無を確認し、さらにリンパ節転移の危険性について判定します。リンパ節転移の危険因子とされるのは、がんの粘膜下層浸潤距離が１㎜以上、脈管侵襲、簇出、低分化腺がんなどであり、これらを確認します（次ページ表参照）。その結果、これらの因子が陽性である場合は、根治されていないと判断して追加治療の対象となります。追加治療は基本的に外科手術となりますが、患者さんの状態や病理診断を総合して適切な治療法を選択します。

治療後の合併症と治療完了後の経過観察

合併症はいずれの方法でも、主に出血と穿孔の二つです。出血は切除直後の出血と数時間経過してから発生する後出血の二つに分類され、問題となるのは後出血です。その頻度は切除した大きさと病変の形態により異なります。ポリペクトミーの対象となるような茎を有する病変では比較的その頻度は高く、おおよそ２％と報告されています。一方、茎を有さない病変におけるＥＭＲやＥＳＤの後出血の頻度はおおよそ１％と報告されています。

大腸の内視鏡治療ではジワリジワリと出る静脈性の出血であることが多く、ほとんどは安静のみで自然に止血されます。大量に下血する場合には、緊急内視鏡的止血術を行い、出血部位を確認し、凝固やクリップにて止血します。

EMRやESDでは穿孔といわれる大腸の壁に穴があいてしまうリスクが数%あると報告されています。大腸の壁は薄く、切除時には常に慎重になる必要があります。ESDでは切除する深さを調整できることがメリットですが、EMRと比べると穿孔率が若干高いとされます。しかし、当院ではESD症例が豊富なため、同等ないしは低いくらいになっています。

EMRでは切除する深さの調整ができず、確率は低いものの、穿孔した場合はESDより大きな穴になることが多くなってしまいます。穿孔した場合は、クリップといわれるデバイスを用いて穿孔部位を縫縮《ほうしゅく》する必要があります。ほとんどの場合は内視鏡的な縫合で保存的に（開腹しないで）治療できます。非常にまれではありますが、縫縮ができない場合などで緊急手術が必要になることがあります。その他、ポリープ切除後凝固症候群といわれる症状がみられることがあります。切除時に通電によって発生する熱が壁全層に伝わると腹痛がおこります。

これらの合併症が発生した場合は数日間の入院が必要となります。

■追加治療の対象となる危険因子

①低分化腺がんなど、悪性度の高いがん
②静脈やリンパ管への浸潤がある
③深達度（がんの広がり）が粘膜下層に1㎜以上
④簇出《ぞくしゅつ》（がん細胞が散らばって成長すること）が高度
⑤粘膜下層側の切除面の断端《だんたん》が陽性（垂直断端陽性）

大腸がんにおける早期発見の重要性

病理診断の結果、根治したと判定された場合は、1年後に大腸内視鏡検査を行います。分割切除となった場合は遺残《いざん》・再発の可能性があるため、3～6カ月後の大腸内視鏡検査が望まれます。追加治療が必要と判断された場合は、その治療に応じた対応が必要になります。

内視鏡治療における課題は、ポリペクトミー、EMR、ESDの順に医師側の技量の高さが求められ、合併症のリスクも上昇していくことです。また、ポリープの段階で切除しておけば大腸がんの発生もほとんど抑制できることがわかっています。したがって、なるべく早期に、ポリペクトミーで終わる段階で発見され、内視鏡的に切除できるように、定期的に検診を受けることが強く勧められます。

（山田真善／内視鏡科）

手術療法 結腸がんのリンパ節郭清

リンパ節を含めた切除が基本

大腸がんを完全に治す（根治する）ためのベストかつ唯一の治療方法は、がんを残すことなく完全に切除することです。切除の方法として、ステージIの一部の早期がんでは内視鏡治療が行われますが、内視鏡治療の適応でないステージIやステージII～IIIの大腸がんに対しては手術が行われます。

内視鏡治療の適応でないステージIおよびステージII～IIIの大腸がんでは、がんが大腸の壁の内部にあるリンパ管に入り込み、リンパ液の流れにのってリンパ節に転移をおこすことがあるため、がんの部分を含む腸管と転移の可能性のある範囲のリンパ節を切除（リンパ節郭清）します。いいかえれば、大腸のなかの結腸がんに対する手術は、「がんの部分をくり抜く」のではなく、「転移の可能性のあるリンパ節も含めて結腸を約20㎝切除」することになります。

当院におけるリンパ節郭清

手術前の検査で想定されるがんの深さ（深達度cT分類*）・進行度（臨床分類ステージ）により、転移の可能性のあるリンパ節の範囲が異なるので、郭清する範囲は、T分類・ステージに応じて、D1、D2、D3の各範囲から適切な範囲を選択します。リンパ節郭清を行うにあたって、通常は郭清範囲に含まれる血管も含めて切除します（53ページ図参照）。

各範囲に対する当院の目安は次のようになります。

D1郭清：当院では、頻度は少ないですが、全身状態（自分で身のまわりのことをどれだけこなせるかの尺度・パフォーマンスステータス／97ページ参照）のリスクの高い患者さんに対する縮小手術として行う場合があります。

＊治療前の臨床所見による深達度やステージなどの分類にはcを、病理検査後の分類にはpをつけて示す。

D２郭清：当院では、T１のステージⅠもしくは超高齢者に対して行っています。

D３郭清：当院では、T２のステージⅠや、ステージⅡもしくはステージⅢと術前診断した場合に行っています。

最終的な進行度（病理分類ステージ）

手術前の深達度や臨床分類ステージは必ずしも正確ではなく、最終的な進行度は、手術後の病理検査によって決定され、これを病理分類ステージといいます。大腸がんのステージは、0、Ⅰ、Ⅱ、Ⅲa、Ⅲb、Ⅳに分類されます（45ページ参照）。

郭清したリンパ節にがんの転移があった場合（ステージⅢ）には、補助療法として、再発予防のための抗がん薬による術後補助化学療法（59、90ページ参照）が勧められます。

（志田大／大腸外科）

リンパ節郭清の範囲

がんはリンパ液の流れにのって腸管傍リンパ節（D1）、中間リンパ節（D2）、主リンパ節（D3）の順に転移する。リンパ節の切除はD1からD3に向かって行う。

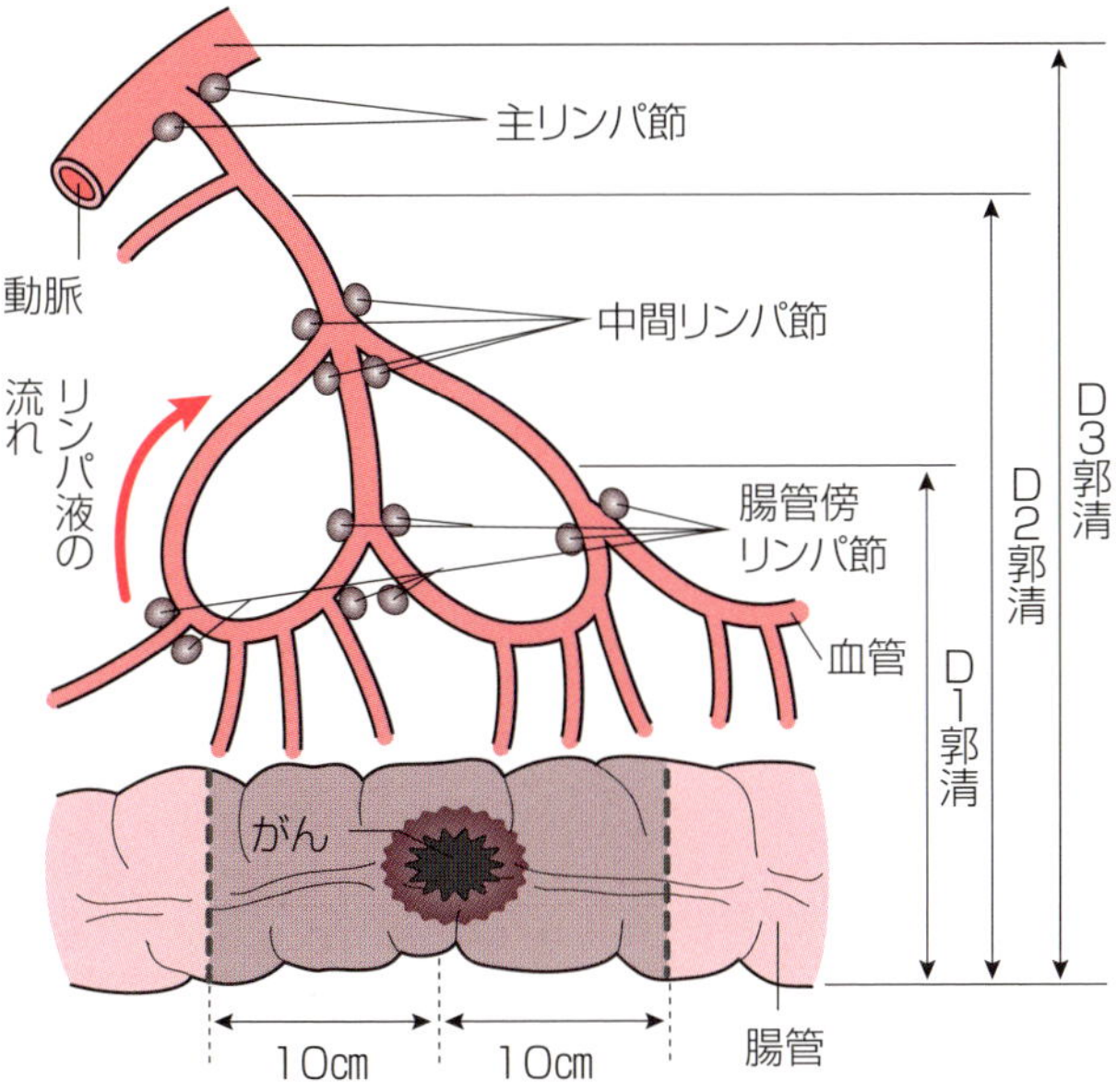

「大腸癌治療ガイドラインの解説」（金原出版）より一部改変

大腸周囲のリンパ節

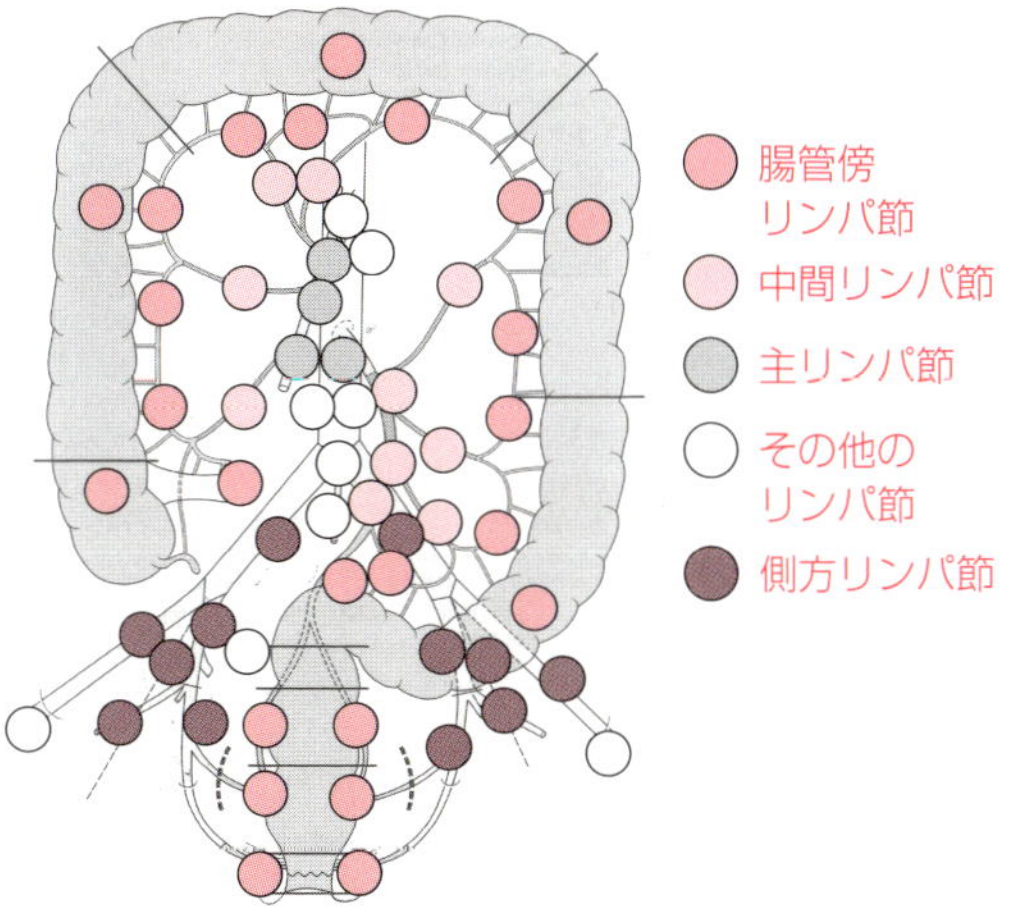

大腸癌研究会「大腸癌取扱い規約 第8版」（金原出版）より一部改変

手術療法
右側結腸がん

転移を防ぐため広い範囲でリンパ節を切除

右側結腸がん手術は、内視鏡治療では切除による治癒が望めない深さの腫瘍に対して行われます。多くはほかの臓器に転移がない患者さんが対象となりますが、転移がある患者さんでも、手術によりすべての病巣の切除が可能であれば、右側結腸と転移した部位をともに切除して治癒を目指します。

結腸がんの手術ではがん細胞を取り残さないために周囲の腸を10㎝以上の余裕をもって切除しますが、この手術では小腸の一部から横行結腸右側までが切除範囲となります。加えて、大腸がんの手術では、リンパ節に転移する可能性があるため、腸と同時に腫瘍の近くのリンパ節も切除します。右側結腸がんでは回結腸動脈、右結腸動脈、中結腸動脈右枝に沿ったリンパ節を切除する必要があるために切除される範囲は広くなります。

腸を切除したのちには、再び腸液が通過するように腸を再建する必要があります。再建は手縫い、もしくは医療用の縫合器を使用して行います。この手術を行う方法としては、開腹手術と腹腔鏡下手術（51ページ参照）があり、腫瘍の進行度に応じていずれか適切な手術が選択されます。

開腹か腹腔鏡下かは、腫瘍の大きさを含めた進行度が目安

当院では開腹手術、腹腔鏡下手術のどちらでもリンパ節を過不足なく取り切ることが重要だと考えています。そのために、どちらの手術でも同様の切除範囲を設定しています。腸間膜動静脈周囲のリンパ節を確実に切除することにより、再発の可能性を少しでも減らすようにしています。

当科では原則として、腫瘍がそれほど大きくない場合には体への負担を減らすために腹腔鏡下手術を選択していますが、腫瘍が大きな場合

右側結腸の位置と術式

●腸間膜の処理

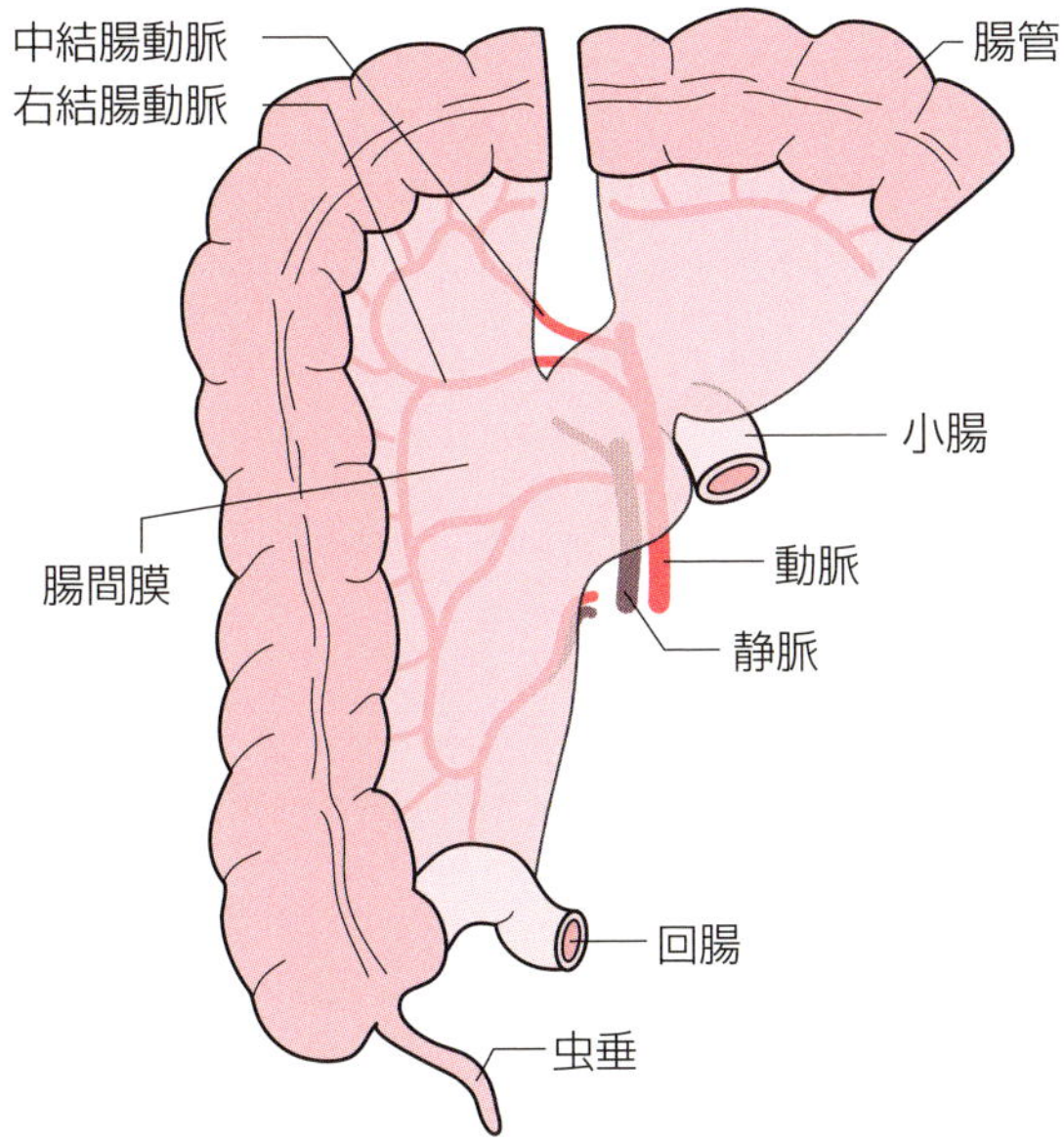

腸間膜の中には中結腸動脈、右結腸動脈があり、処理が難しい。リンパ節郭清は、リンパ節が含まれる腸間膜の層を脂肪ごと切除する。

●回盲部切除術

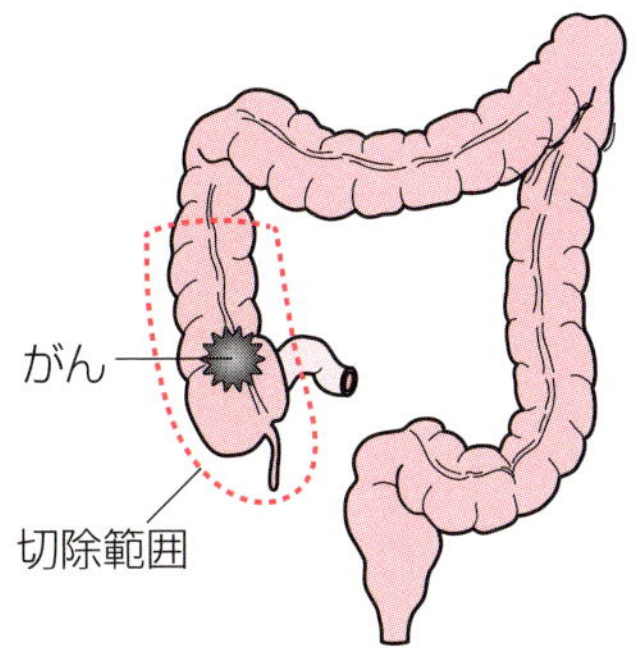

●結腸右半切除術

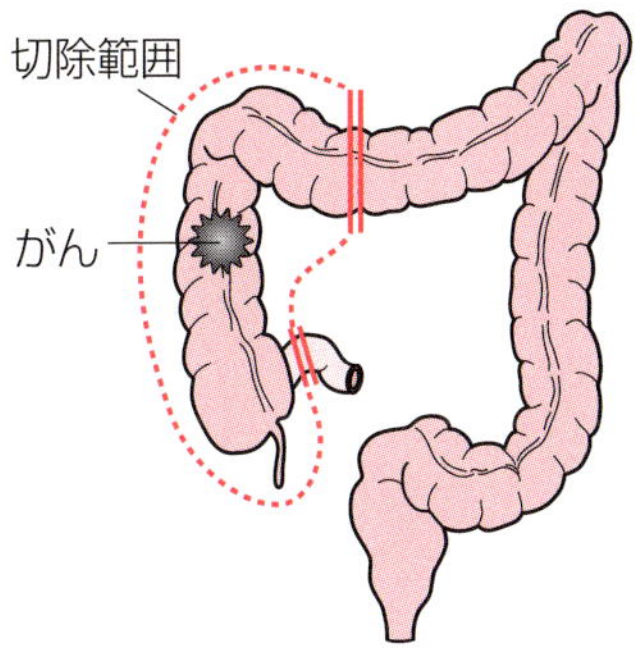

には、安全に取り切るために開腹手術を選択します。

手術後の合併症と経過観察

手術後の合併症は、腸のつなぎ目から腸液がもれる縫合不全、膿瘍《のうよう》、表面の創の感染、術後の出血、腸閉塞といった腹部合併症と、全身麻酔に伴う脳梗塞や肺梗塞、心筋梗塞などの全身合併症があります。ほとんどの合併症は手術後早期におこりますが、腸閉塞は術後数カ月もしくは数年もたってからおこることもあります。

手術後には、排便の習慣が不規則になる患者さんが多くみられます。また、おなかがゴロゴロしたり、おならが出やすくなったりします。

手術によって切除された臓器は、術後1カ月程度かけて病理検査を行い、その結果で大腸がんの最終ステージが決定します。切除されたリンパ節の中に転移がある場合は、再発率を下げるために術後補助化学療法が行われます（59、90ページ参照）。

合併症、経過観察について、詳しくは81ページを参照してください。

（塚本俊輔／大腸外科）

手術療法
左側結腸がん

開腹手術および腹腔鏡下手術の適応

左側結腸がんに対しては、従来の開腹手術に加え、近年、腹腔鏡下手術も広く行われています。腹腔鏡下手術を選択するかどうかについての判断は、がんの部位やがんの深さ、進行度などのがん側の因子、肥満、癒着（過去に開腹手術を行ったことがあるか）などの患者さん側の因子に加えて、手術する医師の経験・技量といった術者の条件を考慮して決定するのが望ましいとされています。

一般的には、横行結腸がん、高度の肥満、開腹手術をしたことがあっておなかの中に高度の癒着が想定される場合は、腹腔鏡下手術の難度が高いと考えられています。

がんを完全に取って治癒させること（根治性）を追求する姿勢を第一義としている当院では、現在、がんの因子から手術アプローチを選択しています（左ページ囲み参照）。がんが腸管の壁を越えて浸潤しているもの（cＴ4）およびリンパ節転移が高度なもの（cＮ2）では開腹手

左側結腸の位置と術式

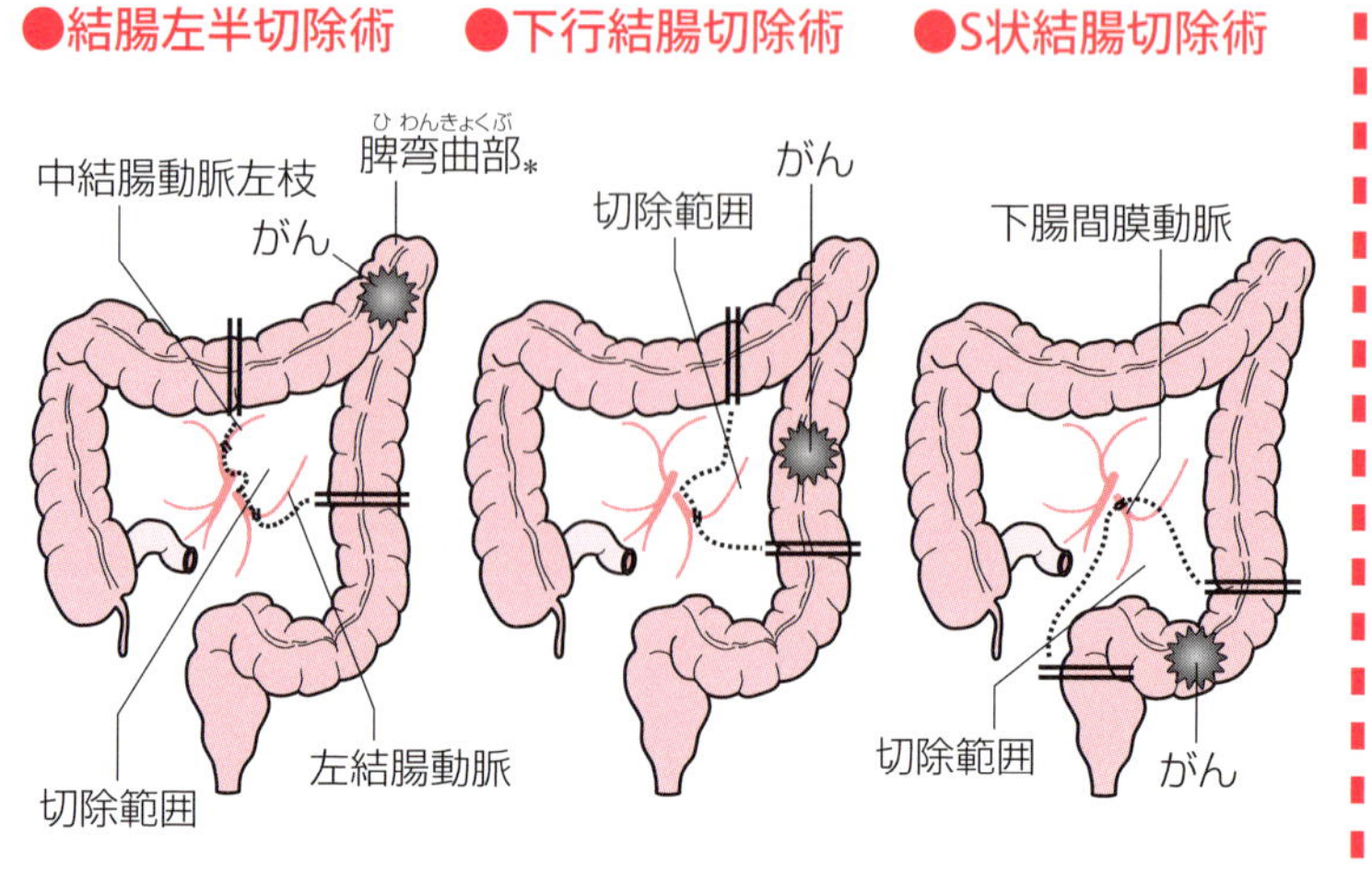

＊脾弯曲部：脾臓付近で大腸が横行結腸から下行結腸に曲がる部分

進行大腸がんに対する腹腔鏡下手術と開腹手術の比較試験（日本）

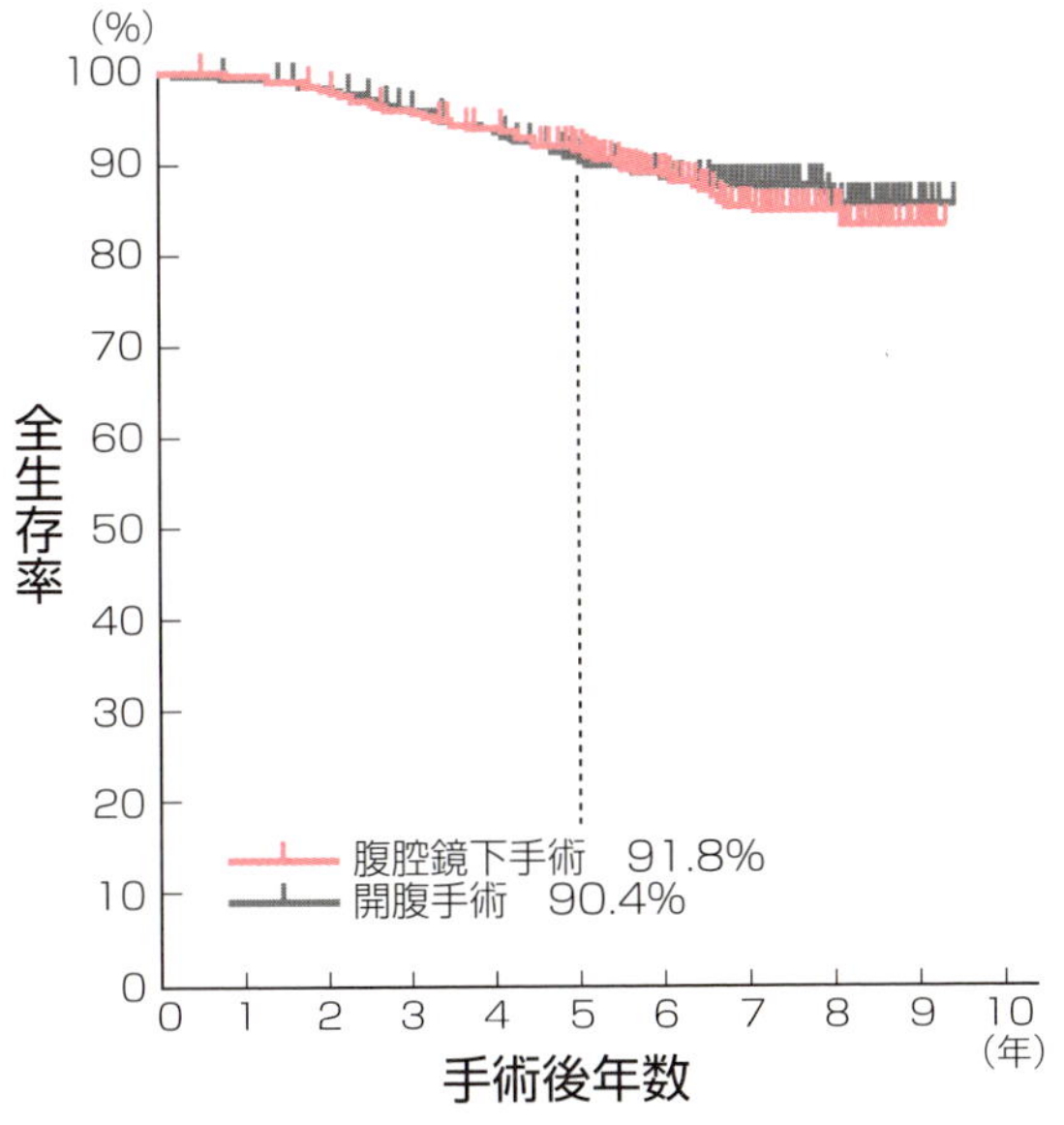

全生存率は、開腹手術と腹腔鏡下手術でほぼ同じだった。

Lancet Gastroenterol Hepatol. 2017. 2(4):261-268.

近年広まってきた腹腔鏡下手術というアプローチ方法と、これまでの標準的なアプローチ方法である開腹手術の治療成績（全生存期間）を比較して、劣らないかどうかを調べる臨床試験が日本で行われています。

その結果は、事前の各種の条件設定からは、腹腔鏡下手術は開腹手術に比べて劣らないとはいえない（＝腹腔鏡下手術の治療成績は開腹手術に劣る可能性がある）という内容となりました。そのため、進行結腸がんに対する日本における標準治療は、現在も開腹手術です。

一方で、腹腔鏡下手術も開腹手術も治療成績はかなり良好で、その差もわずかなことから、臨床的に腹腔鏡下手術の成績が劣っているかもしれないと懸念される対象に注意すれば、治療のオプションとして腹腔鏡下手術は許容されると解釈されています。

具体的にこの試験で示された、腹腔鏡下手術のほうが成績が劣っているかもしれないと懸念される対象は、がんが腸管の壁を越えて浸潤しているもの（cT4）、およびリンパ節転移が高度なもの（cN2）でした。この点が、手術のアプローチ方式の選択の際に考慮される目安となっています。

術を選択する一方で、早期がんや前述以外の進行がん（cT2、cT3で、リンパ節転移が高度ではないもの）に対しては、腹腔鏡下手術を選択しています。

切除範囲とリンパ節郭清

結腸がんでは、リンパ節転移は支配動脈に沿って進展することから、支配動脈領域のリンパ節郭清（53ページ参照）を行い、腫瘍から口側・肛門側それぞれ10㎝の腸管とともにひとかたまりとして摘出します（71ページ図参照）。がんの部位によって、栄養血管（中結腸動脈左枝、左結腸動脈、下腸間膜動脈）が異なるため、リンパ節郭清の範囲が異なります。

D3郭清を行う場合、脾弯曲部《ひわんきょくぶ》の結腸がんに対する結腸左半切除術では、中結腸動脈左枝および左結腸動脈を根元で切離し、両者にはさまれた領域のリンパ節を郭清します。下行結腸がんに対する下行結腸切除術では、下腸間膜動脈の本幹は温存しつつ左結腸動脈を根元で切離して、リンパ節を郭清します。また、S状結腸がんに対するS状結腸切除術では、下腸間膜動脈を根元で切離して、リンパ節を郭清します。

治療後の合併症、経過観察については、81ページを参照してください。　（志田大／大腸外科）

手術療法

直腸がんのリンパ節郭清

早期がん、進行がんへの対応

直腸がんの手術は、結腸がんに比べて難しく、がんのできた部位と進行の程度によって手術方法が異なります。直腸は、狭い骨盤内の深部にあり、周囲には膀胱、子宮、前立腺といった臓器をはじめ、排尿・排便の調節や性機能をつかさどる自律神経および肛門括約筋などの、神経や筋肉が存在しています。そのため、直腸の早期がんの場合には、手術でがん病巣だけを切除し、リンパ節やまわりの組織の切除を行わないことがあります。

一方、進行がんの場合は、がんと一緒に、がんが広がっている可能性がある周辺の腸管とリンパ節の切除（リンパ節郭清）を行いつつ、術後の機能障害をできるだけ少なくする、自律神経温存手術が基本です。

腸に沿った方向へのリンパ節転移は、ある一定の範囲にほぼ限られていることがわかっているため、進行がんの場合、直腸を切り取る範囲は、がんから口側10㎝、肛門側に2～3㎝としています。その結果、進行直腸がん切除では、肛門管直上までの直腸間膜すべてを切除する直腸間膜全切除（Total Mesorectal Excision：ＴＭＥ）、またはがんの位置に応じた直腸間膜を部分的に切除するＴＳＭＥ（Tumor Specific Mesorectal Excision）が基本原則です（次ページ図）。

直腸のリンパ液の流れ

日本では直腸がんを上部と下部に分けて、下部直腸がんを腫瘍の下縁が腹膜反転部（次ページ下図参照）と肛門縁の間に存在すると定義することが一般的です。欧米では、肛門縁からの距離で定義されることが多いのに対し、日本での定義は、直腸のリンパ液の流れ（リンパ流）についての研究に基づいています。直腸のリンパ流は、腹膜反転部より口側では直腸間膜内を上向する上方リンパ流のみである一方、腹膜反転部より肛門側では上方リンパ流に加えて側方向への側方リンパ流が存在します。
そのため、腹膜反転部以下に腫瘍の下端を有する直腸がんは側方リンパ節への転移が生じやすく、TMEに加えて側方リンパ節郭清（直腸から横方向に骨盤のほうに向かう血管や神経に沿ったリンパ節を郭清すること）を行う根拠の一つになっています（78ページ左図）。

直腸がんに対する直腸間膜全切除（TME）

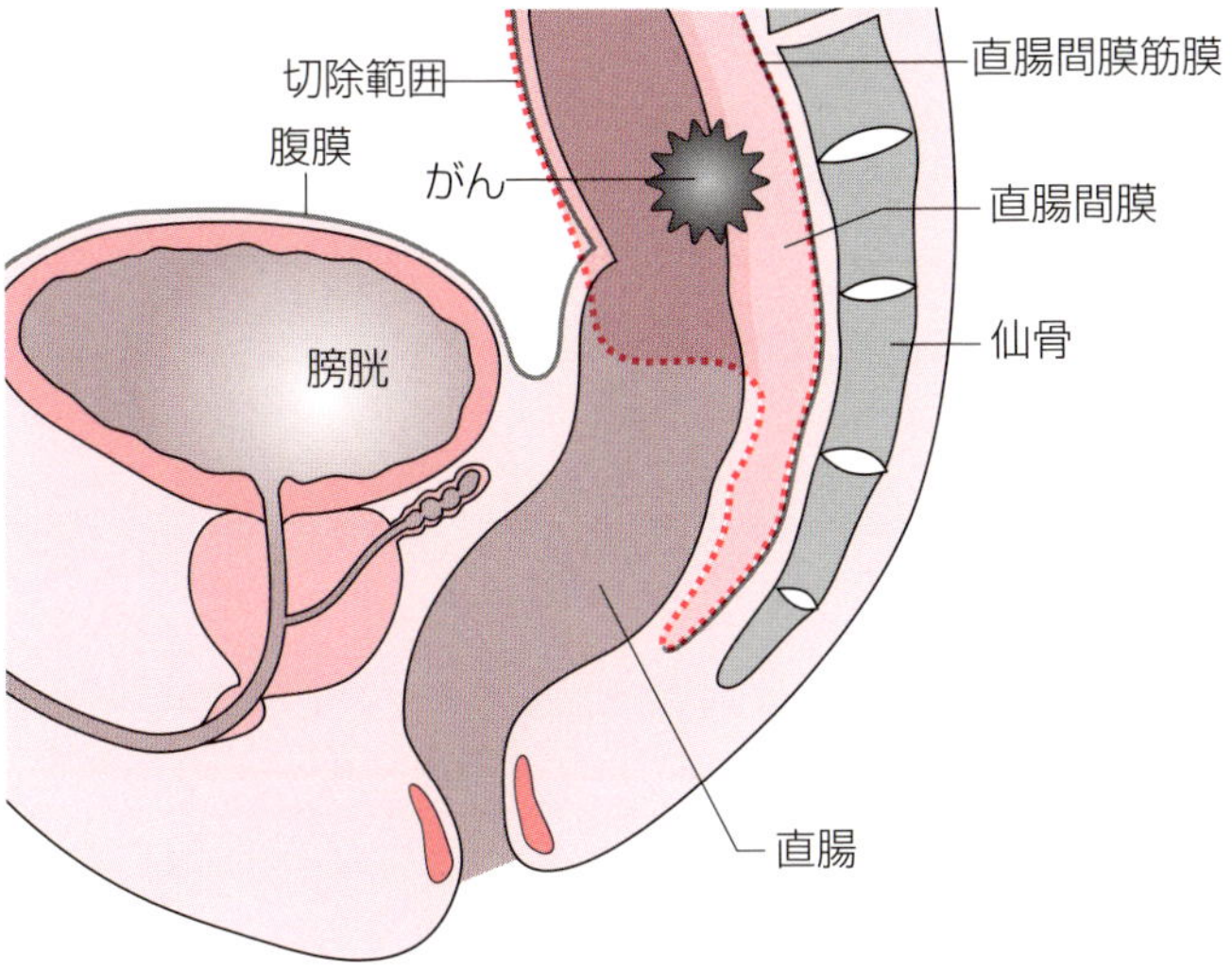

1982年にHealdらにより報告された直腸切除法だが、日本ではそれ以前から行われていた。肛門管のすぐ上までの直腸間膜を直腸間膜筋膜ごとすべて切除する。世界的にはこの術式が行われるようになって、直腸がんの局所再発率が大きく低下した。

直腸がんに対するTSME

●がんの下端が腹膜反転部より口側（上）にある

●がんの下端が腹膜反転部より肛門側にある

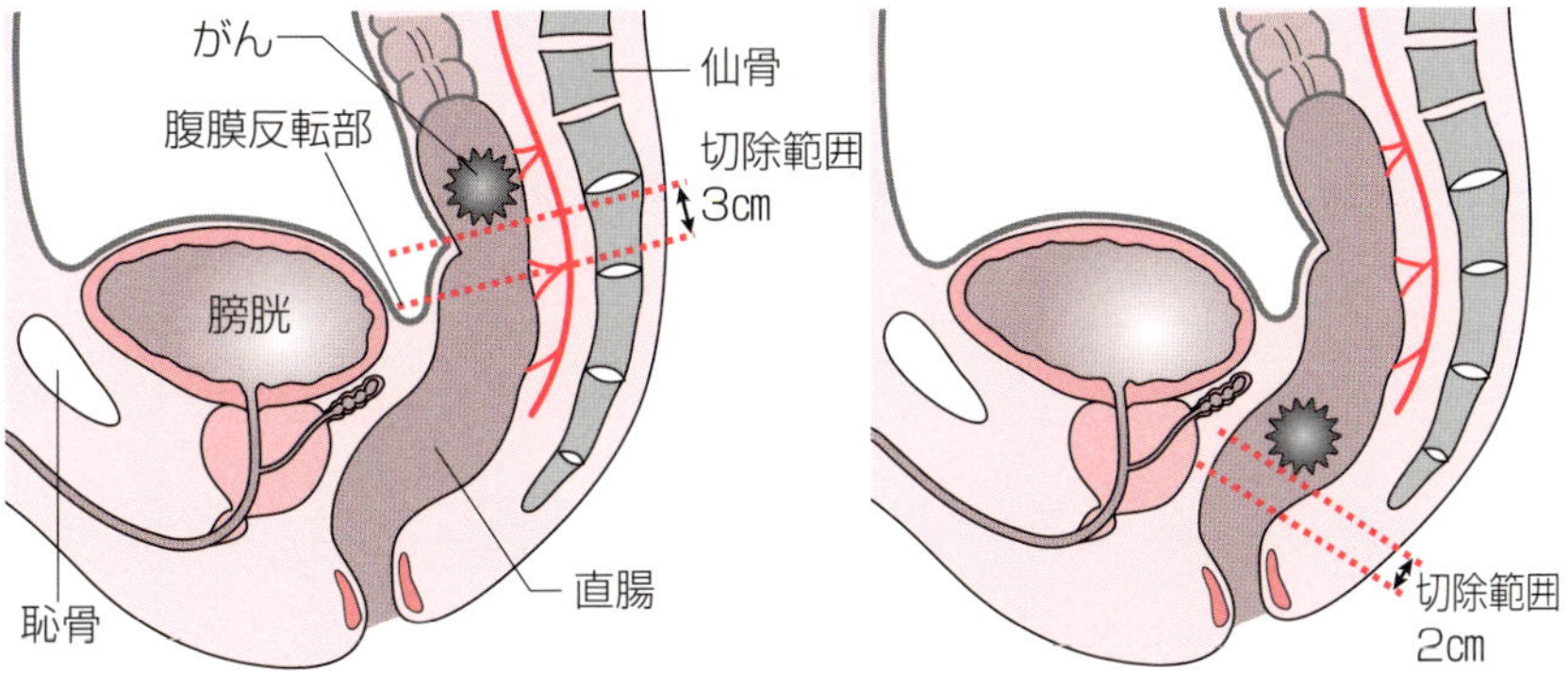

直腸がんではがんの位置に応じてがん下縁から適正な距離だけ直腸間膜を切除する。直腸S状部がんおよび上部直腸がんでは3㎝以上、下部直腸がんでは2㎝以上の直腸間膜切除が推奨されている。

大腸癌研究会「大腸癌取扱い規約 第8版」（金原出版）より作成

日本と欧米との直腸がん治療の違い

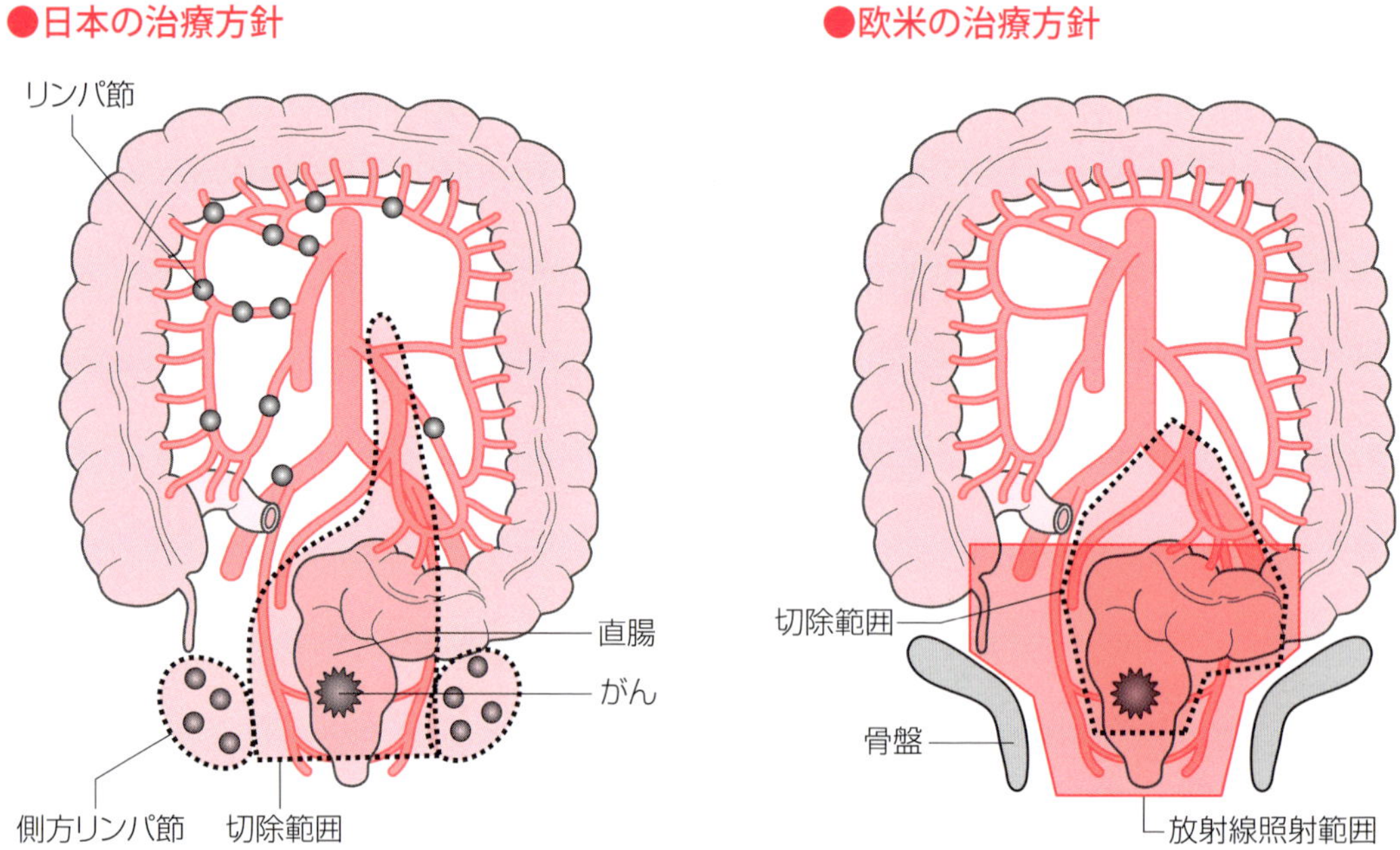

直腸から横方向に骨盤に向かう血管や、神経に沿ったリンパ節を郭清する（側方郭清）

側方郭清は行わず、骨盤内部に放射線を当てる。化学療法を併用することが多い

側方リンパ節郭清をプラスする効果

この側方リンパ節郭清では、切除するリンパ節の近くに、自律神経が網の目のようにたくさん走行しています。これらを傷つけないように手術を行います（次ページ図）が、それでも、手術操作などの影響や、がんを取り切るためにやむをえず神経を切除したりすることにより、排尿機能障害や性機能障害などの〝後遺症〟が残ってしまう場合があるとされています。しかし、日本の33病院において行われた、TME単独療法とTME＋側方郭清療法とを比べるランダム化比較試験（JCOG0212）の結果によると、術後の短期成績では、側方郭清を加えても術後合併症、排尿障害、性機能障害の発生頻度が高くなることはなく、側方郭清が安全に施行可能であることが示されています。また、最近では、この臨床試験の術後の長期成績によって、自律神経を温存して側方郭清術を行うことにより、骨盤内再発リスクが減少することが証明されています。

日本と欧米の治療方式を比較する

一方、欧米では、このような肛門に近いがん

自律神経温存側方郭清術

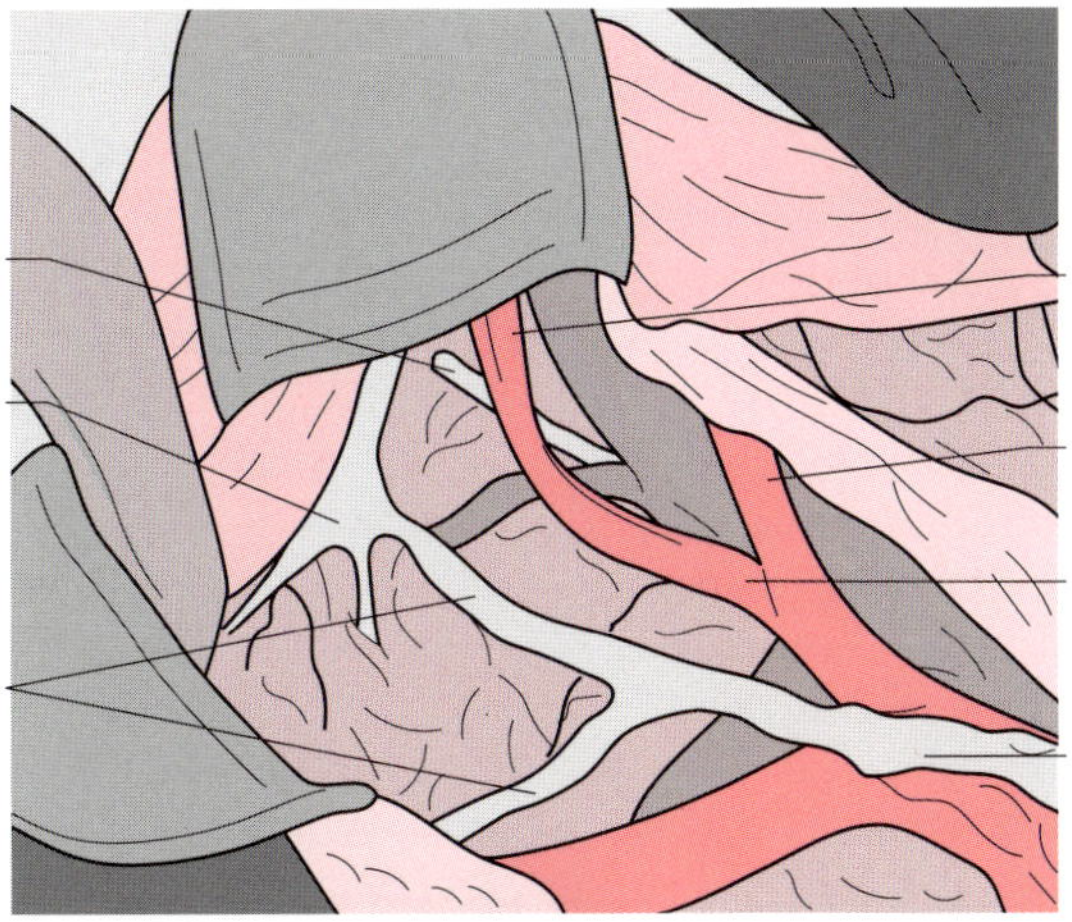

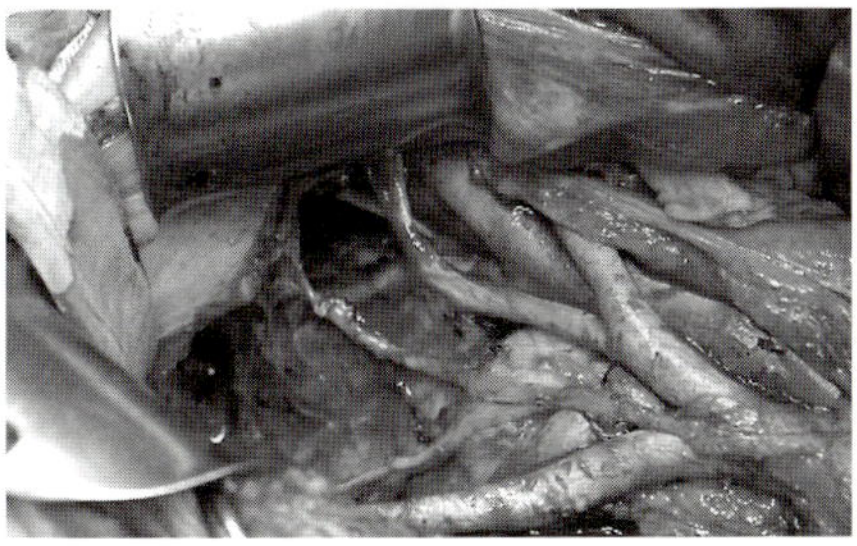

側方郭清で切除するリンパ節の位置には、自律神経が構成する骨盤神経叢や上下腹神経叢が網の目のように走行し、神経温存に細心の注意が必要である

に対する治療として、側方郭清を行う代わりに、骨盤の中に放射線を当てるのが一般的です（前ページ右図）。多くの場合、一緒に抗がん薬を投与します（化学放射線療法）。しかし、すでに１９９４年、オランダでの１８００例以上を対象とした比較試験の結果により、放射線療法には局所再発は低下させますが、生命予後を延長する効果はないことが明らかになっています。また、この治療法では、大事な神経を手術で直接傷つけることはありませんが、放射線によってさまざまな合併症や後遺症がおこる可能性が報告されています（左表）。

最近、日本でも側方郭清術の代わりに欧米式の治療を採用する施設が増えてきていますが、放射線は血管やリンパ管に損傷を与え、年数がたつほど重篤な合併症が現れることが多いため、なるべく安易な放射線の照射を避けるべきです。

最終的に、日本流の「側方郭清」と欧米流の「化学放射線療法」の、どちらが治療効果として真に優れているのかを証明するためには、両者を前向きに比較する科学的な臨床試験が必要です。

（金光幸秀／大腸外科）

■直腸への放射線療法に伴う晩期合併症

・排便障害
・排尿障害
・性機能障害
・腸閉塞
・腹痛
・心不全
・骨盤骨折
・二次発がん（放射線治療後15～20年で発症）

手術療法
直腸S状部・上部直腸がん

開腹手術および腹腔鏡下手術の適応

当院では、がんを完全に取って治癒させること（根治性）を追求する姿勢を第一義としています。そこで、現在は、信頼性の高い臨床試験の結果を受け（75ページ参照）、がんの因子から、開腹手術か腹腔鏡下手術かの手術アプローチ方法を選択しています。

そのため、手術前の診断は非常に重要と考えており、当院では大腸CT（CTコロノグラフィー）検査による精度の高い術前診断を行っています（34ページ参照）。

直腸S状部・上部直腸がん（56ページ参照）でも結腸がんと同様、がんが腸管の壁を越えて

肛門を残せる低位前方切除術

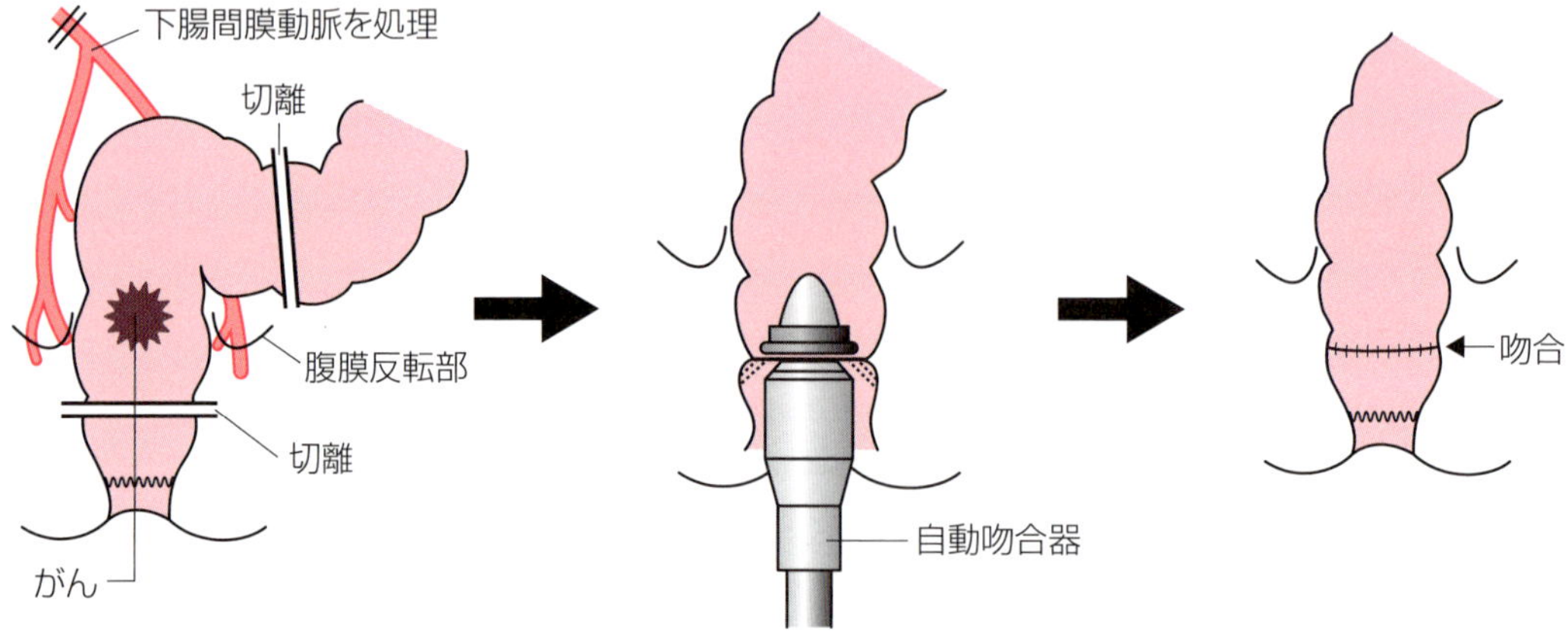

血管を処理してがんのある部分の直腸を切除する

残った直腸と結腸を自動吻合器を用いてつなぎ合わせる

吻合終了。肛門を残すので肛門からの排便ができる

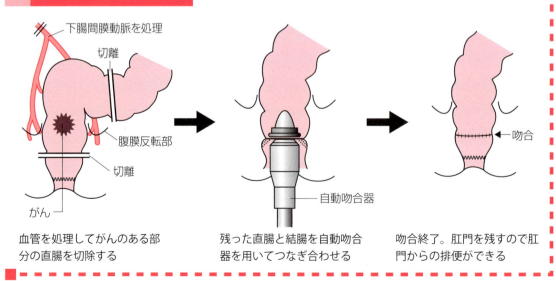

浸潤しているもの（cＴ4）、リンパ節転移が高度なもの（cＮ2）では開腹手術を選択する一方で、早期がんや前述以外の進行がん（cＴ2、cＴ3で、リンパ節転移が高度ではないもの）には、腹腔鏡下手術を選択しています。

切除範囲とリンパ節郭清

がんが肛門からある程度離れている直腸Ｓ状部や上部直腸では、リンパ節郭清を伴う腸管切除、吻合*を行います（前ページ図）。肛門は残るので、手術後も肛門から排便ができます。腸をつないだ部位と腹膜反転部の位置により、高位前方切除術と低位前方切除術に区別されます。

直腸Ｓ状部・上部直腸がんのリンパ節転移は支配動脈（下腸間膜動脈）に沿って進展することから、支配動脈領域のリンパ節郭清を行います。口側の腸管は、結腸がんと同様に口側10㎝の腸管を切離しますが、肛門側は3㎝以上の腸管を切除範囲とし、郭清したリンパ節とともにひとかたまりとして摘出します。

（志田大／大腸外科）

＊吻合：腸管の端どうしをつなぎ合わせること

治療後の合併症と経過観察

●治療後の主な合併症

・縫合不全：腸と腸のつなぎ目がうまくつながらない状態で、腹膜炎をおこします。主な症状は、寒気を伴う38℃を超える発熱、脈が速くなる、腹部の痛みの増悪、おなかの中に入れたドレーンから出てくる液体の色や量の急な変化、などです。

縫合不全は、一般的には術後3～10日目に明らかになることが多いとされています。縫合不全がおこった場合、再手術が必要になることがあります。

・出血：手術終了後に、おなかの中に出血する腹腔内出血と、腸と腸のつなぎ目から出血し肛門から下血がみられる吻合部出血があります。後者は内視鏡で止血することが可能な場合も多いですが、前者は再手術が必要になることがあります。

・腸閉塞（イレウス）：手術後には、一時的に腸の動きがまひして腸は動かなくなります。腸の動きのまひが続くとおこるのが腸閉塞であり、しばしばおこる合併症です。

大きな手術になるほど腸の動きの回復は遅れるとされ、腸閉塞が長びくようならば、胃管やイレウス管を鼻から挿入して治療します。通常、時間の経過とともに回復しますが、よくならない場合には再手術が必要になることがあります。

・急性肺血栓塞栓症：肺の大きな血管に血栓が詰まる状態のことです。頻度は低いのですが、発症した場合は命にかかわります。予防対策が重要であり、当院では、手術前の採血を行ってD-dimer値（体内のどこかに血栓ができているかどうかを示す値）を測定し、基準値を超えていれば下肢エコー検査で静脈血栓の有無を確認しています。手術後は早期に離床することも大切です。

・せん妄：高齢者では、手術後、自分が誰なのか、どこにいるのかわからなくなることがあります。手術がきっかけでおこる精神障害で、錯乱、幻覚、妄想状態をおこし、数日間続いたあと、次第に落ち着いていくという経過をたどります。

●治療完了後の経過観察

ステージⅠ～Ⅲでは、手術後５年間は再発のリスクがあり、半年ごとの胸腹部ＣＴおよび採血（腫瘍マーカー検査）、数年ごとの大腸内視鏡検査を行います。

再発した場合には、その時点で、ベストと思われる治療（手術、化学療法）を行います。大腸がんの場合、手術後５年経過して再発の所見が一度もなければ、がんは治ったと考えてよく、術後５年が治癒の一つの目標になります。

手術療法 下部直腸がん

再発率が高く難易度が高い部位

下部直腸がんの手術も、ほかの部位の大腸がんの手術と同様にがんの周囲の腸とリンパ節を切除することが基本になります。しかし、下部直腸には、①肛門管につながっていて人工肛門となる場合がある、②リンパ液の流れが複雑であり、直腸の横の骨盤方向に向かうリンパ節(側方リンパ節)へ転移する可能性がある、といった特徴があり、ほかの部位と比較して再発率が高く、手術が難しくなります。がんの進行度や、がんと肛門管の位置関係により、以下の手術を選択します。下部進行直腸がんでは、これに側方リンパ節の切除を追加するのが標準治療です。

●低位前方切除術

当科においては、がんから肛門管までの距離に余裕がある場合に選択されます。がん切除後

周辺の筋肉や神経

下部直腸は狭い骨盤内にあって骨盤内の筋肉や神経叢に隣接し、手術の難易度が高い。

●直腸周辺の筋肉

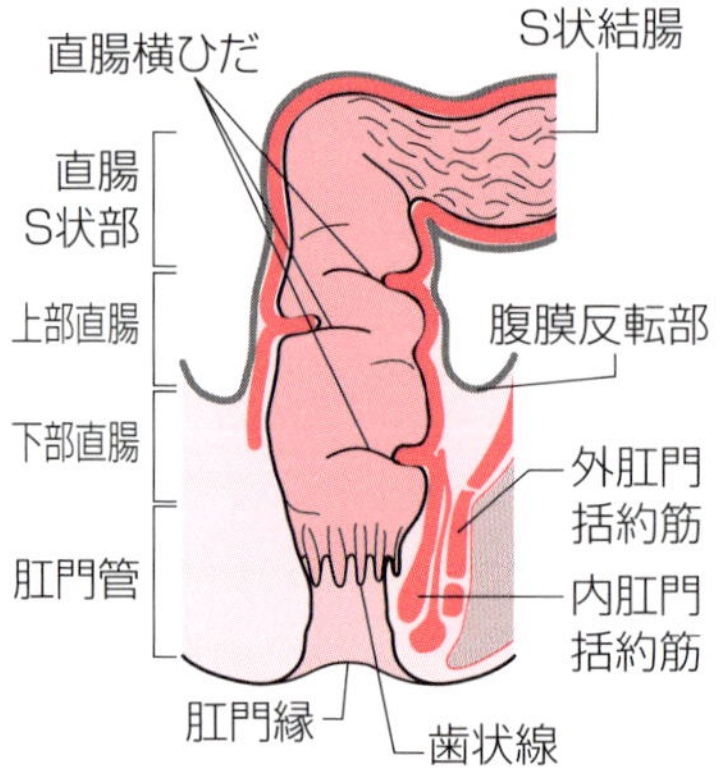

●直腸周辺の神経

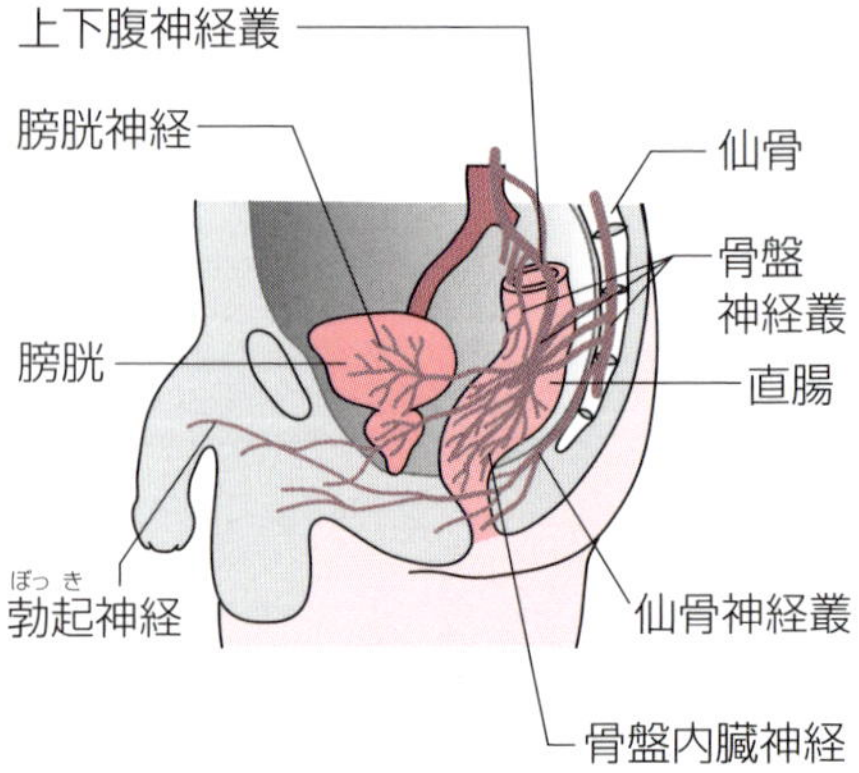

直腸切断術と括約筋間直腸切除術（ISR）

●括約筋間直腸切除術（ISR）

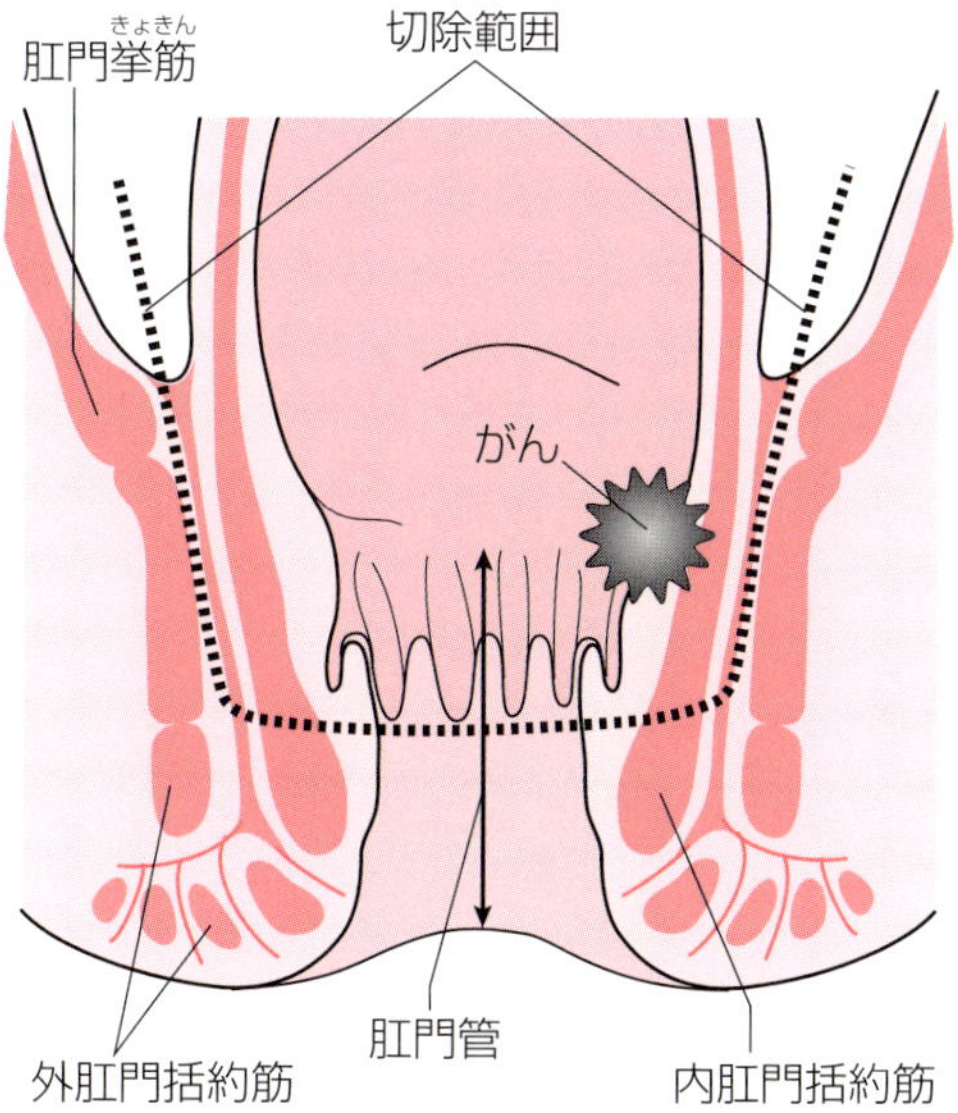

内肛門括約筋への浸潤がわずかな場合、外肛門括約筋を残して肛門を温存し、がん切除後の結腸を、残した肛門管とつなぎ合わせる

●直腸切断術

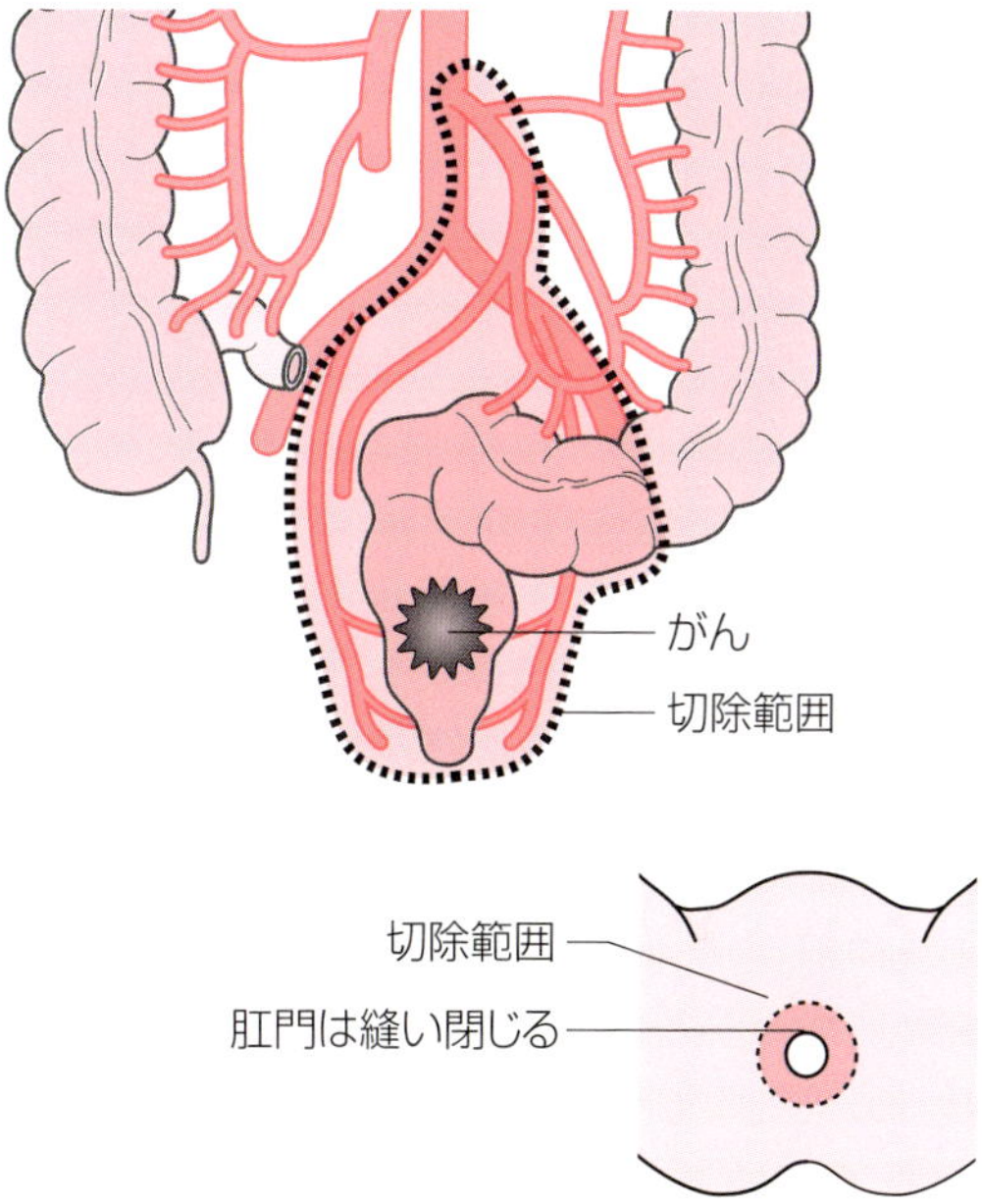

肛門ごと直腸をすべて切除し、肛門部は縫い閉じる。腹部に人工肛門を造設する

のつなぎ目が肛門に近接する場合は、ほかの場所の大腸がんの手術と比べて縫合不全の確率が高くなるため、一時的な人工肛門を造る場合があります。一時的な人工肛門は術後3～6カ月して、つなぎ目が安定し縫合不全がないことを確認してから手術により閉鎖され、本来の肛門から便が出るようになります（87ページ図参照）。

●直腸切断術

肛門ごと直腸を切除して、お尻の創は縫い閉じてしまう手術です。がんが肛門管に浸潤している場合、また、肛門管に浸潤していなくても悪性度が高いがんの場合に選択されます。当科においては、ほかの肛門温存手術ではがんが残る可能性が高い場合に選択しています。

●括約筋間直腸切除術（ＩＳＲ）

がんの肛門側の切除範囲を確保しつつ、肛門と排便機能をある程度残すことができる、究極の肛門温存手術といわれる手術です。当科でも人工肛門を回避して術後の生活の質を上げるために積極的に導入しています。

機能温存を目指すが進行度によっては障害も

下部直腸は狭い骨盤内に存在し、膀胱や前立腺といった泌尿器や、子宮・膣といった生殖器、また骨盤の筋肉に近接しています（55、82ページ参照）。そのため、これらの臓器へがんが浸潤しやすく、場合によっては手術前に化学療法や放射線療法を行って腫瘍の縮小を図ったあとに手術を行うこともあります。

　骨盤神経叢《そう》と呼ばれる自律神経が下部直腸の左右にあり、排尿機能と性機能をつかさどっています。この神経は手術中に切除する直腸から分離しますが、がんの進行度によっては切除する必要があります。そのため下部直腸がんの術後には排便障害のほかに、排尿機能障害と性機能障害がおこることがあります。

括約筋間直腸切除術により肛門や神経を温存

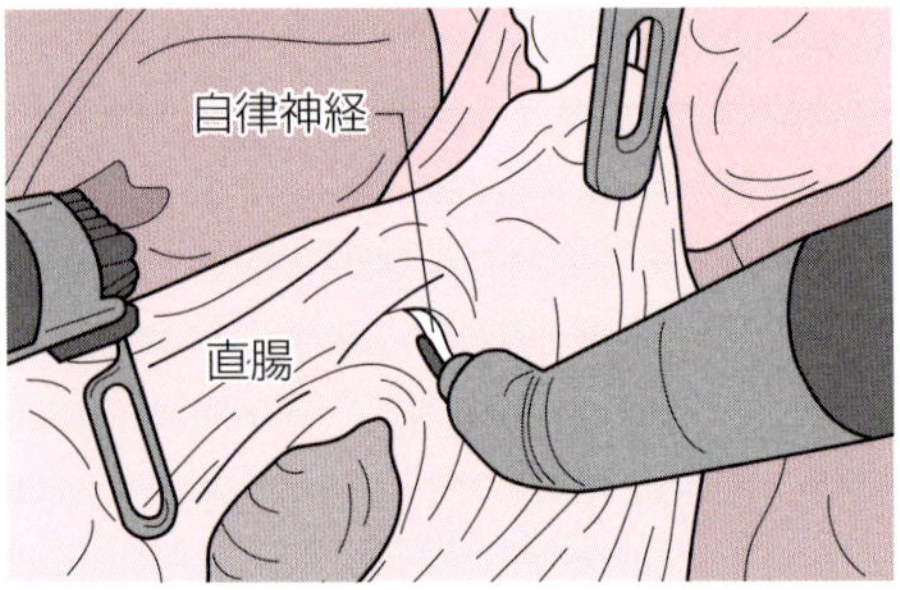

ロボット支援下直腸切除術：神経を温存して機能障害を残さないように手術している

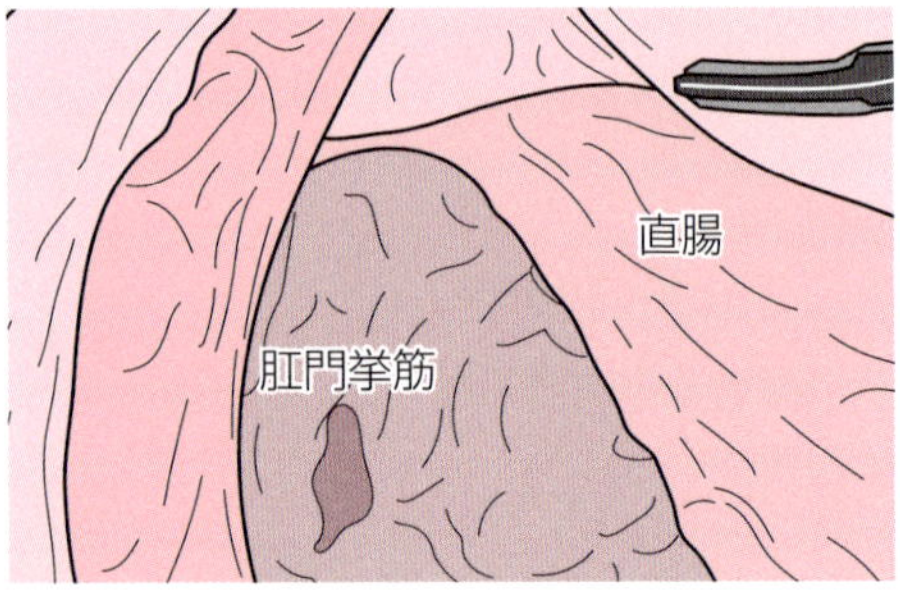

腹腔鏡下直腸切除術：直腸周囲の脂肪をリンパ節ごと完全に取り除いて再発を防ぐ

適切な手術法を提示し患者さんと相談して選択

当院ではがんの進行度と周囲への進展を手術前に評価して、開腹手術、腹腔鏡下手術、ロボット支援下手術のうち適切な手術を患者さんと担当医師が相談して選びます。開腹手術は従来から行われているオーソドックスな手術ですが、創が大きく骨盤の奥が見えにくいという特徴もあります。

　腹腔鏡下手術は比較的新しい手術であり狭い骨盤内にカメラを入れて臓器を拡大して見ることができる反面、大きな腫瘍に対しては不得手な面があります。

　ロボット支援下手術は最新の手術であり長期的なデータは明らかではなく、大腸がんに対しては現在のところ保険適用になっていません。ただし、機器の先端が細かく動き、繊細な操作ができるため、術後の後遺症などを減らす可能性があり、当院でも積極的に導入しています。

　いずれの手術を選ぶにせよ、がんの状態を踏まえて担当医と十分に相談することが必要となります。

　なお、治療後の合併症、経過観察については81ページを参照してください。

（塚本俊輔／大腸外科）

チーム医療ERAS

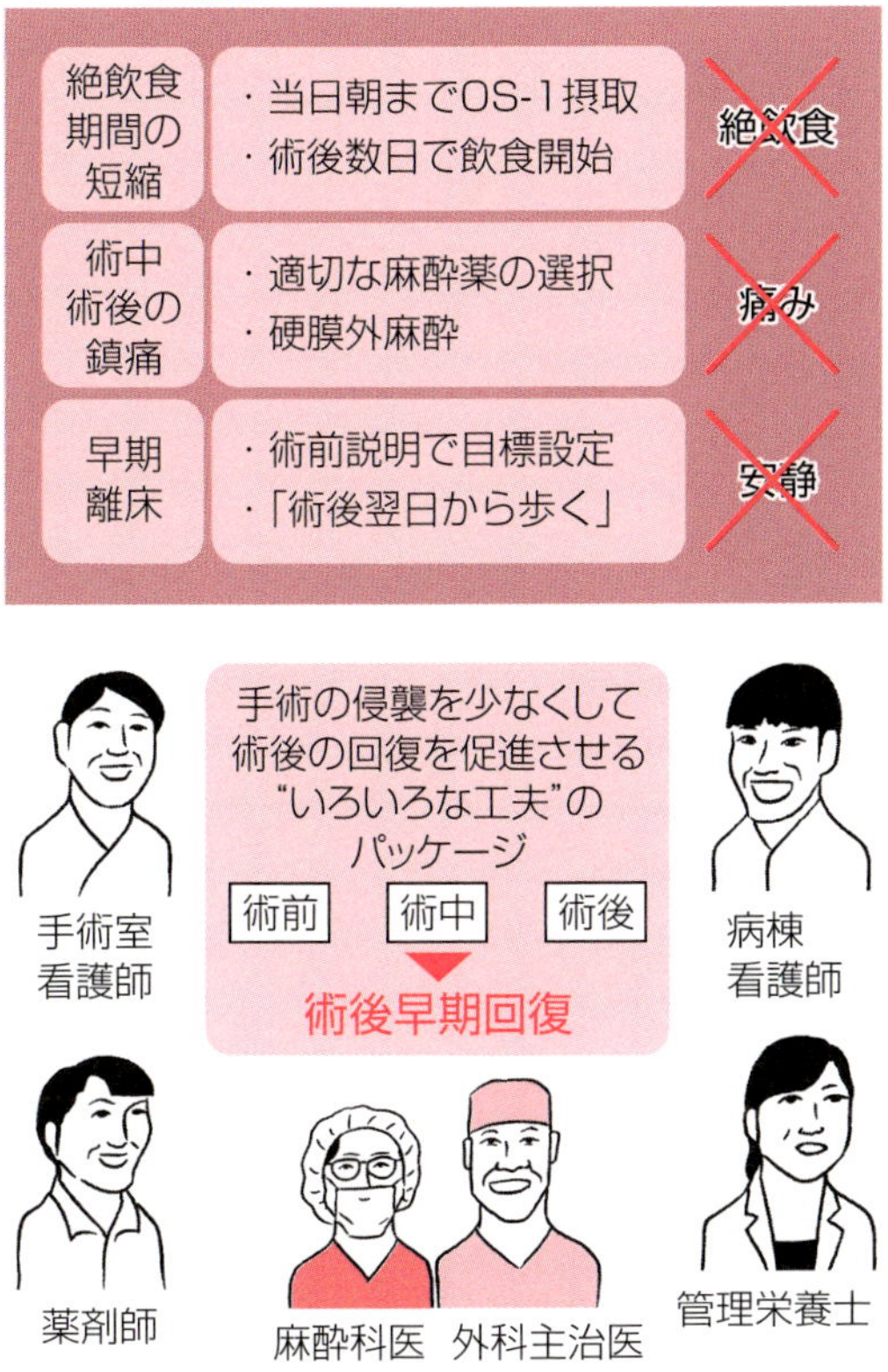

絶飲食期間の短縮	・当日朝までOS-1摂取 ・術後数日で飲食開始	絶飲食 ✕
術中術後の鎮痛	・適切な麻酔薬の選択 ・硬膜外麻酔	痛み ✕
早期離床	・術前説明で目標設定 ・「術後翌日から歩く」	安静 ✕

手術前・手術中・手術後の工夫 ＥＲＡＳ（イーラス）：術後回復能力強化プログラム

ＥＲＡＳは、術後の早期回復を大きな目標として、「術前オリエンテーション（入院前・手術前の詳しい入院経過の説明）」「術前の絶飲食期間の短縮（術前経口補水）」「術中の輸液・塩分の過剰投与を避ける」「術中術後の鎮痛・適切な麻酔薬の選択」「術後早期経口摂取再開」「早期離床（手術後は翌日から歩行する）」など、一連の治療の進め方として、ヨーロッパから２００５年に提唱された概念です（上図参照）。

〝さまざまな治療の進め方の工夫のパッケージ〟であり、外科主治医・麻酔科医、看護師、管理栄養士、薬剤師、理学療法士などの専門家集団による〝チーム医療〟で成り立ち、日本でもこの数年の間に急速に広まっています。

術前経口補水として、２０１２年７月に「術前絶飲食ガイドライン」が日本麻酔科学会より公表されたことを受け、当院では、手術３時間前まで経口補水液ＯＳ－１（株式会社大塚製薬工場）を摂取してもらい、手術当日まで点滴なしで過ごすことが可能です。さらに、２０１６年に「患者サポート研究開発センター（周術期サポート）」を開設し、安心して手術が受けられるよう医師・看護師・薬剤師・栄養士・理学療法士からなる周術期管理チームがサポートを行っています。

なお、当院でのＥＲＡＳの取り組みは、理想的なチーム医療として、雑誌（月刊ナーシング Vol.34 No.8 2014.7 学研メディカル秀潤社）にも「国立がん研究センター中央病院　大腸外科手術を受ける患者に早期回復を促すＥＲＡＳを導入」と紹介されています。

（志田大／大腸外科）

ストーマ（人工肛門）造設

●日常生活に欠かせないストーマは患者さんのQOLを左右する

ストーマ（人工肛門）は、腹壁に造られた排《はい》泄《せつ》口のことで、大腸がんの患者さんでは、直腸がんの手術によって直腸と肛門を切除した場合に、必要となります。消化管（腸管）を腹壁に引き出して、管の内側を折り返し、皮膚に固定して造られ、その外見や形状は人によってさまざまです。

　日常生活に欠かせない排泄と直結するストーマは、手術を受けた患者さんのQOL（Quality of life：生活の質）を大きく左右するため、本人が無理なく管理しやすい人工肛門の造設を心がけなければならないと考えています。当院では、手術前に、ストーマ造設予定の患者さんに対しては、あらかじめ、担当医や看護師からストーマ造設の必要性や、ストーマ装具やケア、日常生活における注意点などについての説明を行っています。

●ストーマ造設の臓器や部位、方法―結腸か回腸か、単孔式か双孔式か

　ストーマを造設する部位・臓器としては、回腸（小腸の一部で末端は盲腸につながる）、結腸の2つがあります。回腸に造るストーマは、便の性状が泥状～水様で、便に消化酵素が多く含まれているため、便が皮膚に接触すると皮膚障害をおこすことがあります。一方、結腸に造るストーマの場合は、便の性状は有形で、肛門に近ければ近いほど、便の水分量が少なくなります。

　手術により肛門側の腸管を完全に切離した場合は、孔が一つの単孔式ストーマで、通常は永久ストーマです。また、便を遮断する目的でつくるストーマの場合は、孔が2つある双孔式ストーマです（次ページ図）。双孔式ストーマの場合は、将来的にはストーマを閉じて本来の肛門から排泄できるようになる可能性があります。

　こうしたストーマを造設する部位、臓器、形式については、できるだけ具体的なイメージをいだいてもらえるように説明文書およびビデオを用いるなどの工夫をしています。

ストーマ造設の手順

●双孔式の場合

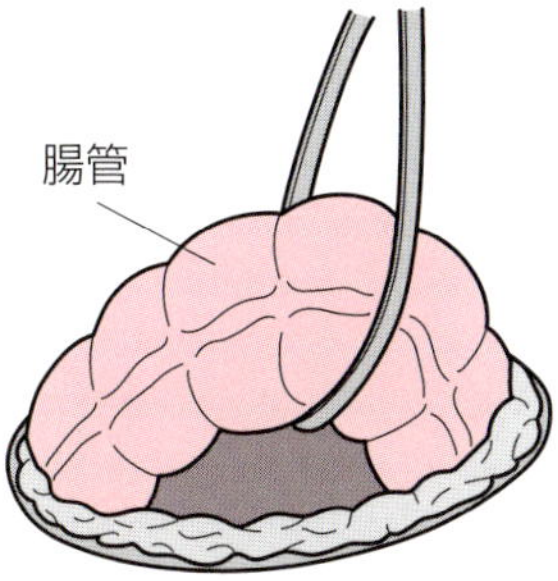

がんの摘出手術後、ストーマの予定位置を2㎝ほど開いて腸管を腹腔内から引き出す

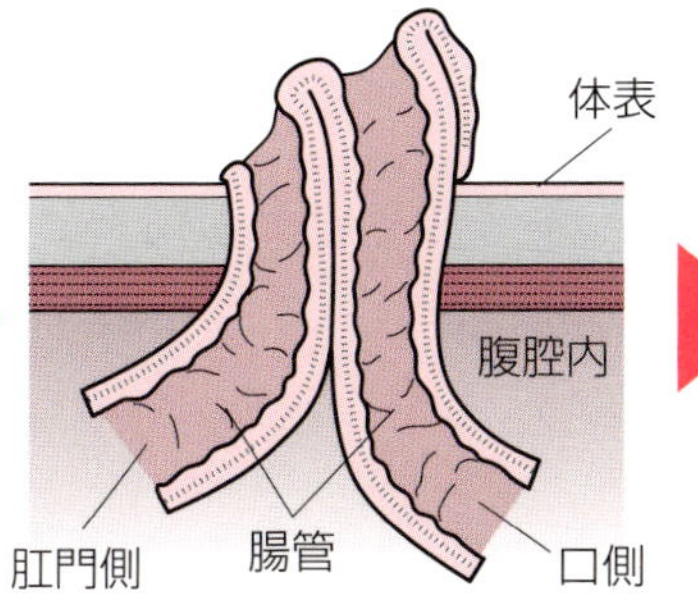

引き上げた腸管を開孔して皮膚に固定した断面図。図の右側が頭側で腸管の口側、左側が肛門側になる

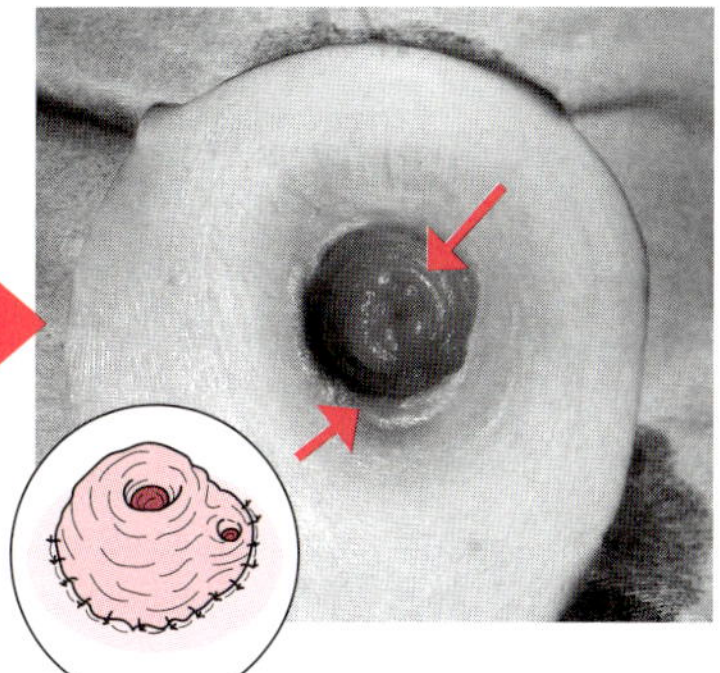

完成したストーマ。上矢印が腸管の口側で、皮膚から約2㎝突出し、ここから腸液（便）が流出する。下矢印が肛門側で、皮膚レベルで開孔しているため、孔が見えない

●単孔式の場合

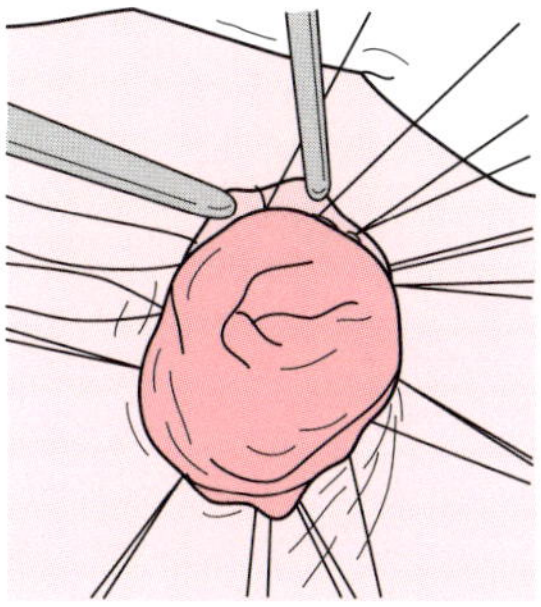

がんの摘出手術後、ストーマの予定位置から残った口側の腸管を引き出し、腹壁に固定して端を反転させ、皮膚に固定する

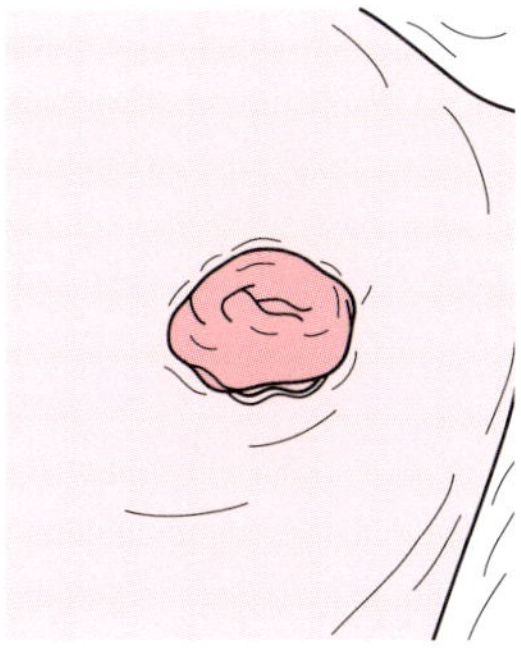

完成したストーマ。孔は中央の１カ所のみ

■術前ストーマサイトマーキング

①左右肋骨弓《ろっこつきゅう》、予定正中切開ライン、へそのライン、ベルトのライン、腹直筋のライン、上前腸骨棘《こっきょく》をマジックペンでマーキングする。
②マーキングディスク（位置決めのため腹部に当てる直径6㎝前後のディスク状の道具）を用い、腹直筋を含む瘢痕《はんこん》、しわのない位置を探してストーマ造設部位の候補を決める。
③本人が見ることができ、処置しやすい位置を選ぶ。
④肥満の場合は姿勢による変化も生じるので、必ず仰《ぎょう》臥《が》位（あおむけ）だけでなく立位でもマーキングサイトを確認する。

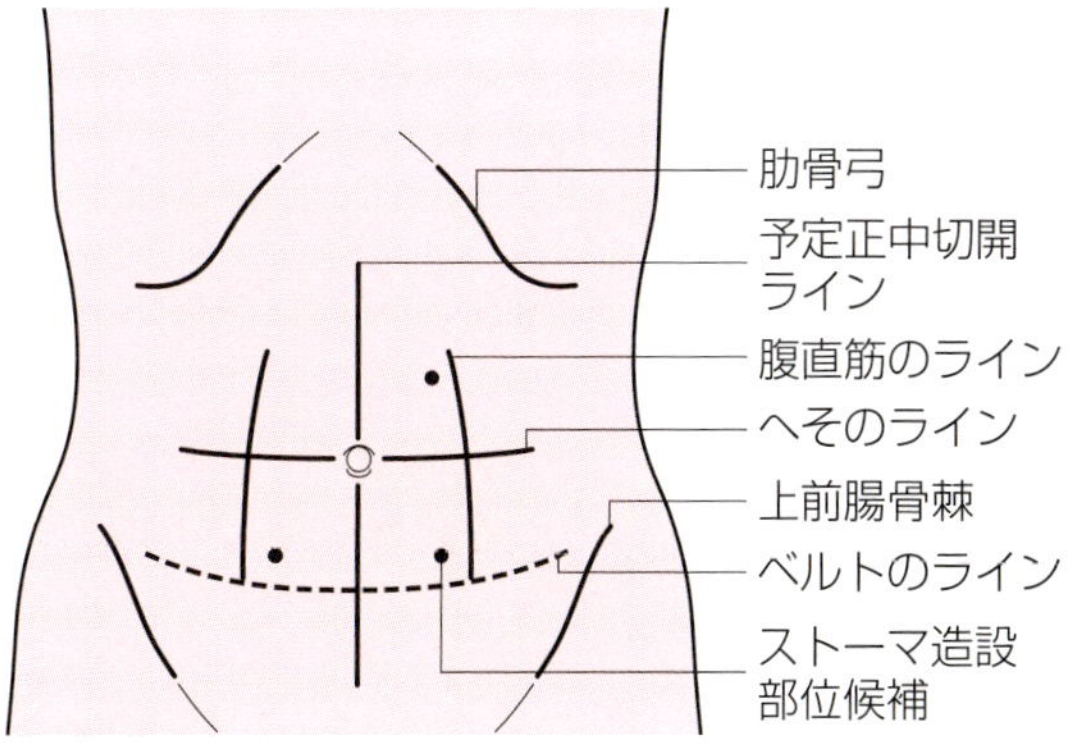

●造設術前から始まるケア 造設後1年は定期的な受診が必要

我々は、ストーマ管理のしやすさは術前から始まっていると考えています。ストーマサイトマーキングに際しては、専門看護師（当院ではWOCナース*と称する）と担当医が、患者さんの体形その他の条件を考慮し、本人にとって最も適切な位置を決めます（87ページ図参照）。

手術直後のストーマのケアは、手術終了後、直ちに開始します。患者さんへの指導のポイントとして、ストーマ装具を愛護的に剥がすためにリムーバーを使うこと、また、手術直後はストーマがむくんでいて、大きく見えたりすることが多々あり、ささいな刺激で損傷しやすい状況にあるので、面板のカットホールは大きめにして装具を貼ること、などに注意を促すようにしています。手術翌日にストーマケアを行う際は、ストーマのサイズ（縦×横×高さ）を測定するだけでなく、必ず写真撮影し、記録に留めるようにしています。むくみは、数週間で改善し、本来の大きさに戻るので、この時期に、各患者さんのサイズに合った装具を決めます。

ストーマ周囲の炎症所見が落ち着き、ストーマの装具が決まり、退院日程が決定した段階で、退院後の外来受診日に合わせた日程でストーマ専門外来の予約をとることにしています。

全身状態の変化で体形が変わったり、ストーマ周囲の状況が変わったりすることがあります。その対応のため、術後約1年間は数カ月おきにストーマ専門外来を受診し、それ以外のタイミングで何らかのトラブルが生じた際は、外来予定日を早めて受診することも可能です。

●腹腔鏡下手術やロボット支援下手術では腹腔鏡ポートを利用

通常開腹で行われるストーマ造設ですが、近年は腹腔鏡下で行われるようになってきています。腹腔鏡下では、位置に配慮するとストーマ孔以外に開腹創を必要とせず、装具装着部位に制限が少なくなることや、ストーマ孔から腹腔鏡を挿入し、腹腔内の癒着や病期診断（主に腹膜播種の有無）があわせて行えるといった利点が挙げられ、より低侵襲であるとされています。

当院でも腹腔鏡下手術やロボット支援下手術で直腸がん手術を行う際に同時作成するストーマは、腹腔鏡の孔（ポート）を利用して造設するように心がけています。

●装具2タイプの使い分けのポイント

装具には、皮膚保護剤と袋が一体になったワンピースタイプのものと、袋の部分が着脱でき

＊WOCナース：創傷（Wound）、ストーマ（Ostomy）、失禁（Continence）にかかわる専門の知識や技術を有する看護師。

ストーマ装具

パウチ（ストーマ袋）

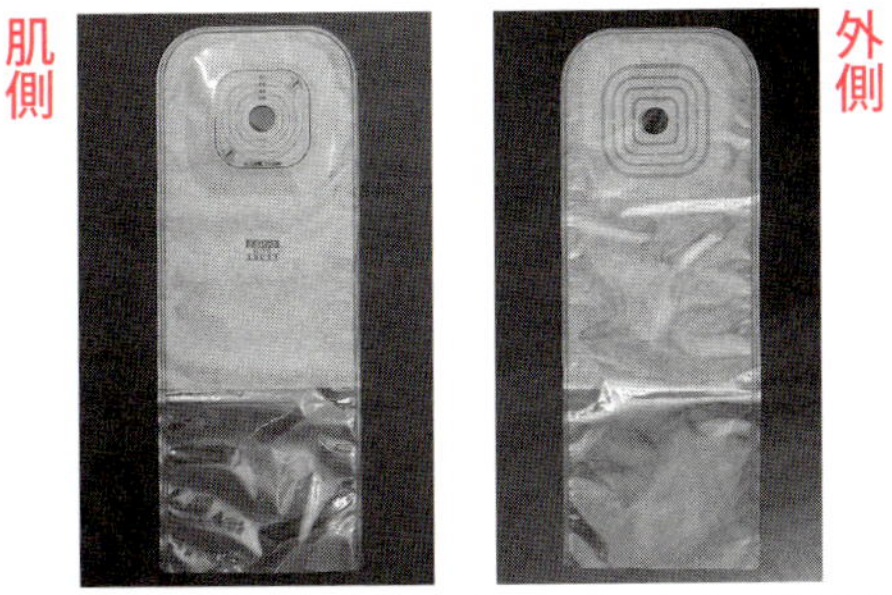

手術直後に装着するワンピースタイプ。外側が透明な袋のためストーマの状態を確認しやすい

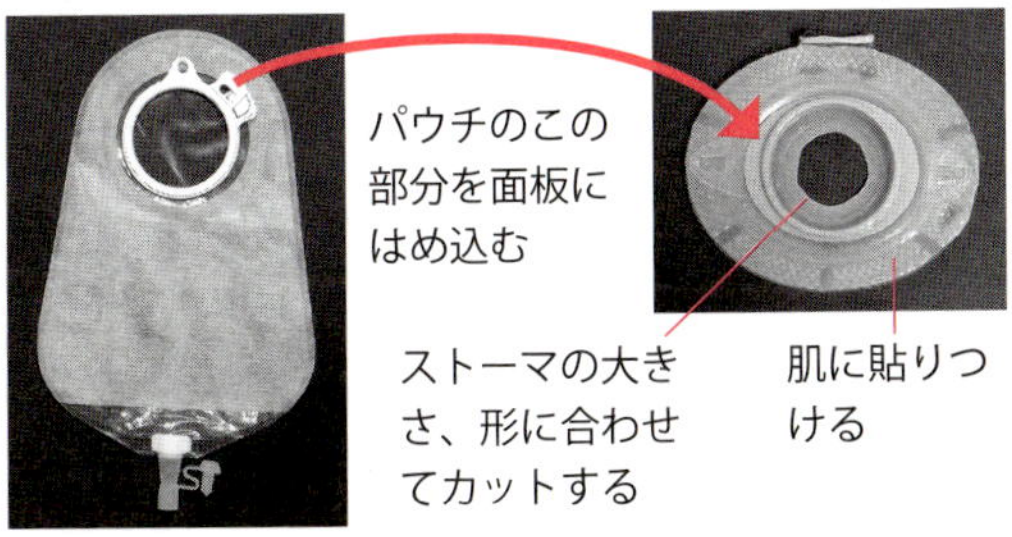

手術後3～4日から使用するツーピースタイプ

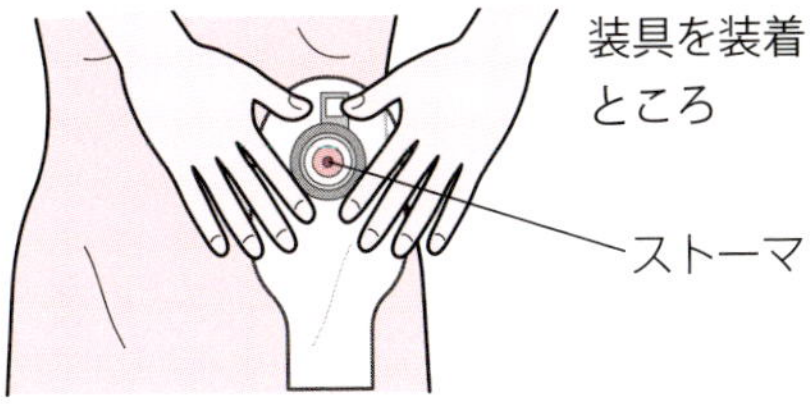

るツーピースタイプのものがあります。当院では、手術直後は下部開放型・オープンエンドワンピースタイプを選択しています。ストーマ交換の際は、パウチ（ストーマ袋）と面板（皮膚保護剤）を一緒に剥離・装着できるのがその理由です。操作が簡単、軽い、軟らかい、薄いなどから、違和感が少なく、腹壁になじみやすいことなどがメリットとして挙げられます。実際にストーマ交換を行う患者さんからも、ストーマ局所への処置が簡単で、交換時の痛みが少ないとの評価を得ています。

一方のツーピースタイプは、一般的にパウチ装着時に腹圧が必要なため、創痛が落ち着く術後の安定期になってから導入しています。ツーピースタイプは、パウチと面板が分離しており、パウチのみが交換できる利点があります。したがって、患者さんのライフスタイルに合わせたパウチの選択が可能であるというメリットがあります。

社会復帰後は、特にストーマ周囲の皮膚ケアに注意を払っています。肌に優しいケアを行い、皮膚のただれ（スキントラブル）を引きおこさないように、患者さん自身が注意すべき具体的なポイントを指導しています（左表）。

当院では、執刀医の外来日に合わせて、ストーマケア専門ナースが外来を併設し随時相談、ケアを実施し、患者さんの悩みやトラブルに対応できるようにしています。

（落合大樹／大腸外科）

■ストーマ周囲の皮膚ケアのポイント

- 面板交換時には、剥離剤（リムーバー）を使用する
- 装具を剥がすときは、ゆっくりとていねいに剥がす
- ストーマの皮膚は優しく洗う
- ストーマ装具を貼ったあとに、装具が皮膚に密着するよう、上からしっかりと押さえる
- ストーマ周囲の皮膚にシワやくぼみがあったり、ストーマが陥没している場合は、医師や看護師にストーマケア方法を相談する

ステージⅡ～Ⅲの大腸がん

術後補助化学療法

ステージⅡに対する術後補助化学療法

手術後に、目に見えないくらい微小ながんの存在を根絶するために行われるのが術後補助化学療法です。一般的に、ステージⅡの大腸がんに対する術後補助化学療法の有効性は示されておらず、すべての症例に適応することは妥当でないとされ、手術単独が標準治療として推奨されています。

●再発リスクの高い症例がある

海外の大規模な臨床試験では、ステージⅡの大腸がんに対して、標準治療（手術単独）を行った場合の5年生存率は約85％とされています。

また、日本ではステージⅡ大腸がんの手術後、1年間のテガフール・ウラシル配合（ＵＦＴ）による術後補助化学療法の効果についてＳＡＣＵＲＡ試験が施行されています。これは、経過観察とする群と術後1年間ＵＦＴを投与する群の、5年生存率を比較したもので、それぞれ94・3％と94・5％と、ＵＦＴの有効性は証明されませんでした。

しかし、ステージⅡの大腸がんのなかでも再発のリスクが高いとされる条件がいくつかあることがわかっています。

・切除したリンパ節個数12個未満
・がんが臓側腹膜を貫通しているか、ほかの臓器や組織に浸潤している（深達度Ｔ4症例）
・腸閉塞や穿孔を伴っている
・組織型が低分化腺がん／印環《いんかん》細胞がん／粘液がん
・手術後の切除組織の病理検査においてがん細胞の脈管侵襲（血管やリンパ管への浸潤）、傍《ぼう》神経浸潤が認められる
・術前腫瘍マーカーＣＥＡが高値

このような条件のなかでも、がんが近接した臓器に浸潤しているＴ4症例では、特に再発の

ステージⅡ〜Ⅲに対する国がん中央病院の治療の流れ

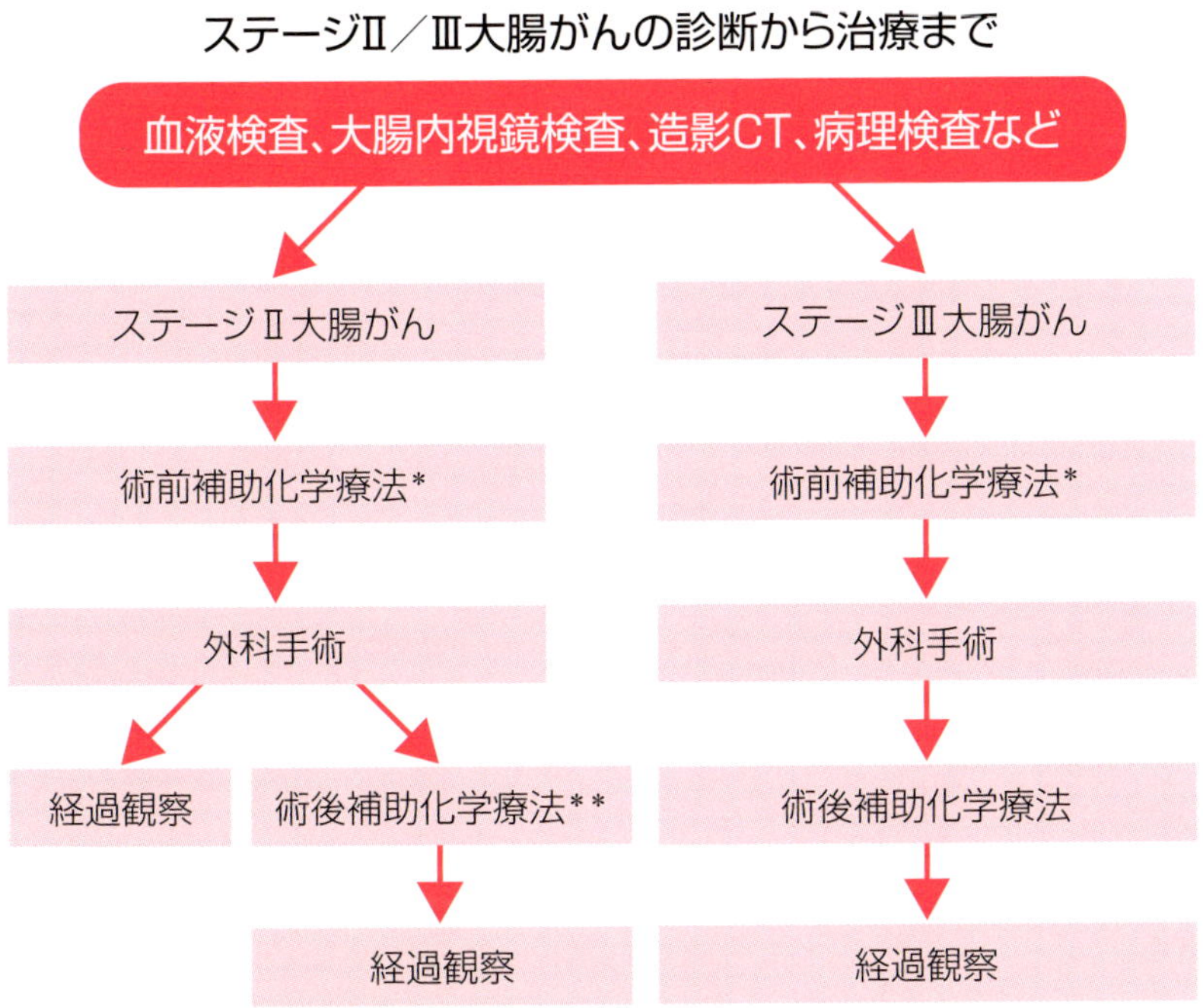

＊腫瘍が他臓器に浸潤するなどの場合において検討
＊＊再発高リスク症例において検討

リスクが高いと考えられています。そのような患者さんに対して、化学療法による再発予防効果について国内外で研究が進んでいます。

海外からの報告ですが、ステージⅡのＴ４の患者さんとステージⅢａの患者さんの５年生存率を比較したところ、ステージⅡＴ４では72・2％、ステージⅢａでは83・4％と、ステージⅡＴ４の患者さんのほうが予後が悪かったという結果が出ています。

標準治療に従い、当院でも通常は手術単独で経過観察とすることが多くなっていますが、後述する欧米で施行されたＭＯＳＡＩＣ試験を参考に、高リスクの患者さんに限定して術後補助化学療法を検討する場合があります。

●患者さんと相談して行う術後の化学療法

ＭＯＳＡＩＣ試験は、ステージⅡ／Ⅲの手術後の化学療法として、５‐ＦＵ／ＬＶ（５‐ＦＵ：フルオロウラシル／ＬＶ＝ロイコボリン：ホリナートカルシウム）を投与した場合と、それにオキサリプラチンを加えた場合を比較し、上乗せ効果を検証したものです。その結果、ステージⅢではオキサリプラチンの上乗せ効果が認められています。

一方、ステージⅡでは、全体としては明らかな差が認められませんでしたが、ハイリスクの患者さんに限って比較してみると、オキサリプラチンを加えたほうが、改善傾向があるとの結果が示されました。

右記のデータはサブグループ解析（一部のハイリスク群のグループに限って再分析した結

果）であるため、有用性は、さらなる臨床試験による検証が必要ですが、当院ではステージⅡのT4を中心とした再発のリスクが高い患者さんに対しては、相談のうえ、オキサリプラチンを併用した術後補助化学療法を行うことがあります。

治療内容としては、手術後4～8週間で開始し、治療期間は6カ月です。欧米では、上述のとおりオキサリプラチン（OXaliplatin）にレボホリナートカルシウム（FOLinic acid）とフルオロウラシル（Fluorouracil）を併用したFOLFOX療法のほか、オキサリプラチンにカペシタビン（Capecitabine）を併用するCapeOX療法の有効性が示されており、当院でもオキサリプラチンを使用した組み合わせ（レジメン）で治療を行っています。

ステージⅢに対する術後補助化学療法

ステージⅢ大腸がんの標準的な治療としては、手術で原発巣およびリンパ節郭清を行ったのちに、6カ月間の術後補助化学療法を行うことが推奨されています。この際に行う術後補助化学療法として、どのような抗がん薬を用いた化学療法が最も有効なのか、日本や欧米でさまざまな臨床試験が行われ検証が進められてきました。

それらの結果をふまえ、欧米では前述のFOLFOX療法またはCapeOX療法がステージⅢ大腸がんの術後補助化学療法の標準治療となっています。

日本においては、後述するようにステージⅢのうち、リンパ節転移個数が少ない場合はカペシタビン、もしくは5‐FU／LV、UFT／LVが、リンパ節転移個数が多いなど再発リスクが高い場合は、欧米と同様にFOLFOX療法またはCapeOX療法が標準治療とされています。

●日本における抗がん薬投与の考え方

日本と欧米では、手術成績や患者の背景も異なるため、欧米での臨床研究の結果をそのまま採用するには慎重な判断が必要とされます。当院ではステージⅢ大腸がんの術後補助化学療法として、全例にオキサリプラチンを併用する必要はないと考えて、ステージⅢaなどリンパ節転移個数の少ない場合には、通常オキサリプラチンは用いていません。

一方、ステージⅢbなど、ステージⅢの一部で再発リスクが高いと考えられる場合は、術後補助化学療法としてオキサリプラチンを上乗せしたFOLFOX療法もしくはCapeOX療法を行っています。ただし、それぞれの治療

ステージⅡ／Ⅲ大腸がんの治療法

ステージⅡ/Ⅲ大腸がんの術前補助化学療法

↓

症例ごとにカンファレンスで相談し決定

ステージⅡ大腸がんの術後補助化学療法

↓

再発高リスクの場合

FOLFOX療法（オキサリプラチンにレボホリナートカルシウムとフルオロウラシルを併用）、CapeOX療法（オキサリプラチンにカペシタビンを併用）のいずれかを6カ月間

ステージⅢ大腸がんの術後補助化学療法

↓

通常：カペシタビン単剤を6カ月間
再発高リスクの場合：FOLFOX療法、CapeOX療法のいずれかを6カ月間

法には、効果だけでなく、投与方法やスケジュール、一部の副作用の現れ方に違いがあるなど、メリット・デメリットの両面があるため、それをきちんと説明したうえで、患者さんと相談し適切な方法を選択するようにしています。

さらに、最近、オキサリプラチンを併用する大腸がん術後補助化学療法の治療期間について検証がなされました。本療法の標準治療期間は6カ月間ですが、それを3カ月間に短縮した場合の治療成績の比較を目的としたIDEA試験が全世界で行われました。

この試験は、エビデンスレベルの高いランダム化比較試験であり、全体解析ではオキサリプラチンをベースとした6カ月間投与に対して、3カ月間投与の同等性（非劣性）はわずかに下回っていました。ただし、その差はわずかであるため、3カ月で十分だとの意見と、6カ月必要であるとの意見とで見解が分かれています。

当院では治療期間は6カ月を基本としていますが、副作用の出現状態によっては、患者さんの負担を考慮し、無理をしてオキサリプラチンを3カ月以上継続しなくてもよいと考え、患者さんの状況に合わせ、終了期間を決めています。

特殊な病態のステージⅡ／Ⅲに対する術前補助化学療法

ステージⅡ／Ⅲであっても、すでにほかの臓器に浸潤しているなどの理由で外科的な切除が難しい場合があります。腫瘍が縮小すれば外科的な切除が可能となる場合、もしくは腫瘍が縮

小すれば侵襲がより少ない術式へ変更することが期待できる場合は、手術に先んじて化学療法または化学放射線療法を行うことがあります。

しかし、現時点でこのような治療戦略が、生存期間を延ばすという明らかなエビデンスは示されておらず、その適応は慎重に判断する必要があります。

当院では、多職種カンファレンスにて、患者さんごとに十分な検討を行ったうえで治療方針を決定しています。

（本間義崇・伊藤卓彦／消化管内科）

■MOSAIC試験（欧米）

・ステージⅡ/Ⅲの大腸がんの患者さんを対象に、5-FU/LVへのオキサリプラチンの上乗せ効果を検証した。

・5年生存期間の結果

	5-FU/LV+オキサリプラチン	5-FU/LV	
ステージⅡ	83.7%	79.9%	明らかな差は認められなかった
ステージⅢ	66.4%	58.9%	上乗せ効果が認められた

	5-FU/LV+オキサリプラチン	5-FU/LV	
ステージⅡ ハイリスク群	82.3%	74.6%	良好な改善傾向が認められた

■X-ACT試験（欧米）

・ステージⅢの大腸がんの患者さんを対象に、標準治療として確立していた5-FU/LV（注射で投与）に対し、カペシタビンの効果が劣っていないかどうかを検証した（非劣性試験）。

・3年生存率の結果

	5-FU/LV（注射薬）	カペシタビン	
ステージⅢ	77.6%	81.3%	ほぼ同等の効果が認められた（劣っていない）

■JCOG0205試験（日本臨床腫瘍研究グループ）

・ステージⅢの治癒を目的とした大腸がんの手術後の患者さんを対象として、5-FU/LVに対するUFT/LV（フッ化ピリミジン系経口薬）の効果が劣っていないかどうかを検証した（非劣性試験）。

・5年生存期間（無病生存期間）

	5-FU/LV（注射薬）	UFT/LV（経口薬）	
ステージⅢ	74.3%	73.6%	ほぼ同等の効果が認められた（劣っていない）

■JCOG0910試験（日本臨床腫瘍研究グループ）

・ステージⅢの大腸がんの術後補助化学療法としてのカペシタビンの効果に対して、S-1（フッ化ピリミジン系経口薬）が劣っていないかどうかを検証した（非劣性試験）。

・3年生存率

	カペシタビン	S-1（経口薬）	
ステージⅢ	82.0%	77.9%	S-1が劣っていないとはいえない成績で、S-1の使用は推奨されないことになった

ステージⅣおよび再発転移の大腸がん

化学療法

切除可能なら手術、不能なら化学療法が基本

大腸がんでは、大腸とその周辺のリンパ節以外の臓器に病変の転移が認められる場合に、ステージⅣと判定されます。大腸から遠い臓器への病変の転移は、もともと大腸に発生したがん（原発巣）から、目に見えないくらい微小ながん細胞が血液またはリンパ液にのって全身を巡り、遠隔臓器に運ばれておこるとされています。

また、根治手術によって原発巣の大腸がんを切除したのちに、実は切除しきれなかった目に見えないがん細胞が残っており、その後、増殖を続け、がんを切除した部分の大腸のつなぎ目に病変が現れたり、その他の臓器に転移して病変が現れたものを、再発転移がんと呼びます。

これらステージⅣ、再発転移大腸がんの治療方針については、日本では大腸癌研究会による大腸癌治療ガイドライン（医師用）２０１６年版、海外では欧州臨床腫瘍学会（European Society for Medical Oncology：ＥＳＭＯ）ガイドラインや、全米総合がん情報ネットワーク（National Comprehensive Cancer Network：ＮＣＣＮ）ガイドラインなどによって示されています。地域によって、使用できる治療薬の差こそありますが、本質的には、おおむね同様の治療方針となっています。

つまり、目に見えるすべての病変を切除できる（治癒切除可能）場合は、手術が優先されます。しかし、原発巣または遠隔転移した病変の少なくとも一方が切除できない（治癒切除不能）場合には、手術は行われず、体内に残っているすべてのがんの発育を抑制することを目指して全身化学療法を行います。

●手術でしか症状改善できない例外も

ただし、治癒切除不能な場合でも、例外的に手術を行う場合があります。たとえば、原発巣

ステージⅣ・再発転移大腸がんの治療方針

●ステージⅣの場合

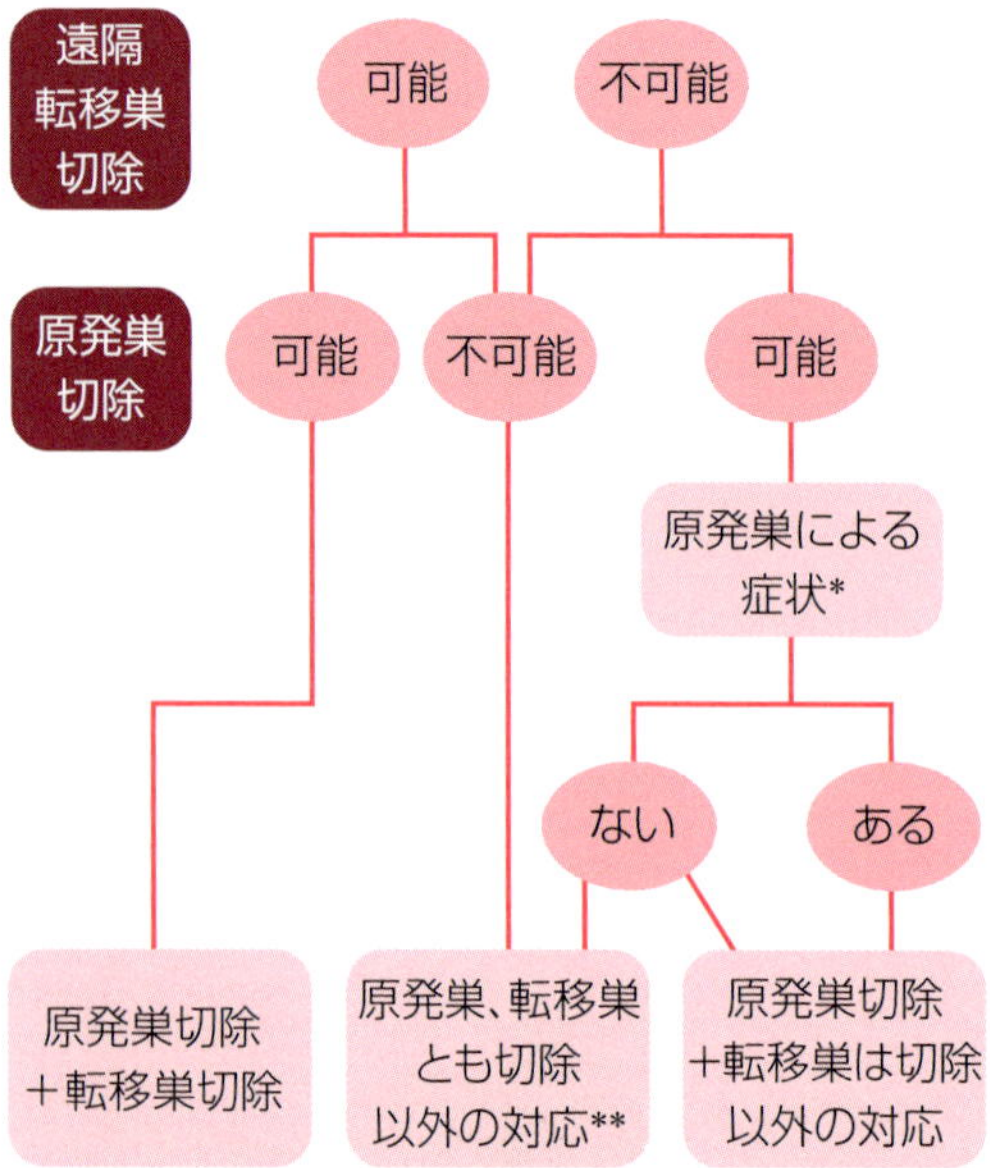

＊大出血、高度貧血、穿通《せんつう》・穿孔、狭窄などによる症状
＊＊原発巣緩和手術、化学療法、放射線療法など

●再発転移の場合

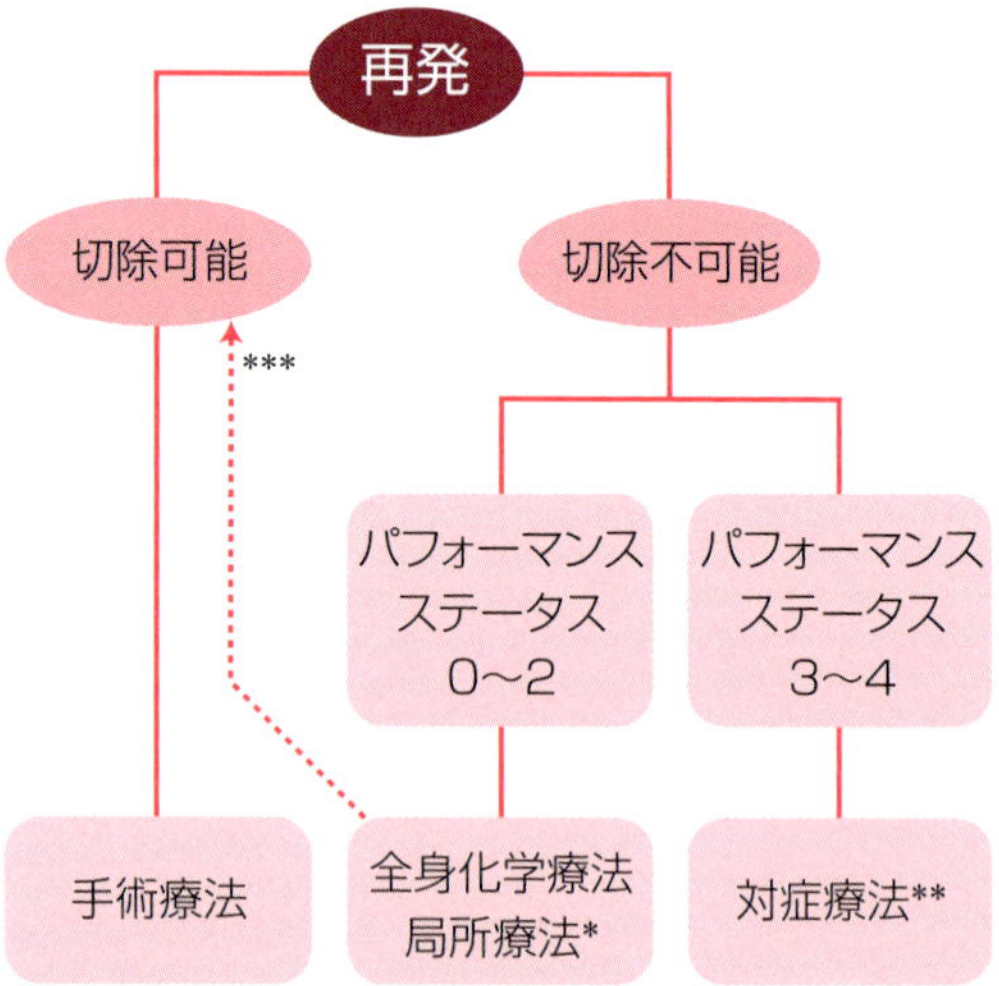

手術療法は原則的に１臓器対象だが、２臓器以上でも切除可能なら考慮する。
＊肝動注療法、熱凝固療法、放射線療法など
＊＊ベストサポーティブケア（緩和的な治療法）
＊＊＊化学療法により切除可能になる場合がある

大腸癌研究会「大腸癌治療ガイドライン（医師用）2016年版」（金原出版）より作成

からの出血により高度の貧血が生じたり、もろくなった原発巣に穴があいたために腹膜に炎症をおこしたり、腸の通りが悪くなったりした場合です。

これらは、手術以外では早急な改善が見込めない症状であり、問題となる腸管の部分の手前に人工肛門を造ったり、狭くなった部分をバイパスしたりするような手術を考慮します。

ステージⅣおよび再発転移大腸がんに対する緩和的化学療法

ステージⅣおよび再発転移大腸がんで行われる化学療法は、治癒（がんをすべて消失させる）を得ることが困難であるため、がんの発育を抑制することを目指して行われます。こうした化学療法を〝緩和的化学療法〟と呼びます。緩和的化学療法は、がんの進行を抑えることで病勢進行に伴う種々の症状を抑え、元気で過ごせる時間を延ばすことを目的とします。

化学療法には、治療を行ったことによってもたらされるメリット（効果）とデメリット（副作用）がありますが、そのメリットとデメリットのバランスは個々の患者さんによって異なります。たとえば、体力が十分にあり、全身状態が比較的良好な患者さんに対して、化学療法を

行った場合、ある程度の副作用はあっても、効果が認められるケースはよくあります。

ところが、同じ治療法であっても、患者さんの体力が十分でない場合は、副作用が強く出現してしまい、治療を行わなかった場合よりも大きなダメージとなり体調を悪化させたり、場合によっては寿命を縮めてしまうこともあります。このような結果が予測される場合には、治療の目的である元気で過ごせる時間を延ばすことが難しくなるため、化学療法をそのまま継続することについて検討する必要があります。

緩和的化学療法の治療期間は長期に及ぶこともあり、治療の選択、継続に際しては、デメリットを上回る効果が期待できるか、むしろ逆効果になることはないかを常に念頭におき、患者さんの状態をよく把握したうえで、患者さんとともに検討していくことが重要です。

一般的には米国東海岸がん臨床研究グループ（Eastern Cooperative Oncology Group：ＥＣＯＧ）のパフォーマンスステータス（Performance Status：ＰＳ）という、全身状態を示すものさし（下表）を用いて評価します。ＰＳ０、１、２までの患者さんが、化学療法の効果が副作用を上回る可能性が高いとされています。

■パフォーマンスステータス

スコア	定義
0	まったく問題なく活動できる 発病前と同じ日常生活が制限なく行える
1	肉体的に激しい活動は制限されるが、歩行可能で、軽作業や座っての作業は行うことができる　例：軽い家事、事務作業
2	歩行可能で自分の身のまわりのことはすべて可能だが作業はできない 日中の50%以上はベッド外で過ごす
3	限られた自分の身のまわりのことしかできない 日中の50%以上をベッドかいすで過ごす
4	まったく動けない 自分の身のまわりのことはまったくできない 完全にベッドかいすで過ごす

Common Toxicity Criteria, Version2.0 Publish Date April 30, 1999
JCOGホームページhttp://www.jcog.jp/より

緩和的化学療法の実際

●薬の組み合わせ方の基本

抗がん薬は、がんの種類によって保険診療で使用できる薬が定められています。また、柱となる薬（キードラッグ）を中心に、それにどのような薬を組み合わせていくかがおおよそ決まっています。そうした組み合わせ方や、用いる順序によって治療効果に差があるのかどうか、どのような組み合わせが最も効果が期待できるかなどが、数多くの臨床研究によって確認されてきています。その結果に基づいて、推奨される標準的な治療法がまとめられているのが、治療ガイドラインです。

当院でも、基本的には、ガイドラインに沿って治療を進めています。以下に、緩和的化学療法の進め方の概略を示します。

①殺細胞性抗がん薬（61ページ参照）

フッ化ピリミジン系薬剤（S-1、カペシタビン、フルオロウラシル）、オキサリプラチン、イリノテカン、トリフルリジン・チピラシル塩酸塩

大腸がんにおいても殺細胞性薬剤が中心的な役割を果たします。フッ化ピリミジン系薬剤を軸に、オキサリプラチンもしくはイリノテカンの併用療法が一次～二次治療として頻用されます。

たとえば、フッ化ピリミジン系薬剤とオキサリプラチン併用療法（SOX／CapeOX／FOLFOX療法）で開始した場合、効果がないと判断されれば二次治療として、フッ化ピリミジン系薬剤とイリノテカン併用療法（FOLFIRI療法）に変更します。同様にフッ化ピリミジン系薬剤とイリノテカン併用療法で開始した場合、効果がないと判断されれば、フッ化ピリミジン系薬剤とオキサリプラチン併用療法に変更します。

オキサリプラチンとイリノテカンは、どちらも効果は同等とされていますが、代表的な副作用が異なります。オキサリプラチンでは末梢《まっしょう》神経障害による四肢のしびれ、イリノテカンでは脱毛、消化器症状が代表的な副作用です。白血球減少は両剤に認められる副作用です。

フッ化ピリミジン系薬剤は主に注射薬であるフルオロウラシルと、経口薬であるS-1あるいはカペシタビンに大別されます。経口薬は、点滴の煩わしさがない一方、副作用が出たときに自分で判断しなければならないなど、それぞれに利点と欠点があります。日常生活のなかでいかに無理なく継続できるか患者さんと十分相談したうえで、どちらが適切か検討し、治療が選択されます。

フルオロウラシルとオキサリプラチン、イリノテカンの3剤を併用した治療（FOLFOXIRI療法）は腫瘍を縮小させる効果は最も強力ですが、副作用も強いため、どのような場面で行うかを慎重に選択する必要があります。B

RAF遺伝子に変異があると予後不良であることが知られています。そこで、この3剤併用療法は、遺伝子変異があって通常の化学療法での効果が少ない場合や、逆に腫瘍縮小が得られれば切除可能となる可能性がある場合など、限られた場面で選択されます。

トリフルリジン・チピラシル塩酸塩は、ほかの殺細胞性抗がん薬や分子標的薬の効果がなくなったあとに用いられます。白血球減少が比較的高率に認められますが、経口薬であるため、日常生活を続けながら治療を受けることができます。

緩和的化学療法の標準的な薬剤の組み合わせ

一次治療に多く用いられる組み合わせ

フッ化ピリミジン系薬剤＋オキサリプラチンもしくはイリノテカン

FOLFOX療法	フルオロウラシル＋レボホリナートカルシウム＋オキサリプラチン
CapeOX療法	カペシタビン＋オキサリプラチン
SOX療法	S-1＋オキサリプラチン

＊基本的には分子標的薬の血管新生阻害薬（抗VEGF抗体薬／ベバシズマブ、ラムシルマブ）、もしくは上皮成長因子阻害薬（抗EGFR抗体薬／セツキシマブ、パニツムマブ　RAS遺伝子変異のない場合）を併用する

二次治療の組み合わせ

（一次治療にオキサリプラチンを用いた場合）

FOLFIRI療法	フルオロウラシル＋レボホリナートカルシウム＋イリノテカン

＊基本的には一次治療と同様、分子標的薬を併用する

②分子標的薬（61ページ参照）

- 血管新生阻害薬（抗VEGF抗体薬）
  ベバシズマブ、ラムシルマブ、アフリベルセプト
- 上皮成長因子阻害薬（抗EGFR抗体薬）
  セツキシマブ、パニツムマブ
- マルチキナーゼ阻害薬
  レゴラフェニブ
- 免疫チェックポイント阻害薬
  ペムブロリズマブ、ニボルマブ

抗VEGF抗体薬は血管が新たにつくられるのを阻害する薬（血管新生阻害薬）です。がん増殖に伴う新たな血管だけでなく、正常な血管にも作用するため、出血しやすくなったり、傷が治りにくくなったりするなどの副作用が知られています。そのため、手術直後や、大腸穿孔など今後手術が必要となるような合併症が予測される病態の場合は注意が必要となります。また、逆に血液が固まりやすくなる副作用もあるため、血栓症などにも注意する必要があります。

抗EGFR抗体薬は、約50％にみられるがん細胞のRAS遺伝子が野生型（最も標準的な遺伝子配列）の場合にのみ効果が認められることがわかっており、通常、治療を開始する前に、RAS遺伝子検査（38ページ参照）が行われます。

FOLFOX療法およびFOLFIRI療法

FOLFOX+ベバシズマブ療法1コース目（約48時間）の例

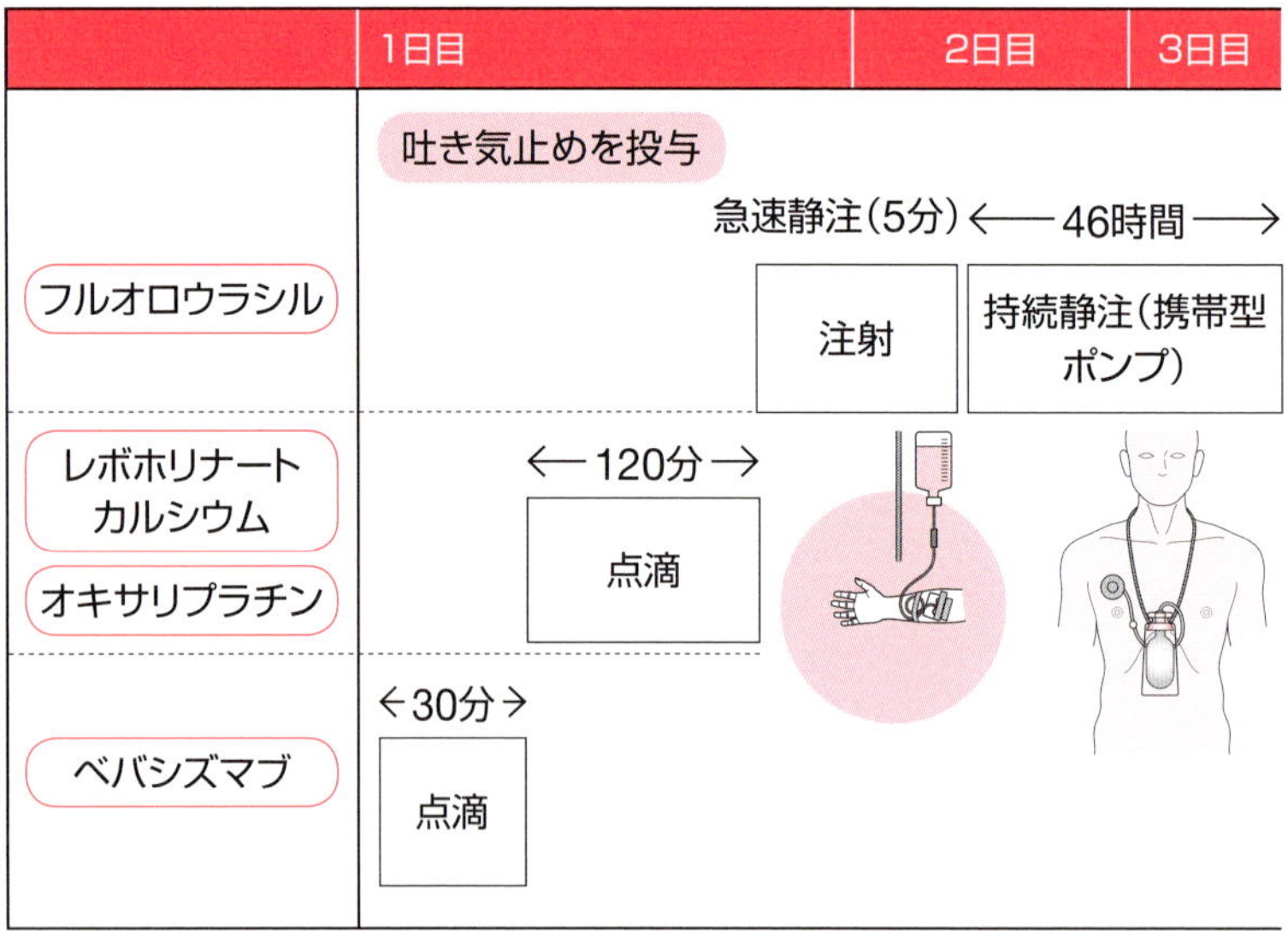

・切除不能の進行再発大腸がんに対する化学療法では効果がなくなるまでくり返し行う。

・体調の変化や副作用の強さによって、薬の組み合わせや回数を変える場合もある。

に抗ＶＥＧＦ抗体薬もしくは抗ＥＧＦＲ抗体薬を併用することで、上乗せ効果があることが知られています。そのため、禁忌《きんき》がない限り併用することが一般的です。

マルチキナーゼ阻害薬であるレゴラフェニブは、殺細胞性抗がん薬やほかの分子標的薬の効果がなくなったあとに用いられる経口薬です。肝機能障害や皮膚障害などを認めるため、開始にあたっては薬剤指導を受け、日記をつけるなどして、日々の症状の変化を記録することが推奨されます。

なお、免疫チェックポイント阻害薬のニボルマブやペムブロリズマブは大腸がんの約５％に認められるＤＮＡの修復にかかわる遺伝子に変異がみられる場合（ミスマッチ修復遺伝子欠損）にのみ有効とされていますが、日本では大腸がんに対しては未承認です。

化学療法の副作用と治療経過

すべての抗がん薬に一般的に頻度の高い副作用としては①発熱性好中球減少症②口内炎③吐き気④下痢⑤便秘が挙げられます。薬剤特異的な副作用としては、アレルギー反応、末梢神経障害、手足症候群、皮膚障害などがあります。

これらの症状に対しては、すでにある程度対策が決まっており、頻度の高いものに対してはあらかじめ対応薬の処方を行います。副作用の重症度については、有害事象共通用語規準（Common Terminology Criteria for Adverse Events：ＣＴＣＡＥ）という基準を用いて、外来のたびに各副作用に対して客観的にその程度の評価を行います。副作用の種類や重症度は、治療をそのまま続けるかどうかの重要な検討材料となります。

　副作用の時期や対策については、開始前に担当医、薬剤師、看護師などから説明があり、また、自宅でも患者さん自身が自己管理（副作用の出現の頻度や度合いを確認する：セルフアセスメント）を行うことで、より精度の高い治療を行うことができます。当院では、〝化学療法ホットライン〟を設けており、化学療法中に何かあった場合には、どんなことでも相談することができます。自分だけで思い悩まず、医療者と密に連絡を取り合いながら適切に対応することが、治療成功のカギとなります。

　各化学療法ごとに決められた組み合わせと投与スケジュールに従って治療を続けるのが原則ですが、副作用や効果を検討して次コースでの投与量を減量・延期したり、場合によっては中止することもあります。一般的に2～3カ月ごとにCTなどでがんの状態をチェックし、投与継続が妥当かどうかについて評価を行います。

治癒切除可能に至っても適応は慎重に判断

　すでに述べたように、大腸がんでは遠隔転移を伴うステージⅣであっても、原発巣および転移巣をすべて切除できると判断される場合は、手術の対象になることがあります。

　通常、切除不能な場合には、化学療法が行われますが、化学療法が非常に効果を示し（著効）、原発巣および転移巣の両方が治癒切除可能になれば手術を行う場合があります。その判断については、内科、外科、放射線科などの多職種での検討が重要となります。治癒切除可能であっても、手術が体にとって負担が大きいのも事実です。また、手術を行ってもすぐに別の部位に再発するリスクもあるため、その適応は、慎重に判断される必要があります。たとえば、肝臓に転移がある場合、肝臓切除に耐えられるだけの体力があるか、病変を完全に切除できるか、肝臓以外の遠隔転移がないか、手術後に残った肝臓の機能が十分に保てるかなどを考慮し、肝臓切除の可否を決定します。それまでの化学療法の効果や、投与期間なども考慮する必要があります。

　当院では、決定が難しい患者さんの治療方針について週に1回カンファレンスを行い、大腸外科を中心として消化管内科、内視鏡科、肝胆膵《すい》外科、呼吸器外科、病理科、放射線診断科、放射線治療科など、治療にかかわる診療科が集まって治療方針を検討し、決定しています。

（加藤健・鹿野智裕／消化管内科）

これからの緩和ケア

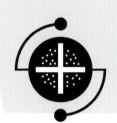

●緩和ケアは診断時から始まる

緩和ケアについてＷＨＯ（世界保健機関）は、次のように定義しています。

「生命を脅かす疾患による問題に直面している患者とその家族に対して、痛みやその他の身体的問題、心理社会的問題、スピリチュアルな問題を早期に発見し、的確なアセスメントと対処を行うことによって、苦しみを予防し、やわらげることで、ＱＯＬ（生活の質）を改善するアプローチである」

つまり、緩和ケアは、本来、がんの診断と同時に始めるべきものです。しかし、わが国では、これまでどちらかというと、病気が進行してしまってからの痛みの管理やケア、終末期の身体的・精神的ケア（ホスピス）が緩和ケアであるという理解が多かったのではないでしょうか。

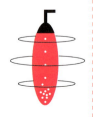

そこで、本来の緩和ケアの普及を目指し、近年、国による緩和ケア推進の検討が始められ、「がんと診断されたときからの緩和ケア」は、がん対策推進基本計画のなかで重点的に取り組むべき課題として取り上げられています。

具体的には、先のＷＨＯの定義に呼応するように「緩和ケアとは、身体的・精神心理的・社会的苦痛等の『全人的な苦痛』への対応（全人的なケア）を診断時から行うことを通じて、患者とその家族のＱＯＬの向上を目標とするものである」と掲げています。

そこで、身体的苦痛のみならず、精神心理的苦痛に対する心のケアも含めた全人的な緩和ケアを、誰もがいつでも受けられるよう、緩和ケアの提供体制の充実、緩和ケアへのアクセスの改善が進められています。

●大腸がん特有の悩みとそのケア

大腸がんに特有な症状として、消化管という管の狭窄《きょうさく》症状（吐き気・食欲不振、便秘・下痢、腹痛・腹部膨満感・腸閉塞）、周囲への転移による症状（肝転移による黄疸《おうだん》や肝障害、肺転移による息苦しさ、腹膜転移による腹水）などがあります。これらの症状に対しては、内服薬や外科治療などが行われます。

さらに別の対処法に取り組んでいるＩＶＲセンターの存在は、国立がん研究センター中央病院の特徴の一つです。ＩＶＲとは、インターベンショナル・ラジオロジー（Interventional Radiology）の略で、Ｘ線透視やＣＴなどの画像で体の中を透視しつつ、カテーテルや針を使って行う治療法を指します。

■がんがもたらす全人的苦痛（トータルペイン）の背景

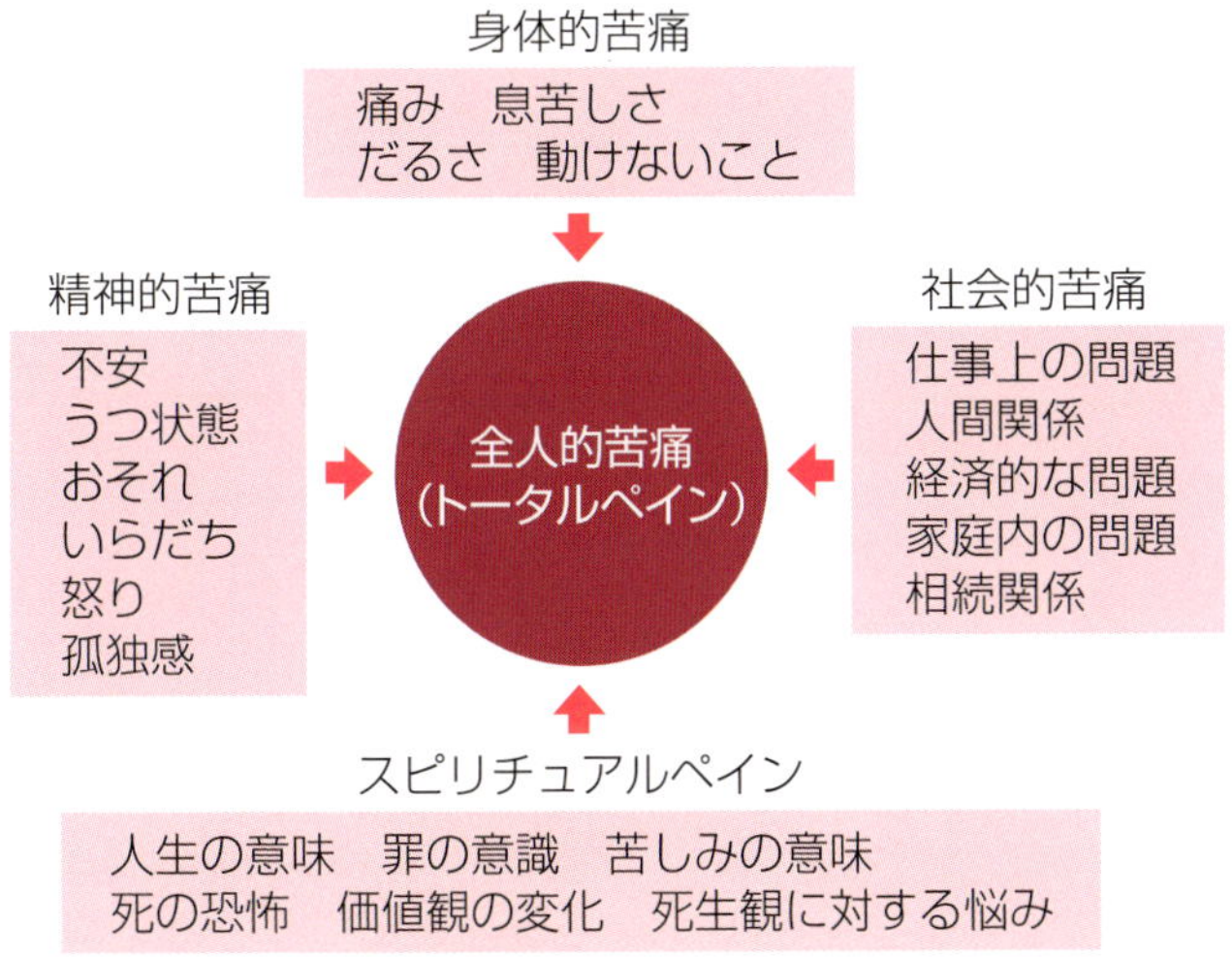

「国立がん研究センターがん情報サービス」資料より

具体的には、腸狭窄に対してイレウス管という管を鼻から入れる処置や、肝転移による胆管閉塞での黄疸に対して行うチューブやステントの挿入術などがあります。

また一般に、大腸がん手術の特徴として、腫瘍を取り除く場合、その口側と肛門側の大腸を単純につなげる場合もあれば、大腸を腹壁から体外に出してストーマ（人工肛門）という排泄口を造設する場合もあります。

ストーマは、患者さんに大きな抵抗感を抱かせる処置ですが、当院では、担当医や専門看護師により術前から患者さんの理解を深めるきめ細かいケアを行っています（86ページストーマ造設の項参照）。注意点をよく理解し、それを守って洗浄・交換を行えば、トラブルになることはほとんどありません。早期からのケアによって日常生活に大きな影響を及ぼさずに、安心して暮らすことができ、ＱＯＬの向上が可能になっています。

●さまざまな悩みに向き合う院内の体制

当院では、緩和医療科、精神腫瘍科、アピアランス支援センター、相談支援センターなどを中心に、緩和ケアの充実を図っています。

たとえば、アピアランス支援センター（149ページ参照）は非常に特徴のある部門です。手術、抗がん薬、放射線など、がんの治療は、傷あと、脱毛、皮膚の変色やただれ（皮膚障害）、爪の変化など、外見のさまざまな変化を伴います。患者さんの大きなストレスとなる外見のこうした悩みに正面から向き合うプログラムを用意し、活動を展開しています。新しい治療法の登場とともに新たに生じる外見の症状もあり、アピアランス支援センターは、皮膚科医、形成外科医、腫瘍内科医をはじめ、心理療法士、薬剤師、看護師、美容専門家も含め、チームで患者さんの問題に対応します。

具体的な支援としては、外見に関する不安や悩みを少しでも軽減し、治療中も今までどおり、自分らしく社会生活や個人生活(プライベート)を過ごすことができるように、仕事や趣味などにおけるメイクアップ、ウィッグ選びなどのアドバイスをしたり、各種イベント（卒業式・成人式・結婚式）のコーディネートなども行ったりしています。

外見に対する患者さんのストレスのもとには、「人目」があります。周囲に気づかれないように外見の変化を少なくしてほしい、あるいは周囲へどのような打ち明け方をすればよいかといった患者さんの悩みに寄り添い、積極的に相談に応じています。

また、大腸がんに対して主に用いる抗がん薬（キードラッグ）の一つである抗ＥＧＦＲ抗体薬（セツキシマブ、パニツムマブ）を使用した際の代表的な副作用として、皮膚障害があります。アピアランス支援センターでは、この皮膚障害を軽減することを目的とした臨床試験を実施しています。

相談支援センター（149ページ参照）は、がん診療連携拠点病院に設置される、患者さんからの一つひとつの相談に、ともに考え、ともに課題解決を目指す部門です。具体的には、①がんの診断・治療や費用にかかわる情報提供、②治療中の療養上の相談、③仕事の問題についての相談、④緩和ケアを提供する病院など、地域の医療機関との連携にかかわる業務などを行っています。当院には、診断・治療の早期から相談支援センターのサポートが得られる、がん患者サポート研究開発センターが開設され、全国の相談支援センターのモデルになっています。

●患者さんの状態に応じて地域につなげる

緩和ケアの形は決して決まりきったものではなく、患者さんごとに違ってきます。病期が同じ進行がんの患者さんであっても、体力や使っている薬によって、おこる副作用も違います。もちろん家族構成や職業、社会的役割によっても悩みは変わってきます。薬の効果が落ちてく

国がん中央病院のこれからの緩和ケア

緩和ケアにかかわるさまざまな専門職

ソーシャルワーカー
治療費の助成制度など経済的問題、社会生活上の問題などの相談

医師
身体と精神のさまざまな苦痛の緩和を各専門医師が担当医と協力して行う

看護師
患者さんや家族の日常生活全般についてのアドバイス

鍼灸師（しんきゅう）
東洋医学的側面からの心身のサポート

薬剤師
患者さんや家族への薬物療法についてのアドバイスや指導

患者さんと家族

リハビリテーションスタッフ
患者さんの日常生活維持のためのリハビリテーション

心理療法士
患者さんや家族の心の問題についてのケア

管理栄養士
食事内容、食材、調理法など、食生活についてのアドバイス

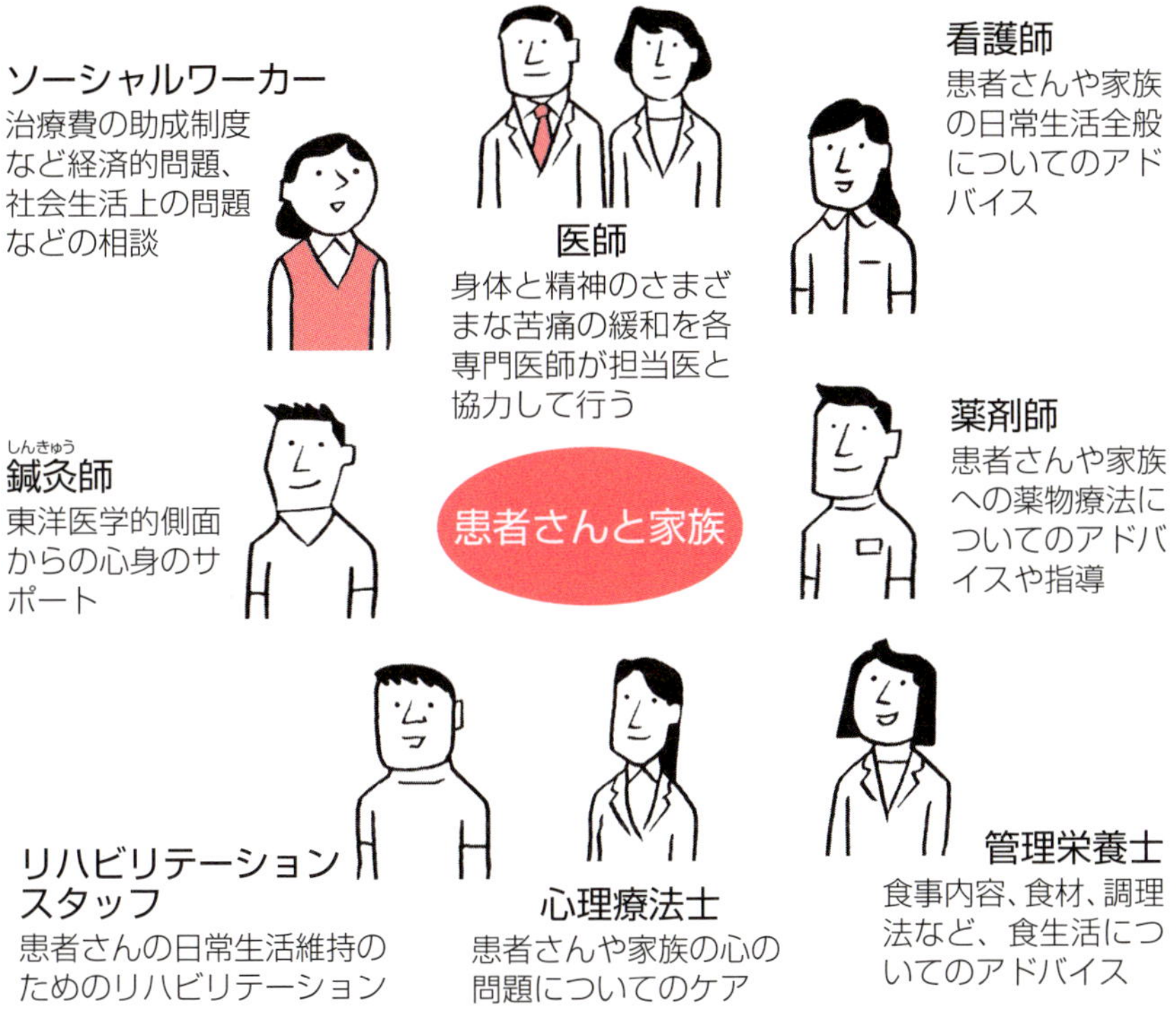

る時期になれば、積極的治療から、治療の主役を症状を抑えたり、苦痛を取り除いたりする治療やケアにスイッチすることになります。

がんの進行とともに、患者さんの多くは食欲不振に陥ります。食事をするという普段の何気ない日々の暮らしを喪失することで、栄養状態の低下だけではなく、死への恐怖を日常的に感じるようになります。「食べれば元気になる」「もっと生きていたい」と気にしすぎると、食を楽しむ余裕も喪失してしまいます。そんな恐怖と向き合っている患者さんを家族は必死に支えようと、量・味・食感・時間帯・食事のときの患者さんの姿勢などを工夫します。

こうした悩みも緩和ケアの重要な対象です。患者さんや家族それぞれの状況に応じ、必要とされるサポートを提供する体制が整備されてきています。食事がうまくとれず、点滴が必要なときも必ずしも入院が必要なわけではなく、訪問医の力を借りて、在宅で点滴を行うこともできます。

当院では、緩和ケアのための入院、外来、往診などへの対応を依頼する医療機関と連携しています。相談支援センターの担当者とともに、一人ひとりの患者さんに最も適した施設をみつける相談にも応じています。

日本緩和医療学会の「緩和ケア・患者さん家族に役立つリンク集」があり、項目ごとにさまざまな情報を得ることができます。

(https://jspm.ne.jp/pub_link/index.html)

（髙島淳生・樋口雅樹／消化管内科）

遺伝性大腸がんの診断と今後のあり方

大腸がんの一部には遺伝的な素因で発生するものがあります。それを遺伝性大腸がんといいます。代表的なものとして、家族性大腸腺腫症（familial adenomatous polyposis：ＦＡＰ）やリンチ症候群（Lynch syndrome：ＬＳ）があります。いずれも常《じょう》染色体優性遺伝という遺伝形式で遺伝し、そのように診断された場合には、本人の第一次近親者（親、きょうだい、子ども）は、50％の確率で同じ体質をもつ可能性があります。

これらの診療にあたっては、基本的に「遺伝性大腸癌診療ガイドライン（大腸癌研究会、２０１６年改訂）」に基づいて行います。

●家族性大腸腺腫症とリンチ症候群の病態

主に消化管に発生し、表面が粘膜で覆われた隆起を総称し、ポリープと呼びます。それらのうちの良性腫瘍の一つが腺腫です。ときに多発し、大腸全体に１００個以上ある場合をポリポーシスといいます。こうした前がん病変である腺腫のポリポーシスの代表が家族性大腸腺腫症（ＦＡＰ）です。典型的な患者さん（密生型）ではその数は数千にまで及びます。それらのポリープが次第に増大すると一部はがん化し、腺がんとなります。ＦＡＰの患者さんは遅くとも20歳ごろまでに、大腸に腺腫性ポリープができはじめ、年齢とともに増え、放置すれば、40歳

■がん抑制遺伝子の変異と遺伝性腫瘍

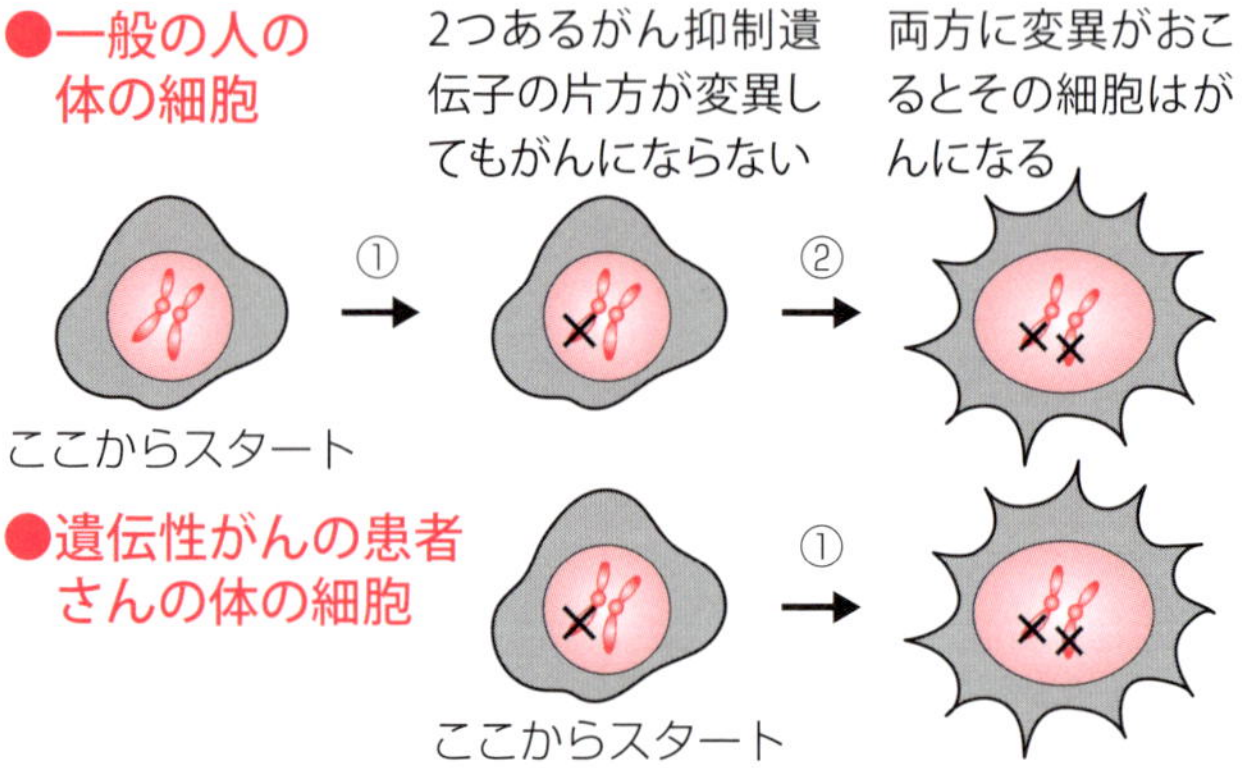

遺伝性がんの患者さんは、体中の各細胞がもつがん抑制遺伝子2個の片方に生まれつき変異があるため、一般の人よりがんになりやすい。

「国立がん研究センターがん情報サービス」資料より

ごろまでに約半分の方に大腸がんが発生してしまいます。大腸以外にも、胃・十二指腸を含む小腸のポリープや、デスモイド腫瘍といって腹腔内に硬い腫瘍が発生することもあります。標準治療ではがんに育つ前に予防的に大腸を外科的に全部切除（大腸全摘術）します。

一方、リンチ症候群は、そのようなポリープの多発（ポリポーシス）はみられませんが、やはり大腸がんが多発したり、若いときに発症してしまう病気です。

リンチ症候群の場合は、大腸内視鏡検査ではポリポーシスなどが認められず、診断が少し難しくなるため、一定の検査が行われます。一般的には、大腸がんで手術を受けた方を対象に「改訂ベセスダガイドライン」の基準（左表）を満たす対象を拾い上げて、マイクロサテライト不安定性（Microsatellite instability：MSI）検査を行います。検査の結果、陽性だった場合に確定検査（病気かどうかを決める検査）として遺伝学的検査（生まれつきの体質を調べる遺伝子検査のこと）を実施します。リンチ症候群は、エラーを修復するミスマッチ修復遺伝子の機能が生まれつき低下していることにより、細胞が分裂していく際に遺伝情報が掲載されているDNAにエラーが蓄積し、結果として腫瘍（がん）ができやすくなると考えられています。MSI検査が陽性である場合、ミスマッチ修復遺伝子に変異がある可能性があります。

当院では、リンチ症候群の診断にあたってMSI検査の代わりに、大腸がんの標本で免疫組織化学染色という方法を使用しています。家族歴の薄いリンチ症候群の患者さんもいるので、前述の一般的な基準に加えて、70歳未満の大腸がん患者さん全員を対象としています。いずれの検査も患者さんに個別に説明し、同意を得た方にのみ実施します。

●遺伝カウンセリング

当院では、このような遺伝性大腸がんやその疑いのある患者さんに対して、内視鏡科と遺伝

■改訂ベセスダガイドライン

次に挙げる状況にある患者さんの腫瘍は、マイクロサテライト不安定性検査を実施するべきである。

1. 50歳未満の大腸がん患者さん
2. 年齢に関係なく、同時または別の時期に大腸に複数のがんやリンチ症候群関連がん*がある大腸がん患者さん
3. 60歳以前に診断され特有の組織所見**を示す大腸がん患者さん
4. 親・きょうだいに50歳未満でリンチ症候群関連がんになった患者さんがいる大腸がん患者さん
5. 親・きょうだい・祖父母、おじ・おば、おい・めいにリンチ症候群関連がんの患者さんが2人以上いる大腸がん患者さん

＊　大腸、子宮体部、胃、卵巣、膵臓、尿管、腎盂、脳、小腸などのがん

＊＊　腫瘍浸潤リンパ球の存在、クローン（Crohn）様リンパ球反応、粘液性/印環がん分化髄様増殖像の所見

Umar A, Boland CR, et al. J Natl Cancer Inst 96: 261-8, 2004.

子診療部が連携して診療にあたっています。「内視鏡科外来（遺伝性大腸がん）」では、内視鏡科医師が認定遺伝カウンセラー、遺伝相談外来担当医師と連携して、患者さん一人ひとりに対して、どの遺伝性大腸がんを疑っているか説明し、必要であれば遺伝学的検査を実施します。

日本では残念ながら遺伝学的検査はまだ健康保険が適用されていません。多くの施設では検査会社に外注し、数万円以上を自費で負担するという状況です。当院では現在のところ臨床研究の形式で実施しており、研究に参加すれば患者さんの自己負担はありません。

がんと診断されただけでなく、そのうえ、遺伝性腫瘍の可能性を指摘され、家族も同様の可能性があることを知ることは、患者さんにとって大きな心理的負担になります。遺伝相談外来では、よりていねいに診療および遺伝の相談に応じています。必要があれば家族にも説明し、それぞれの気持ちに寄り添う形で、診療にあたっています。遺伝性腫瘍の心配があれば、担当医と相談し、遺伝相談外来の受診の検討が勧められます。遺伝とがんの問題に関して、当事者が自己決定できるようにサポートを提供しています。

また、当院ではＦＡＰに関して、院外の患者会とも連携し、情報提供、および当事者どうしの交流セミナーを定期的に開催しています。医療者にとっても、診察室の外での患者さんとのふれあいは非常に貴重な機会です。

●ほかの部位のがんの早期発見にも努める

ＦＡＰもリンチ症候群も含めて、遺伝性大腸がんは大腸以外の臓器にもがんができやすいことが知られています。そのため最終的に遺伝性大腸がんと診断された場合には、大腸がん以外のがんのなりやすさについても患者さんに説明し、早期発見のための検診の必要性への理解を得るようにしています。

具体的には、ＦＡＰ、リンチ症候群ともに、原則1～2年に1回は大腸内視鏡検査、胃内視鏡検査、腹部超音波検査などが勧められます。リンチ症候群の場合、女性であればさらに子宮体がん、卵巣がんのリスクが高いことが知られているので、婦人科での診察などが必要となります。

●当院の内視鏡検査、治療

特に消化管内視鏡検査に関しては、当院は国内および世界の第一線の施設を自負しています。早期の消化管がんに対しての低侵襲な治療（内視鏡的粘膜下層剥離術：ＥＳＤ）は当院で開発され、世界に先駆けて実施してきました。その

遺伝の形式

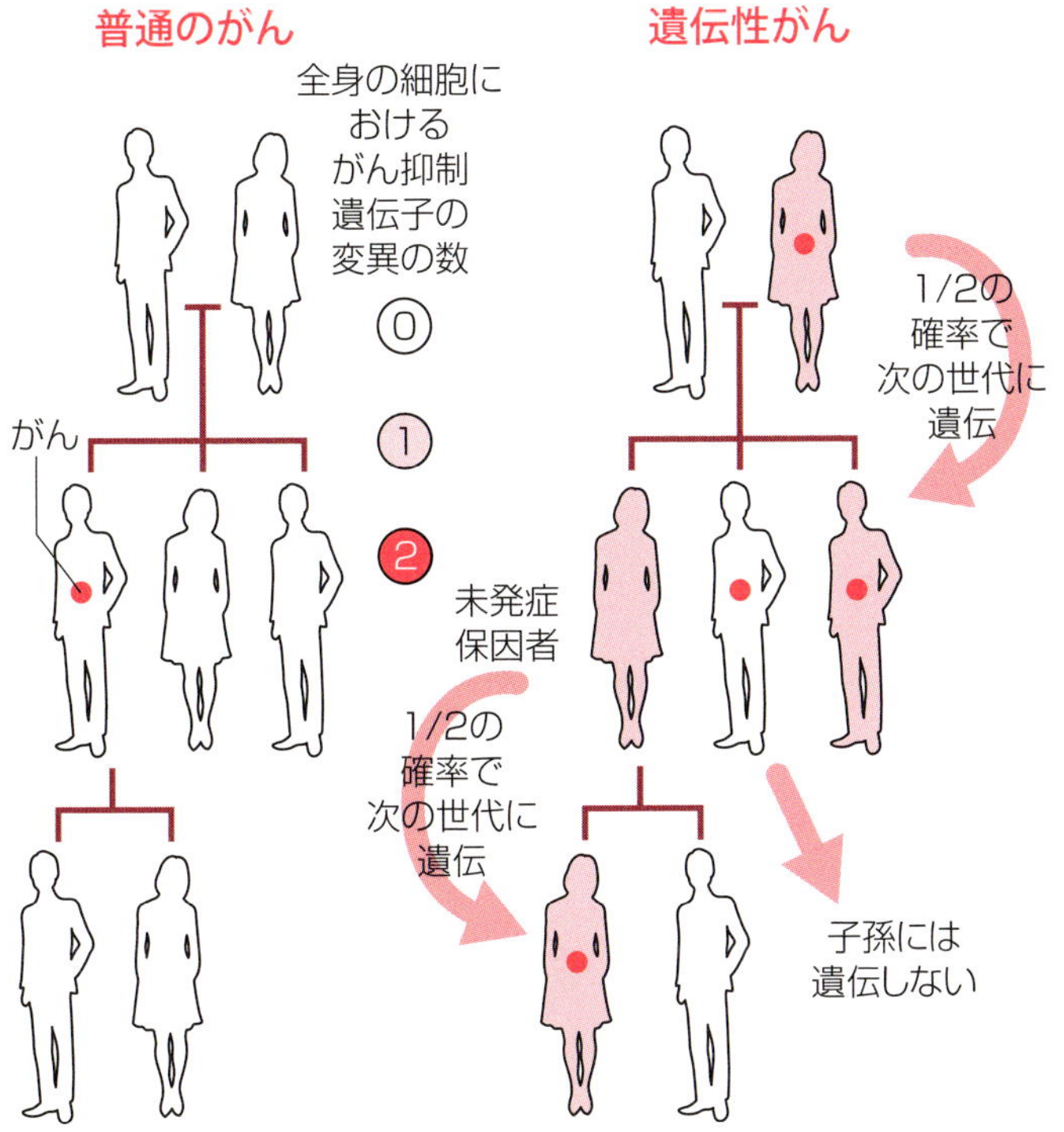

「国立がん研究センターがん情報サービス」資料より

ような当院の内視鏡検査・治療の実績を遺伝性大腸がんの患者さんにも活用しています。

ＦＡＰに対する標準治療は、外科的大腸全摘術ですが、深く浸潤したがんがなく、ポリポーシスの数はやや少なめ（非密生型、減弱型）の場合で、患者さん自身が大腸全摘術を望まれない場合には、多施設共同の臨床研究「家族性大腸腺腫症に対する大腸癌予防のための内視鏡介入試験」に参加していただき、なるべく多くのポリープを内視鏡的に切除し、外科による大腸全摘術の延期や回避が可能かどうかの試みを進めています。

リンチ症候群の患者さんに対しても、当院の最新の内視鏡で、見落としがないように、より注意して観察し、小さなポリープも積極的に切除しています。２㎝以下の大きさであれば、日帰りの内視鏡治療で対応しています。

また、長期経過されている患者さんには小腸にも病変が出現することが報告されているので、機会があれば小腸カプセル内視鏡検査も実施しています。必要に応じて、小腸内視鏡にて治療を行うこともあります。

遺伝性大腸がんをはじめ、遺伝性腫瘍の診療は日本においてはまだまだ一般的ではありません。また、家族に遺伝性大腸がんの患者さんがいるからといって、すべての人が同じ体質であるとは限りません。今後は、新しい解析技術の導入により、今まで原因不明とされていた大腸がんの患者さんでも、遺伝性であると判定されるようになる可能性が予想されます。遺伝性大腸がんの診療について、不安はそのままにせず、担当医と遺伝相談外来受診の必要性を検討することが勧められます。

（中島健／内視鏡科・遺伝子診療部　高津美月／遺伝子診療部　山田真善・斎藤豊／内視鏡科）

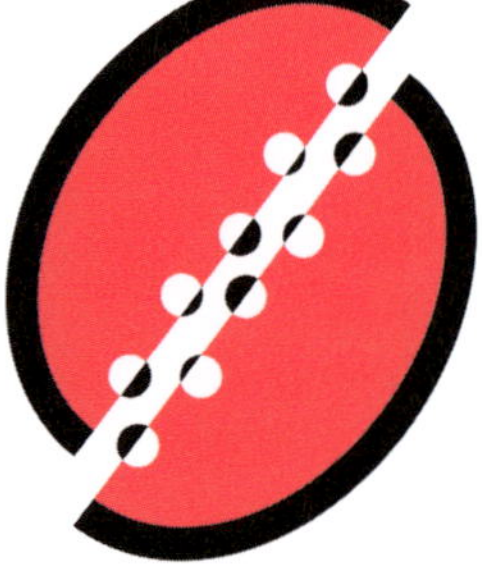

第3章
大腸がんの近未来の治療

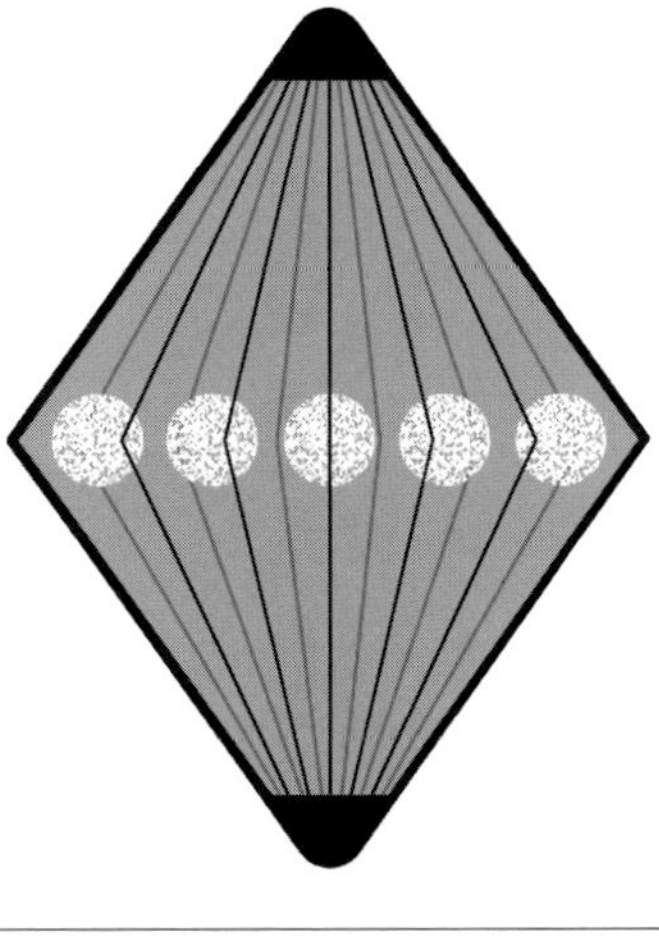

大腸がん治療、これからの方向性

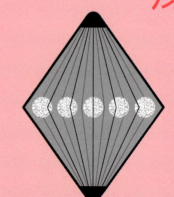

早期発見から多様な治療法確立へ 多職種の有機的な連携システムに期待

本書でも、すでに何度か触れられていますが、大腸がんは各病期（ステージ）を通じて切除の可能性が検討され、根治性が追求されるがんです。これは大腸の臓器としての特性、大腸がんの悪性度などを含めたがんとしての特性、それら双方の要素による治療方針の特徴といえます。

そこで、外科分野においては、再発を可能な限り防ぐ、過不足のない切除が求められ、根治性を追求する手術の完遂が目標とされます。がんそのものの切除に加え、関連するリンパ節の適切な郭清《かくせい》は、その範囲の決定を含め、再発予防の重要な要件となります。欧米では放射線療法の併用などを含めた治療法が標準的に行われていますが、日本では、適切で正確なリンパ節郭清により、同等以上の成績を上げています。

がんの再発予防という目的を果たしたうえで、特に、生活の質にかかわる神経叢《そう》や血管、筋肉が密集する骨盤内に発生する直腸がんでは、機能温存を求める、より質の高い手術の実現がこれからの外科医の課題といえるでしょう。

開腹手術、腹腔鏡《ふくくうきょう》下手術といった切除部分へのアプローチの多様性によって、患者さんの状態に即した選択肢の幅が出てきています。さらに、腹腔鏡下手術の進化系であるロボット支援下手術では、システムの特性を生かすことでより複雑で繊細な手術を、より安全に行い、さらに患者さんへの負担もより軽減する可能性が期待されています。どのような患者さんにとってどのアプローチが最も適しているか、現在、その条件が検討されているところです。

一方、ごく早期の大腸がん、粘膜内にとどまっている場合、あるいは粘膜下層への浸潤が軽度の場合は、外科手術を行わず、内視鏡による切除で根治できる可能性があります。患者さんにとっては、非常に侵襲《しんしゅう》の小さい処置で済むことは肉体的、精神的、そして経済的にも大きなメリットです。そのメリットを得るには、早期発見が欠かせません。

大腸がんでは、非常に簡便でありながら、有用性が認められている便潜血検査が行われています。早期発見から、低侵襲の治療による根治といった効率のよいシステム確立のためには、検診および精密検査の必要性、低侵襲かつ低コストで治療が完了する意義を広く一般に普及、啓発することが、大腸がんによる死亡率の低下に大きく寄与すると考えられます。

早期発見につながり、しかも、患者さんの心身の負担をできるだけ軽減する検査法の開発、有効な腫瘍《しゅよう》マーカーの研究も進められています。

化学療法の存在感も増しています。分子標的薬や免疫チェックポイント阻害薬など、使用できる薬剤の選択肢は広がり、患者さんの状態に合った個別の対応が可能になってきています。一部の薬剤では、遺伝子変異の検査などによって効果を事前に予測するといったオーダーメイド治療実現への研究が重ねられています。

手術後の再発予防といった補助的な使用法、あるいは、がんの縮小効果や延命効果を目標とする積極的な化学療法も行われます。投与法としては、多剤併用が中心となり、副作用を最小限に抑えながら、効果を最大限に引き出す薬剤の組み合わせ、使用期間、使用順位など詳細な検討が進められています。がんの縮小効果が優れている場合には、切除可能（根治可能）な状態に導くことができ、そうした抗がん薬の役割への期待も高まっています。

大腸がん診療の今後を考えるとき、検査、診断、治療にかかわる各診療科のより一層の連携が求められ、さらには、臨床との懸け橋となるような新たな研究開発の試みが欠かせないでしょう。国立がん研究センター中央病院では、その実現のための努力が重ねられています。

（朴成和／消化管内科）

臨床試験を理解する

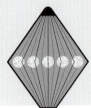

近未来治療の確立に向けて

●標準治療と近未来治療

がんの治療成績の向上を目的に、手術・化学療法・放射線療法・緩和治療などのさまざまな分野で、新しい治療法の開発のためにさまざまな臨床試験が全世界的に行われています。今使われている抗がん薬も、過去の臨床試験の結果によって、標準治療（科学的な見地から有効性と安全性が十分に示された最も推奨される治療法）として確立されました。しかしながら、大部分のがんに対する現状の治療成績はいまだ不十分です。また、良好な治療効果を示す治療法でも、副作用などによる負担が大きい場合もあります。

当院消化管内科では、治療成績の向上や副作用の軽減に結びつく未来の標準治療の確立を目指して、臨床試験が行われています。

●臨床試験

新しい治療法が広く一般に使用が認められるには、科学的な見地からヒトにおける有効性と安全性が厳密に評価される必要があります。ヒトを対象として、新しい治療法の有効性や安全性などの評価を目的に行われるテストは臨床試験と呼ばれています。新薬の開発の場合、基礎研究などの前臨床試験、そして臨床試験の段階を経て、日常診療で使用が認められるまでには、約10年の期間が必要です。

なお、臨床試験に類似した用語として「治験」があります。治験も臨床試験の一つですが、新薬を販売する許可を国から得ること（薬事承認）を目標にしています。一般に、企業が主体となって治験（企業治験）を行いますが、企業開発が積極的に行われていない領域（希少がんなど）では、医師が主体となって治験（医師主導治験）を行う場合もあります。

●臨床試験の段階

新しい治療法の臨床試験は、第Ⅰ相試験、第Ⅱ相試験、第Ⅲ相試験と、段階的に進められて

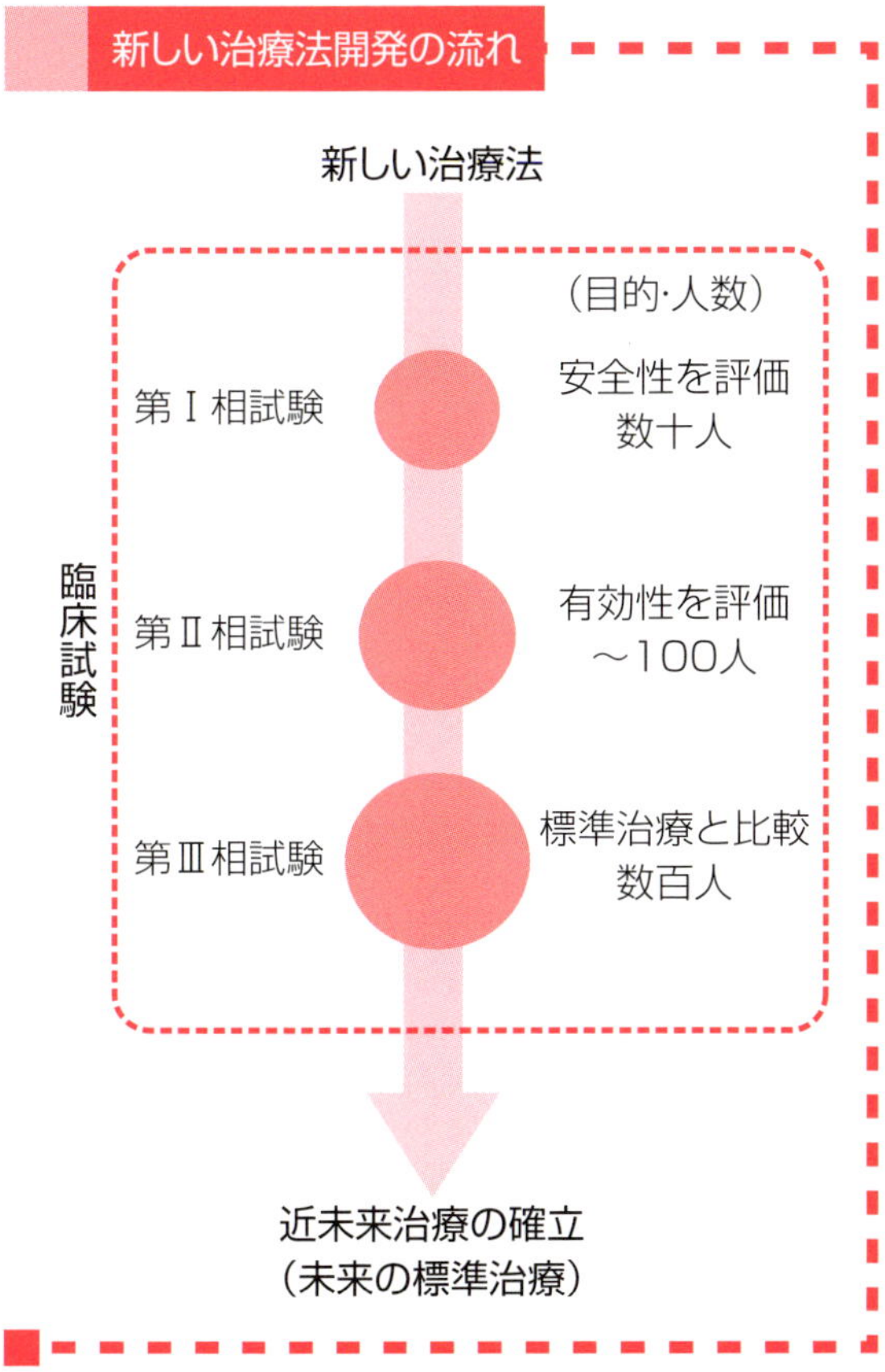

いきます。

第Ⅰ相試験の目的は、新しい治療法の安全性を評価することです。参加する患者さんの人数は、数十人の規模であることが一般的ですが、近年では、試験内容に応じて大規模な臨床試験として実施されることもあります。通常、用いる抗がん薬の量が多くなればなるほど、その副作用は強くなりますが、新薬ではその適正量や安全性は十分に判明していないため、第Ⅰ相試験では、患者さんごとに少量から慎重に治療を開始します。その用量での安全性が示されたあとに、少量ずつ増量する段階をくり返して、適正な用量を決定します。そのため、参加する患者さんによって、薬剤の用量が異なります。

第Ⅰ相試験の段階でも、がんが縮小するなどの効果が得られることもありますが、第Ⅰ相試験において、新しい治療法の安全性についての目安ができたあとに、新規治療の有効性を評価する第Ⅱ相試験に移行します。

第Ⅱ相試験の目的は、がん種ごとに新しい治療法の有効性を評価することです。参加する患者さんの人数は、１００人未満の規模です。特定のがん種に対して、がんが縮小する患者さんの割合などを指標として、有効性が評価されます。第Ⅱ相試験において、新しい治療法が一定の有効性を示す場合には、現在の標準治療と比較する第Ⅲ相試験に移行します。

第Ⅲ相試験の目的は、新しい治療法が標準治療と比べて、どの程度のメリットがあるかを評価することです。参加する患者さんの人数は、数百人規模であることが一般的です。現在の標準治療と新しい治療法を比較する際には、公平性を厳密に担保するために、実際に受ける治療が新しい治療法か標準治療になるかを、医療者・患者さん側で決定することができず、ランダム化と呼ばれる方法によって無作為的に決定されるのが特徴です。第Ⅲ相試験において、新しい治療法が現在の標準治療よりも上回る有効性や安全性を示す場合には、新薬が承認され、新しい治療法が近未来治療と位置づけられ、未来の標準治療となります。

なお、新薬の場合、市販が認められたあとに、市販後の長期の安全性や有効性の評価を目的とする第Ⅳ相試験が行われることがあります。

臨床試験に参加する際に留意するポイント

臨床試験についての情報は、インターネットで検索することが可能です(https://ganjoho.jp/public/dia_tre/clinical_trial/search/search1-1.html)。また、担当医師より治療の選択肢として臨床試験への参加が提案される場合もあります。以下に、臨床試験に参加を検討する際に留意するポイントについて紹介します。選択肢として、臨床試験に参加しない場合、および参加する場合のどちらの治療法の概要も把握することが重要です。

●臨床試験に参加しない場合の治療法

臨床試験に参加しない場合には、標準治療としてどのような治療が推奨されるか、その治療の目的、治療のスケジュール、期待される利益と予測される不利益について把握し、臨床試験での治療法と比較することが大切です。

●臨床試験に参加する場合の治療法

新しい治療法の開発は段階的に行われており、段階によってその有効性と安全性の期待度は異なります。臨床試験に参加を検討する際には、臨床試験の段階、その意義について把握することが勧められます。

新しい治療法を、できるだけ安全に行うことができるように、臨床試験では、あらかじめ治療や検査の手順が計画的に定められています。一般的に効果や副作用を調べる検査の頻度は、通常の診療よりも多く設定されています。臨床試験に参加する場合の治療スケジュールが、自身の生活の支障にならないかも、検討の際の一つのポイントといえます。

臨床試験で新しい治療法を受ける場合に、標準治療よりも高い治療効果を得ることが期待できる可能性があります。また、副作用の軽減を目指す臨床試験では、標準治療よりも体に負担の少ない治療を受けられる可能性があります。逆に、新しい治療法が標準治療よりも有効性が低い可能性や、副作用が強い可能性もあります。

臨床試験の段階では、新しい治療法に関する情報は限定的ですが、判明しているなかで、どのような利益が期待され、どのような不利益が報告されているのかについて、担当医師から説明を受けて、検討することが重要です。

●臨床試験中の費用について

新薬を用いる治験の場合、薬剤費や検査費は臨床試験で負担されることが多いのですが、通常の診療に発生する再診料や入院費用、新薬以外の薬剤費用は負担されず、自己負担分の費用が発生します。すでに承認されている治療法を用いる臨床試験の場合には、一般に、治療費、検査費を含めて公的医療保険で定められた自己負担分の費用が発生します。参加する臨床試験に応じて、臨床試験中に必要な費用の自己負担分は変わるため、臨床試験に参加する前に確認する必要があります。

●医療者との話し合いを

標準治療、すなわち現在最も推奨される治療法は、過去の臨床試験を通じて確立されてきました。これまでのがんの治療成績が向上した歴史は、臨床試験に参加された患者さんの協力によってつくられてきました。

臨床試験では、近未来治療の候補となる新しい治療法の有効性と安全性が評価されます。標準治療と比較して、より高い有効性をもつ可能性がある一方で、副作用が強く出現する可能性もあります。臨床試験に参加を検討する際には、自身が希望する治療の目標、臨床試験の概要、治療スケジュール、予測される利益・不利益などについて多面的に担当医師や臨床研究コーディネーターと話し合うことが大切です。

（平野秀和・朴成和／消化管内科）

臨床試験参加の際に留意するポイント

臨床試験に参加しない場合および参加する場合のどちらの治療法の概要も把握することが勧められる。

- 臨床試験に参加しない場合の治療法
  - 治療の方法・目的
  - 治療スケジュール
  - 期待される利益
  - 予測される不利益
- 臨床試験に参加する場合の治療法
  - 臨床試験の意義
  - 治療の方法・目的
  - 治療スケジュール
  - 期待される利益
  - 予測される不利益
  - 自己負担の費用

大腸がんの予防（内視鏡医の立場から）

Ⅰ　Ⅱ　Ⅲ

（臨床試験の進行段階）

大腸内視鏡を中心とするスクリーニング検査の実施が、大腸がん死亡率の低下に大きく寄与すると考えられ、対策型検診の効果と問題点解明に向けて、臨床試験が行われています。

日本では、ついに年間5万人以上が大腸がんで命を落とす時代に突入しました。この数字は、人口が約2・5倍の米国における大腸がんによる死亡者数とほぼ同数です。米国では、1980年ごろから大腸がんの年齢調整死亡率は明らかな低下傾向にあります。米国国立衛生研究所のエドワーズ博士らにより、「予防・検診（スクリーニング）・治療の進歩」が、おのおのどの程度、大腸がん死亡率低下に寄与したかについて検討されました（次ページ図）。その結果、大腸内視鏡を中心としたスクリーニング検査の実施が、最も大きなインパクトを与えたことが証明されました。

S状結腸鏡検査の介入による大腸がん死亡減少効果は、欧米で行われた複数のランダム化比較試験（RCT）という質の高い臨床研究によって証明されています。さらに、大腸内視鏡検査（TCS）についても、米国の最近20年の大腸がんの動向をみる限り、TCSおよび内視鏡によるポリープ摘除《てきじょ》がその減少に大きく寄与したことは疑う余地がありません。

日本では、工藤進英《くどうしんえい》博士（昭和大学横浜市北部病院）と斎藤博《さいとうひろし》博士（国立がん研究センター社会と健康研究センター）らが中心となり秋田スタディ（TCSと便潜血検査のRCT）が進行中です。このようなエビデンスレベルの高い研究の結果が待たれるところです。

私たちは、離島を対象としたTCS介入研究（新しい対策型大腸がん検診システムの構築とその実現に向けた研究、および発がんのリスクなどを明らかにする研究）を実施しています（新島《にいじま》・大島スタディ）。

まず、明らかになったのは、対策型検診（住民検診）としてTCS検診を無料で提供できる環境を整えても、研究期間である3年間に、対象とした40～79歳の全住民のなかでTCS検診を希望する住民は30～40％にとどまったことです。そこで、第一段階として大腸がん検診全体の受診率と、便潜血検査陽性者に対する精密検査としてのTCS受検率をいかに向上させるかが大きな課題といえます。

一方で、将来的にTCSを対策型検診に導入することを考えた場合、現時点では、質の高い

米国における大腸がん死亡率の推移とその要因

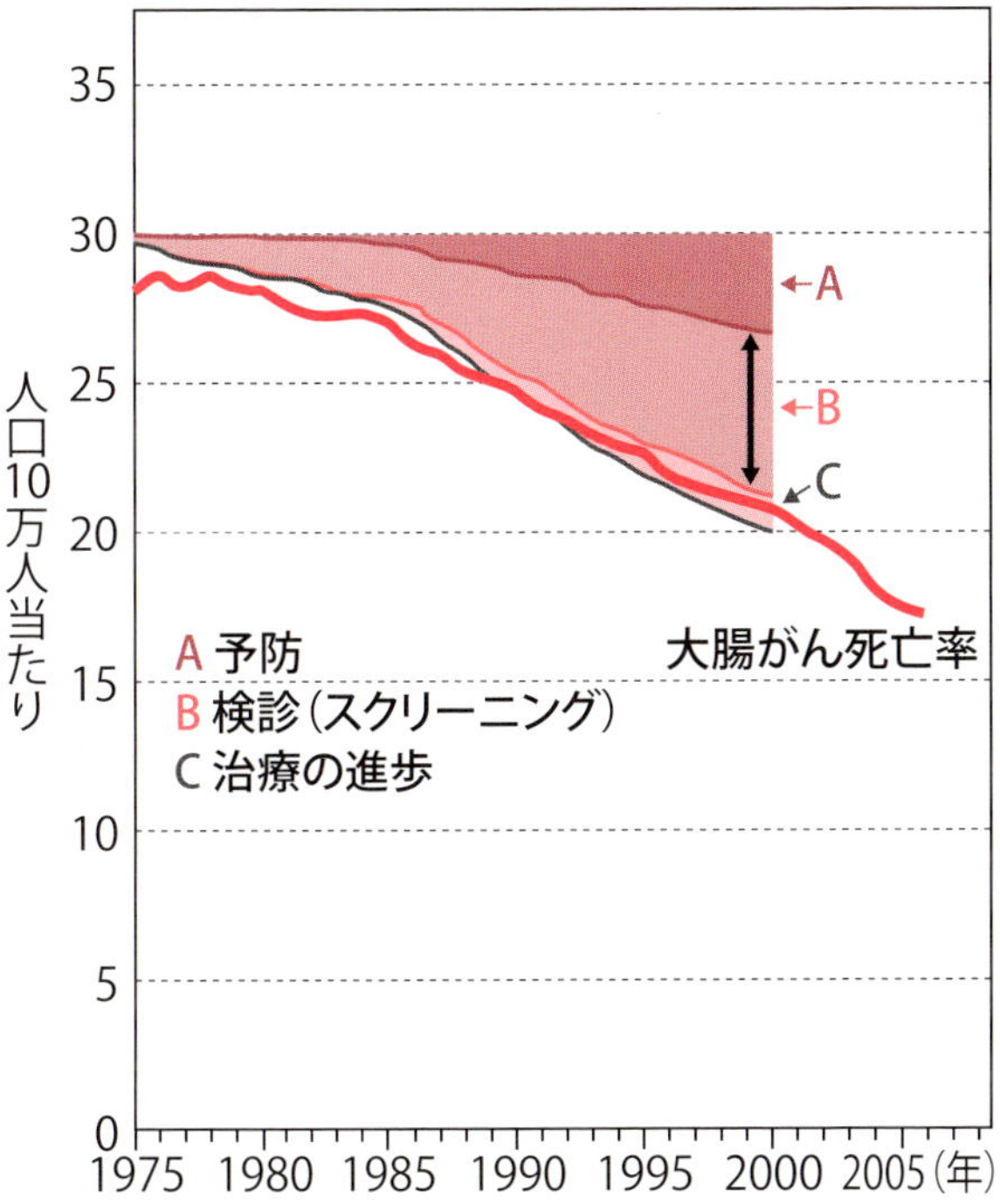

Brenda K. Edwards, PhD[1]; Cancer February1,2010

スクリーニングTCSを提供できるキャパシティ（受け皿）には限界があるため、大腸がんあるいは10㎜以上のポリープ（腺腫《せんしゅ》）などのリスクが高い対象者を、いかに効率よく抽出してTCSを受けてもらうか？　つまり、事前のリスクグループ分けの手法に関する研究も必要です。

　また、一度TCSを受けたあとのフォローアップTCSのあり方（適正な検査間隔）も非常に重要な課題です。この点については、2003年から私たちが研究を進めているジャパンポリープスタディ（Japan Polyp Study：JPS）の追跡研究のデータから、ベースとなるTCS所見に基づいたリスクの層別化を行い、推奨すべきTCS間隔を提言していきたいと考えています。

　さらに、石川秀樹《いしかわひでき》博士（京都府立医科大学）が研究代表を務める「大腸腫瘍患者へのアスピリン（100mg/day）による発がん予防大規模臨床試験」（J-CAPP Study Ⅱ）も注目されるところです。これは、前がん病変である腺腫性ポリープを摘除した患者さんに対しアスピリンを内服してもらい、その後の大腸がんやポリープの発生率を調査する研究です。これにより発生率が低下する結果が得られ、TCS間隔を延長することが可能となれば、TCSの必要性が高い対象者を優先的に絞り込むことができ、より効率的な分配につながる期待感が高まります。

　その他、食事や運動などの生活習慣と大腸がん予防に関する研究も、国立がん研究センター社会と健康研究センターでは精力的に行っています。近い将来、このような多角的な視点に立ったさまざまな研究から、大腸がん罹患《りかん》率・死亡率低下につながる成果が得られることが期待されます。

（松田尚久／検診センター・内視鏡科　社会と健康研究センター 検診開発研究部）

負担の少ないこれからの検査法

大腸カプセル内視鏡

カプセル内視鏡は、小型化されたカメラを搭載したカプセルを飲み込み消化管内腔《ないくう》を観察する、身体的・精神的に患者さんの負担が少ない新しいタイプの内視鏡検査です。

以前はカプセル内視鏡といえば小腸カプセル内視鏡のことでしたが、２００６年には大腸カプセル内視鏡が、さらに加わりました。

大腸カプセル内視鏡はその名のとおり、一般的なカプセル薬の形状をしています。長さ約31㎜、幅約11㎜、通常のカプセル薬よりやや大きいサイズで、超小型カメラを二つ搭載しています。適量の水とともに飲み込むと、その後、食道、胃、十二指腸、小腸、そして大腸へと進み、腸管内を進みながらカプセル内に内蔵されたカメラで大腸内腔の粘膜の写真を撮影していき、最後に、肛門《こうもん》から排出されます。

撮影された写真のデータは、無線でセンサが受信し、さらに記録装置に転送されます。検査終了後、それらの画像データを専用のコンピュータに取り込み、医師によって読影、解析が行われます。

実際の検査に際しては、腸管洗浄剤（下剤）を用いて便を排出させ、大腸内をきれいにする必要があります。小さな病変をみのがさないため、大腸を完全に洗浄してから検査を開始します。センサを体に貼りつけ、記録装置入りポーチを身につけて、画像データ受信の準備が整ったら、適量の水とともにカプセル内視鏡を飲み込みます。カプセルがスムーズに消化管内を通過できるように、腸管洗浄剤など必要な薬を適宜、追加服用します。カプセルの排出を確認し、回収して検査終了となります。検査時間は個人差が大きく、平均5～6時間ですが、なかには10時間程度かかる人もいます。

大腸カプセル内視鏡検査は、消化管通過による痛み、放射線の被曝《ひばく》はなく、肛門からの挿入がないため「怖さ」「恥ずかしさ」を感じることなく実施できるので、身体的苦痛、精神的苦痛はほとんどない検査といえます。

大腸カプセル内視鏡のメリットと課題

大腸カプセル内視鏡の６㎜以上の大腸ポリープに対する感度[*]は84～94％、特異度[*]は64～94％と良好な結果が報告されています。画像につい

大腸カプセル内視鏡検査の流れ

検査前日

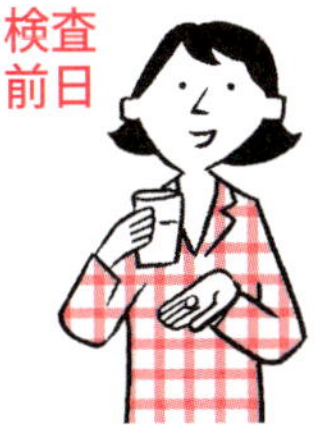

前日は消化のよい食事をとり、就寝前に下剤を服用する

検査当日

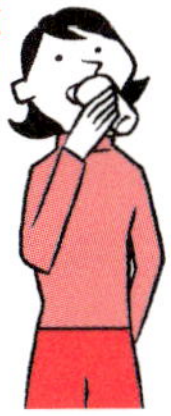

腸管洗浄剤（下剤）を服用して腸管を洗浄する

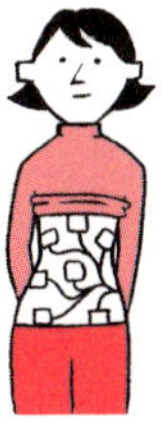

センサを胸部から腹部に貼りつける

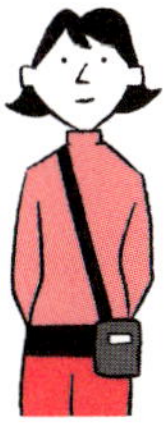

記録装置の入ったポーチつきベルトをつけて、記録装置とセンサをつなげる

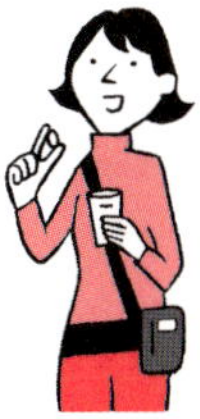

適量の水でカプセル内視鏡を飲み込む

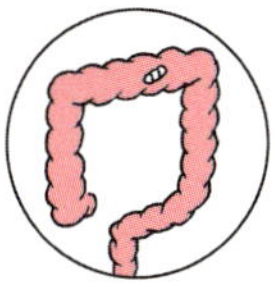

カプセル内視鏡が腸の中を移動しながら、大腸内の画像を撮影

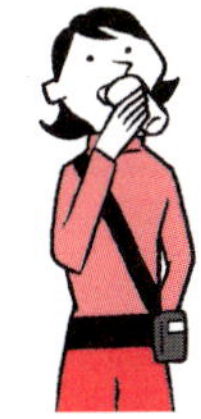

途中で腸管洗浄剤を追加。最後にカプセル内視鏡を排出して検査終了

後日

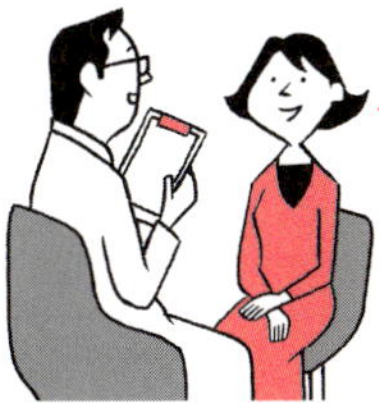

担当の医師から検査結果の説明を受ける

●大腸カプセル内視鏡

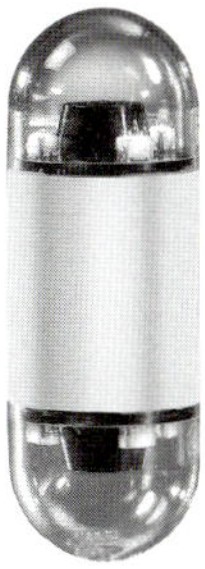

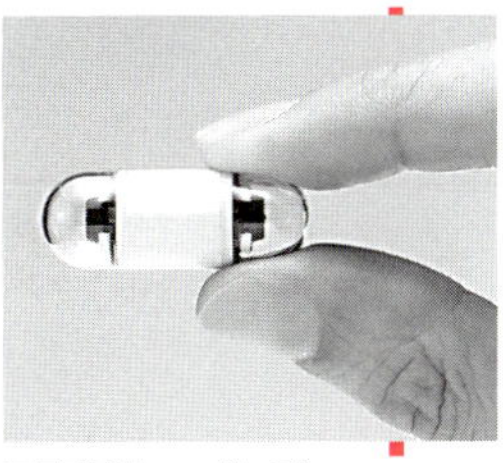

写真提供：コヴィディエンジャパン株式会社

※下剤の服用方法は施設により多少異なる

ても、通常の大腸内視鏡画像にかなり近い良好な画像が得られるようになってきています。

また、通常の大腸内視鏡検査は、大腸のひだの裏側は死角になることが懸念されていますが、大腸カプセル内視鏡ではカプセルの両端にカメラを搭載しているため、視野が広くなり、ひだ裏の観察が可能になります。両端にカメラがあることで、その発見率はおよそ60%増しになるとされています。ただし、カプセル内視鏡では、発見した病変に対し、生検や内視鏡的切除術などを行うことはできません。

大腸カプセル内視鏡検査は、通常の大腸内視鏡検査の施行が困難で全大腸の観察がなされなかった患者さんに対し、保険適用となっています。また、開腹手術を経験したことがあって器質的異常が疑われ、医師が大腸内視鏡検査が施行困難と判断した場合にも保険適用となることがあります。一方、嚥下《えんげ》がうまくできない、また腸管に狭窄《きょうさく》（狭くなること）が疑われる患者さんでは、この検査は行えません。

大腸カプセル内視鏡の課題として、下剤の使用量が多くなること、検査時間が長いことが指摘されています。現在、これら2点の改善に向けたさまざまな取り組みがなされています。飲み込んだカプセル内視鏡が自動で腸管内を進んでいく研究も活発に行われています。

今後の取り組みによりクオリティの高い検査に発展するとともに、近い将来には一般的な大腸がんの検査方法になっていく可能性もあり、たとえば深刻な医療過疎地域での大腸がん検診に対する活用などに期待がかかります。

大腸がんのバイオマーカー

早期発見、早期治療が治癒に結びつく可能性が高い大腸がんでは、精度の高い検査方法を求め、バイオマーカーを利用する検査法開発にも、多くの研究が進められています。

現在、大腸がんの検診で一般に行われているのは便潜血検査（免疫法）（21ページ参照）ですが、さらに精度の高い検査方法の研究・開発に各国の専門家が取り組んでいます。

それぞれのがんで、患者さんの便や血液に特有の物質（たんぱく、ＤＮＡ、ＲＮＡなど）が現れることが知られていて、それらの物質をバイオマーカーと呼び、バイオマーカーを利用した検査方法の開発が積極的に行われています。

便中バイオマーカーで、最も多くの研究が行われているのは、便ＤＮＡです。便ＤＮＡの感度が92％であるとの報告（Imperialeら）を受けて、米国においては安全性と有効性があると判断され、２０１４年にExact Science社の便Ｄ

■大腸カプセル内視鏡検査と通常の大腸内視鏡検査のメリット・デメリット

	大腸カプセル内視鏡検査	大腸内視鏡検査
メリット	・痛みや恥ずかしさがほとんどない ・身体的な負担が少ない ・大腸のひだ裏も観察できる	・検査精度が非常に高い ・組織の採取やポリープ切除が可能である
デメリット	・組織の採取やポリープ切除はできない ・下剤の量が多い（平均で3.8～4 ℓ）。通常の大腸内視鏡検査の2倍量に相当	・医師の技量で精度が左右される ・そのため、痛みを伴うことがまれにある（その際には鎮痛・鎮静薬を用いることがある） ・恥ずかしさを感じる人がいる

■大腸がんの画像比較

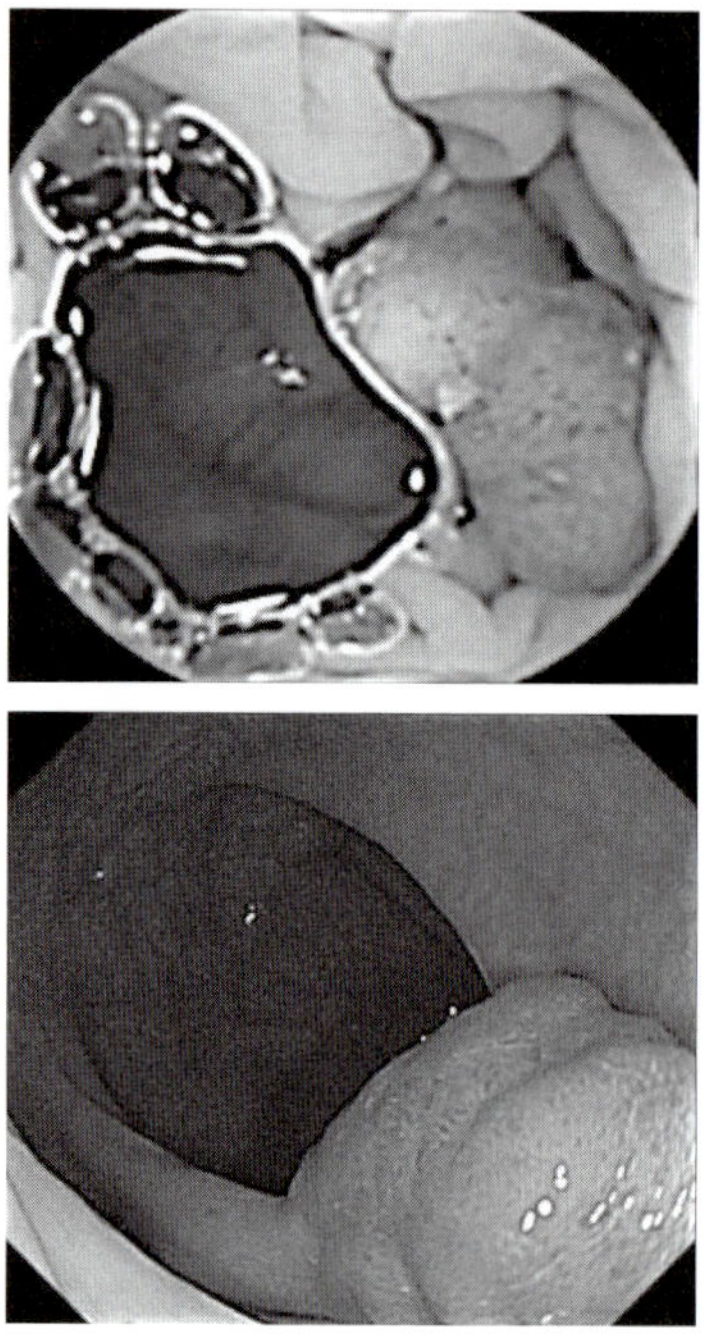

上が大腸カプセル内視鏡、下が通常の内視鏡による大腸がんの画像

NA検査が正式にFDA（米国食品医薬品局）によって認可されました。

しかし、特異度は87％と、便潜血検査の95％よりも劣る成績であり、偽陰性者が約3倍出現する可能性があります。また、1検査に599ドルを要し、非常に高コストです。これらの理由のため、実臨床の現場での登場にはもう少し時間がかかるでしょう。検査の精度はとても良好であるだけに、特異度の向上と、コスト面の改善に向けての研究の進歩が期待されます。

便RNA検査は一般的に比較的安価な検査法です。メッセンジャーRNA（mRNA）のほかに、近年ではmRNAよりも安定性に優れているマイクロRNA（miRNA）にも注目が集まっています。感度・特異度で便潜血検査に及ばないものの、便潜血検査で陰性の場合に、ある一定の頻度で大腸がんを発見できることから、大腸がん発見の上乗せ効果を見込んで、活用する方法が実用的と考えられます。

便たんぱくバイオマーカーとしてはラクトフェリンやカルプロテクチンなどがあります。

さらに、血液中のバイオマーカーの研究も行われています。これまで血液検査では、ある程度進行したがんを発見することはできるものの、早期がんの発見はやや難しいのではないかと考えられてきました。しかし、血液中のマイクロRNAを用いることで、早期発見の可能性が高まってきています。わずかな量の採血でマイクロRNAを調べ、大腸がんを含むさまざまながんの早期発見に役立てようという研究が、当院・研究所を中心として進んでいます。

大腸がん検診における便潜血検査は有効で簡便、低コストで行える、対策型検診としてなくてはならない検診方法です。その普及を目指すとともに、将来の大腸がん検診として、新たな検査法であるバイオマーカーについてのコスト面、検査精度のさらなる向上が期待されます。

（角川康夫・中村佳子・居軒和也・高丸博之・松本美野里・松田尚久・斎藤 豊／内視鏡科）

＊感度と特異度

感度と特異度は、検査の精度を示す指標の一つです。感度はがんにかかっている人を正しく陽性として判定する割合、特異度はがんにかかっていない人を正しく陰性と判定する割合を示します。感度の高い検査は見落としが少なく、特異度が高い検査は確定診断として有効です。

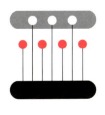

これからのESD（内視鏡的粘膜下層剥離術）

Ⅰ Ⅱ Ⅲ
（臨床試験の進行段階）

各種デバイスの開発や、転移・再発のリスクファクターの解明などにより、早期大腸がんに対するより安全なESDの確立、適応の拡大に大きな期待が寄せられています。

今日の大腸ESD（内視鏡的粘膜下層剥離《はくり》術）の確立と普及の基礎となったのは、ITナイフ*を用いた胃ESDといえます。そのITナイフの開発、初の臨床への応用は、国立がん研究センターで行われました。その後、私たちは、大腸内視鏡治療の分野でも、ESDを安全に行うことができるようにCO_2（炭酸ガス）送気やバイポーラ高周波ナイフ（Bipolar knife）などを開発し、患者さんの負担の軽減や技術の向上を実現してきました。ESDの進歩、安全性の向上には、内視鏡機器、関連デバイス**の開発が欠かせない条件となっています。

専門的な技術が要求され、難易度が高いとされるESDですが、標準化を目的とした技術の確立に各国が取り組んでいます。たとえば、海外では、トラクション（Traction：病変を牽引《けんいん》して手技を安全に進める工夫）を用いたロボット支援下のESDの試みが進んでいます。日本においてもマルチタスク内視鏡システム（Endo SAMURAI）や九州大学らのグループから、同様のコンセプトのESDが報告されています。これらの技術の研究や開発は、特にこれからESDをスタートする医師にとって、今後の一つの潮流となることが予想されます。

ESDの深刻な合併症は穿孔《せんこう》や後出血であり、これを防ぐ技術やデバイスの開発が一つの進化の方向性といえます。現在各国で試みられている取り組みを背景に、将来的には、ESDがさらに発展し、たとえば外科の自動縫合器のように切除と縫合が同時に行えるデバイスが開発されれば、ESDの位置づけは大きく変化を遂げると考えられます。現状のESDのように匠《たくみ》の技が必要とされることがなくなる、さらに、場合によって腸壁の全層切除となったときでも、問題なく誰でも安全確実に早期大腸がんの治療が可能になっていくと期待されます。

しかし、全層切除に関しては以前から技術開発、動物実験が行われていますが、臨床応用へのハードルが今なお高いという状況です。

直腸がんでは、経肛門的内視鏡下マイクロサージェリー（Transanal Endoscopic Micro-surgery：TEM）が、最も低侵襲の手術として欧米で普及しています。この手術の利点の一つ

*ITナイフ：針状ナイフ先端に絶縁チップを装着し、穿孔の危険性を低下させたナイフ
**ESDデバイス：内視鏡先端にとりつけESDに用いられる処置具の総称

は、外科的縫合が可能なため全層切除も施行できる点にあります。ただし、縫合が可能とはいえ、腺腫やＴｉｓ（粘膜内がん）に対して全層切除は患者さんにとっては侵襲的であり、粘膜下層までの切除が望ましいと考えられます。したがって、いかに簡便な切除手技が発達したとしても、全層切除という方向性ではなく粘膜と粘膜下層のみを切除するというＥＳＤのコンセプトは今後も継承されると推測されます。

　一方、直腸がんに対する外科手術は侵襲的であり、欧米では、局所切除＋化学放射線療法（ＣＲＴ）が多く施行されています。直腸では、内視鏡治療による治癒が望めない場合でも、人工肛門やＱＯＬ（生活の質）の観点から、外科手術を拒否する患者さんが多くみられます。その反面、そうした患者さんに対して外科的切除を行った場合には、結腸がんに比較して転移や再発が多いことが報告されています。大腸がんに対する化学療法の進歩はめざましく、直腸がんに対してＥＳＤを行った患者さんに化学療法を併用する臨床試験がスタートしています。今後、標準治療の一つに加えられる可能性が高くなっています。

　さらには将来的に転移・再発のリスクファクターが遺伝子的に解明されれば、侵襲的な外科手術を回避し、低侵襲の内視鏡治療で対応可能な病変の、飛躍的な増加が予想されます。

　国立がん研究センター連携企業ラボラトリとして、２０１７年９月より新研究棟にオリンパスラボが常駐することとなりました。また東京大学、山口大学の獣医学部と共同研究を締結し、未来内視鏡機器の開発と臨床研究を加速度的に推進していくことをミッションとし、取り組んでいるところです。

（斎藤豊／内視鏡科）

直腸早期がんのESDによる治療

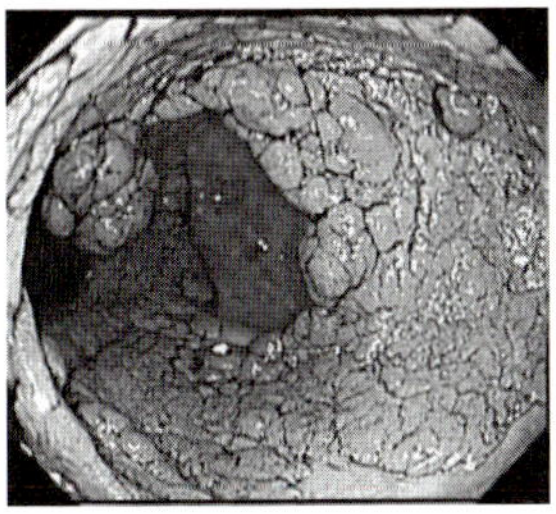

直腸の大腸壁にぐるっと広がった全周性の早期がん

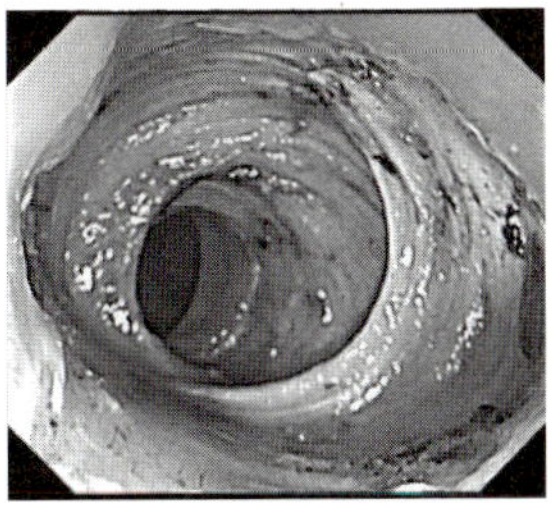

ESDで安全に一括切除が完了した。切除後潰瘍《かいよう》面は穿孔《せんこう》や筋層の損傷も認めない

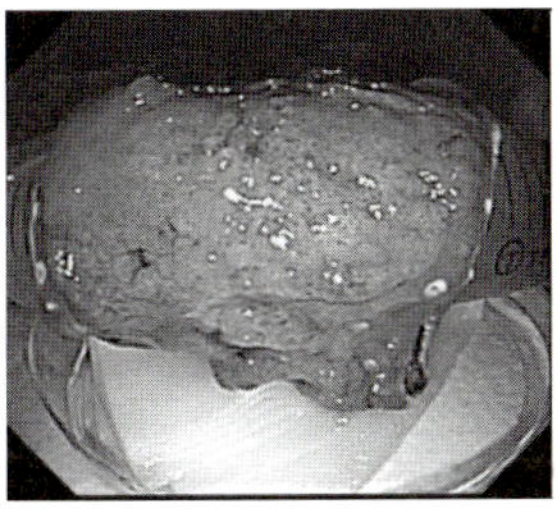

ESDで一括切除されたがん。全周性病変を筒状に切除している

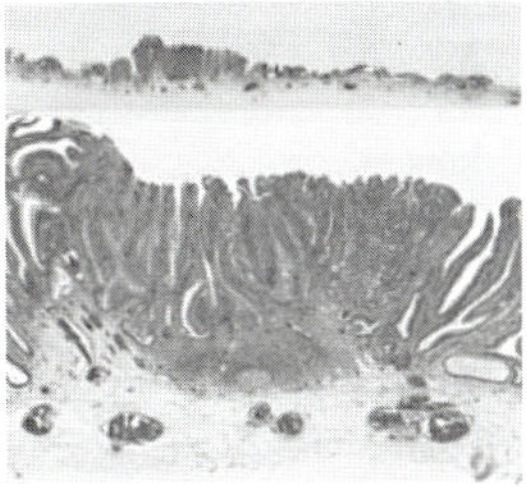

病理組織学的に、粘膜内に限局した高分化管状腺がんであり治癒切除が得られた

ロボット支援下手術

次世代の大腸がん手術の低侵襲手術において、その一翼を確実に担っていくのがロボット手術であり、従来の腹腔鏡下手術より精度の高い手術が可能になると考えられます。

前立腺《ぜんりつせん》がんなど一部のがんの治療で行われていた「ロボット支援下手術（ダビンチ手術）」が、大腸がん、特に直腸がんを対象とした手術に普及してきています。日本では、２００９年に大腸がんに対する最初のロボット支援下手術が実施されました。当施設では、２０１４年3月から直腸がんに対して導入され、２０１７年12月現在までに80例実施し、いずれの患者さんも元気に退院することができています。

大腸のなかでも直腸は骨盤の深い部位に位置しており、手術の難易度は高くなります。一方、近年は、直腸がんに対しても、患者さんに負担をかけない腹腔鏡下手術が広まっています。ダビンチサージカルシステム（次ページ写真）は、腹腔鏡下手術に含まれる手術といえます。この手術は、体への負担が少ないだけでなく、高解像度の３Ｄ画像、自在に曲がる器具、手ぶれを除去するシステムなどのロボット技術によって、通常の腹腔鏡下手術で認められる欠点（右表）を克服することができます。それにより、従来の腹腔鏡下手術より、さらに精度の高い手術が可能となると考えられています。

執刀医である術者は手術台から離れたボックス（サージョンコンソール）に座り、カメラが映し出す画像を見ながら、そこに設置された器具を使って手術を進めていきます。手の動きは、そのまま手術台の上に設置された手術装置（ペーシェントカート）に伝わり、ロボットの手を借りて、実際の手術として再現されます。

当院大腸外科では、この手術が新規治療であることから、まずは臨床試験としてその安全性を確認し、その結果、術後の後遺症が少ないこ

腹腔鏡下手術の欠点

・市販の２Ｋハイビジョン画質で行われることがほとんどであり、視野角が狭く、２次元であるため空間認識が難しい

・対象となる臓器を詳細に観察するにはカメラを近接せざるをえないため、手順に沿った視野の確保や手術中の操作が制限され、狭い視野外での操作により何らかの症状がおこることがある

ダビンチ手術システム

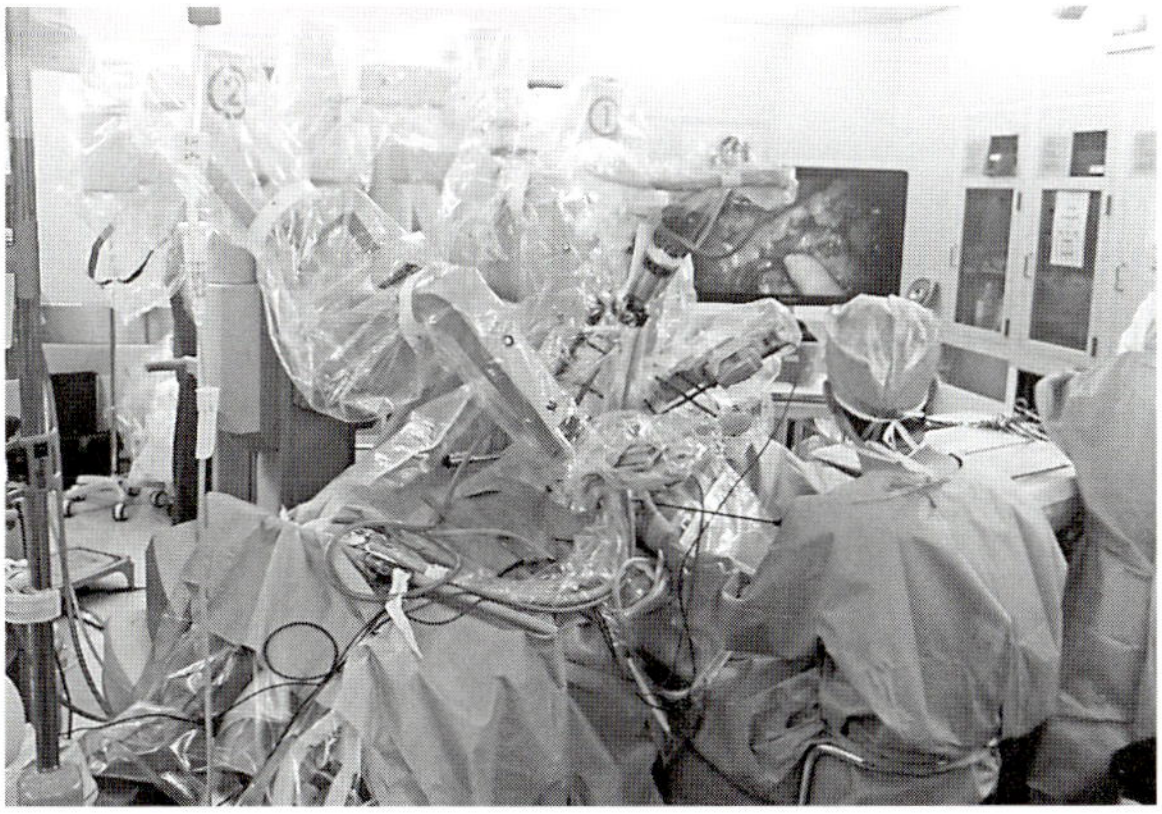

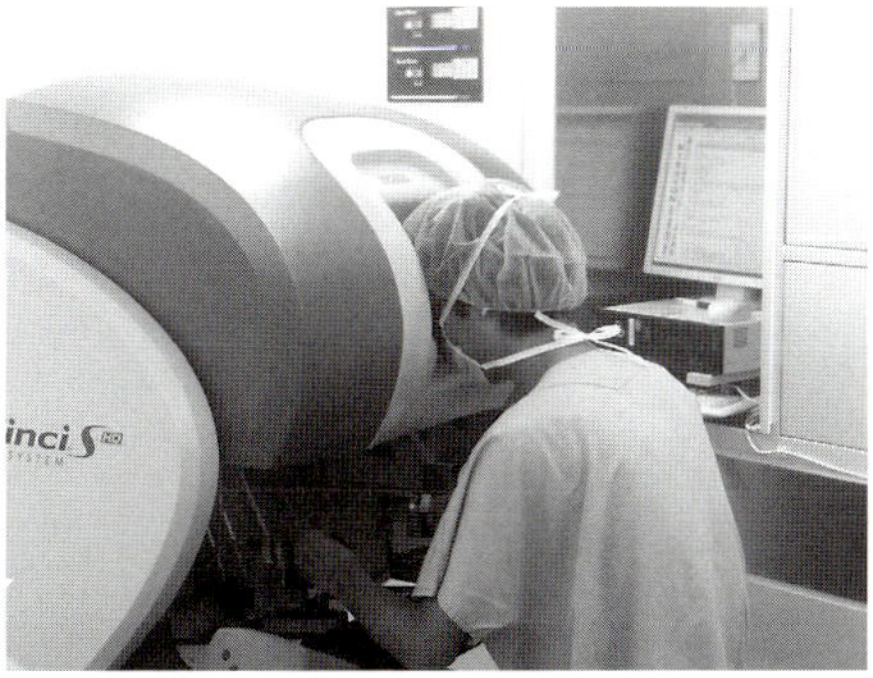

当院のロボット支援下手術。サージョンコンソールに術者が座ってロボットを操作する

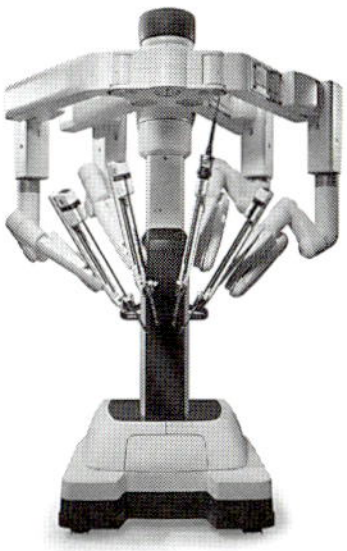

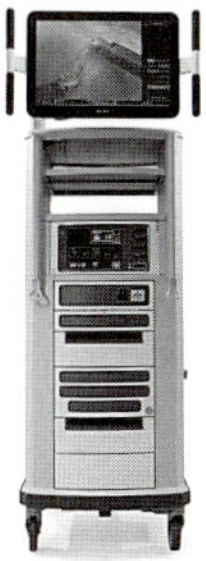

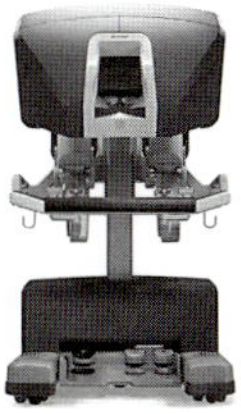

手術支援ロボット「ダビンチサージカルシステム」は、アームをもつ手術装置(ペーシェントカート)、ビジョンカート、術者の座る操作部(サージョンコンソール)で構成される

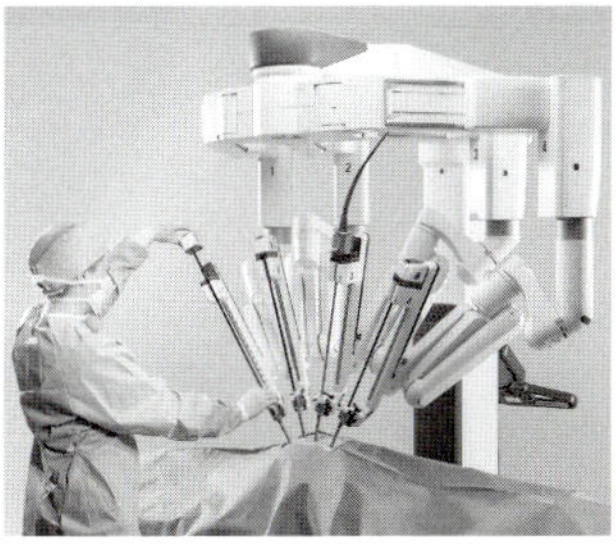

とが明らかになっています。

２０１６年７月には、大腸がんロボット支援下手術の医師向けトレーニング症例見学施設として認定を受けました。日本国内の認定では、静岡がんセンターと藤《ふじ》田《た》保健衛生大学病院に次いで3施設目となります。ロボット支援下手術では執刀医に実際の触覚がなく、操作次第では大きな危険を伴う可能性があるため、当科のような症例見学認定施設を含んだ専用施設で一定期間のトレーニングを受け、認定された医師でなければ行うことができない体制がとられています。

手術創が小さいため、美容面で優れており、術後の痛みが少なく回復が早いことは腹腔鏡下手術と同様です。直腸がんに対しては、ロボットの支援による繊細な手術で、排便・排尿・性機能にかかわる自律神経の機能温存が期待されていますが、現在は、保険適用をまだ得られていない極めて先進的な治療法です。

ロボット支援下手術の大きな問題点はコストであり、開腹手術の数倍のコストに見合うほどのメリットを証明するためには、今後の前向きな検証試験が必要です。

（金光幸秀／大腸外科）

次世代の腹腔鏡下手術システム

次世代の大腸がん手術の方向性として、画像の超高精細化への進化が考えられます。8Kスーパーハイビジョン技術の腹腔鏡下手術への応用で、より緻密《ちみつ》な手術が期待できます。

2002年にNHK放送技術研究所によって、次世代放送システムとして開発された8Kスーパーハイビジョン技術（以下、8K技術）では、現在市販されている2Kハイビジョンに比べて16倍にあたる3、300万画素の超高精細映像となるだけでなく、自然界の色が実物に限りなく近く表現できる「広色域」、速い動きもスムーズにとらえる「高フレームレート」、明暗をくっきりと表現できる「高ダイナミックレンジ」といった特徴があり、医療分野へのさまざまな利活用が期待されています。

当院では、国立研究開発法人日本医療研究開発機構（AMED）「8K等高精細映像データ利活用研究事業」の支援により、8K技術を用いた新しい腹腔鏡下手術システムの開発と高精細映像データの活用を検討する国家プロジェクト研究を開始しました（下右写真）。こうした超高

■8K腹腔鏡下手術システムの動物実験風景

8Kの映像と、そこから切り出した部分拡大像

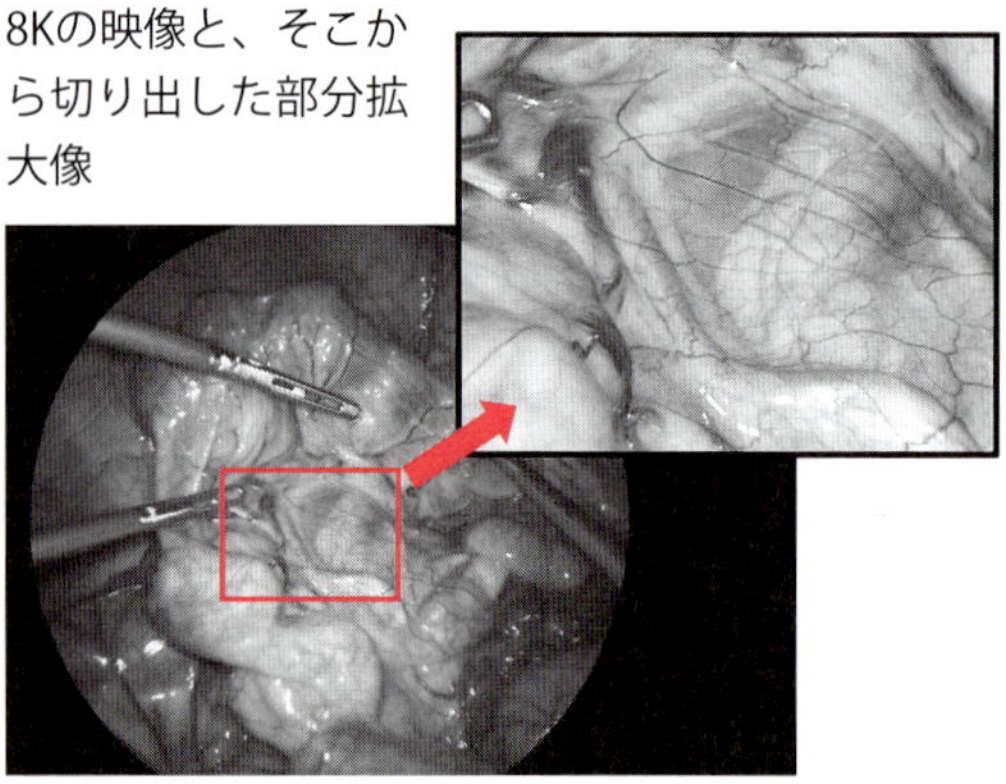

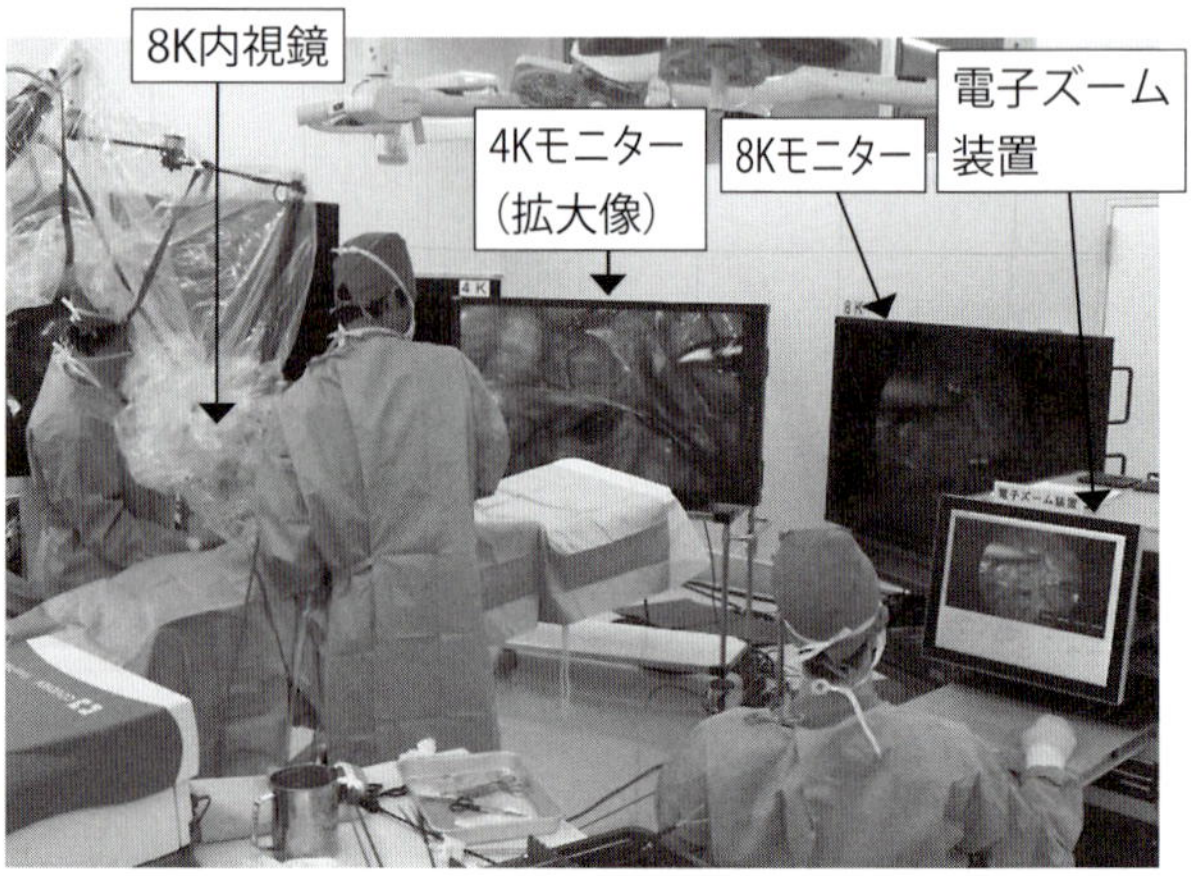

8K技術を用いた新しい腹腔鏡下手術システムの開発と、高精細映像データの活用を検討する研究の一環として行われている動物実験

8Kスーパーハイビジョンの特徴

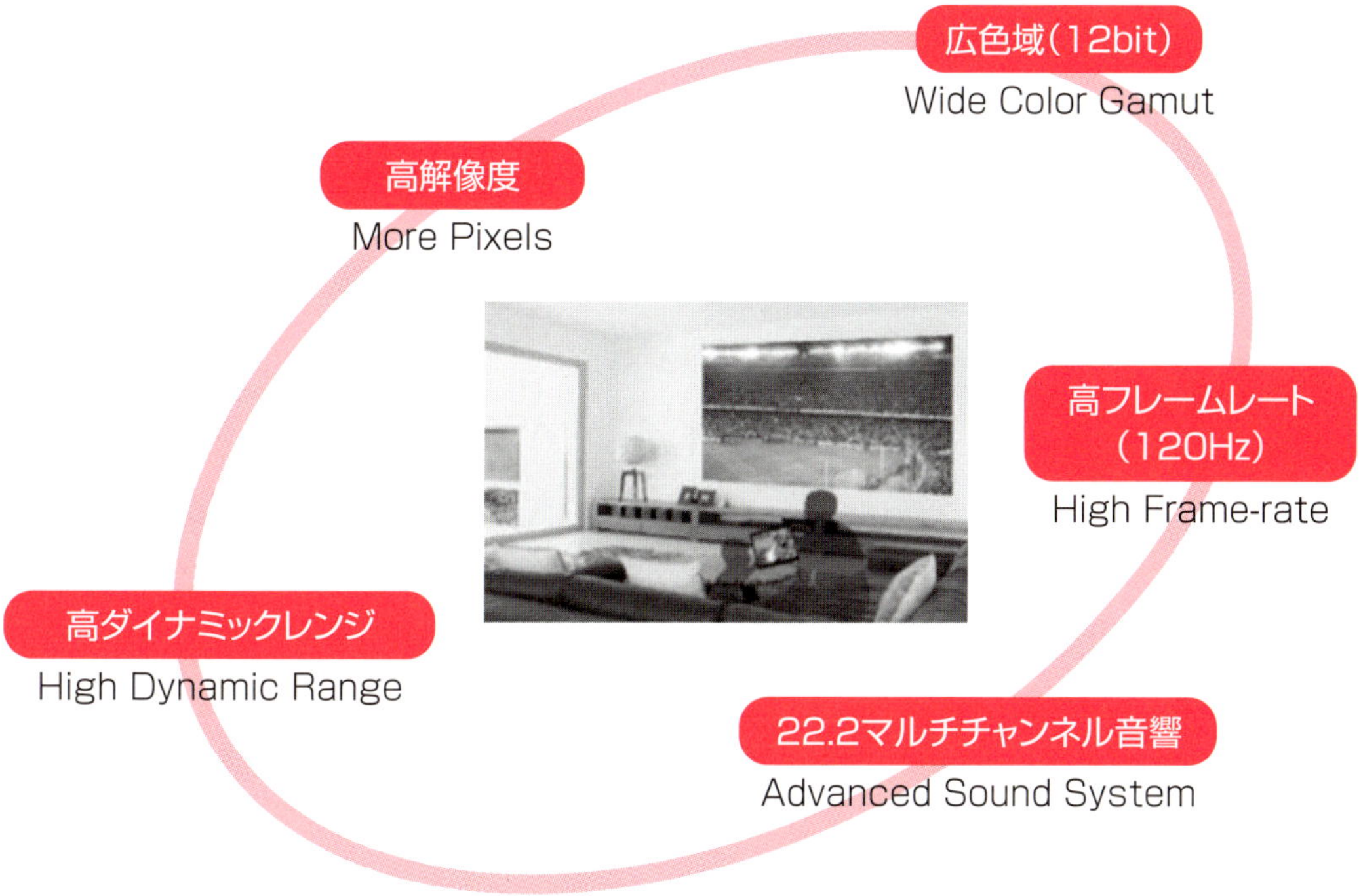

放送分野で開発されたが、医療分野へのさまざまな活用が期待されている。

精細な8K技術を腹腔鏡下手術に応用することにより、従来の腹腔鏡とは比べものにならない超臨場感が生まれ、手術がさらに緻密となります。

8Kカメラの高解像性能を活用した術野全体と、施術部位近辺の同時表示が可能なシステム（前ページ左写真）の開発によって広い手術空間を一度に視認することができ、従来の腹腔鏡下手術の欠点（126ページ参照）を克服して、合併症が少なくなると予想されます。また、病変部とリンパ節の切除が適正に行えることで根治性（がんが治ること）がより高まることや、肉眼では見えにくい神経にかかわる手術においても、超高精細かつ広色域な映像の特色を十分に活用した精度の高い手術が可能になるため、機能温存についても向上が期待されます。さらに8K技術の小型化が進めば、腹腔鏡のみならず顕微鏡を扱う外科手術や検査内視鏡分野への応用も期待されています。

こうした高度な技術が活用される一方で、標準手術である開腹手術でしかできない領域の細分化もまた進むと考えられます。大腸がんの次世代手術に向け、外科医には、新たな技術への対応とともに、従来の伝統的な技術の研鑽《けんさん》が求められます。

（金光幸秀／大腸外科）

BRAF阻害薬

Ⅰ Ⅱ Ⅲ
（臨床試験の進行段階）

BRAF遺伝子変異の検査の導入が模索されるなか、大腸がんに対するBRAF阻害薬は、単独使用ではなく、より効果的な併用薬の研究が進められています。

がん遺伝子の一種であるBRAF遺伝子によってつくられるBRAFたんぱくは、主に細胞の分裂や増殖にかかわっています。BRAF遺伝子に変異がみられると、BRAFたんぱくが過剰に活性化され、がん細胞の増殖が促進されてしまいます。

BRAF遺伝子変異をもつがんとしては、皮膚のがんである悪性黒色腫、甲状腺がん、卵巣がんや肺がんがありますが、大腸がんにおいても8～15％の割合でこの変異をもっている患者さんがいることが知られています。BRAF遺伝子変異がある大腸がんの場合、変異をもたない患者さんに比べて治療の効果が乏しく、予後が悪いと報告されています。

がんの増殖や進展にかかわるBRAFたんぱくを抑えてがんの悪化を防ぎ、予後を改善させる可能性があるとの考えのもと、BRAF遺伝子変異をもつ患者さんに対する治療薬として、BRAF阻害薬の開発が進められています。

BRAF遺伝子変異をもつ悪性黒色腫に対しては、現在、BRAF阻害薬であるベムラフェニブ（商品名ゼルボラフ）が標準治療の一つとなっています。これは、ベムラフェニブを単独で使用した場合と、これまでの標準治療を比較した臨床試験によって、ベムラフェニブに、より優れた腫瘍縮小効果と予後の改善が示された

BRAF遺伝子変異のある大腸がんに対するがんの縮小効果

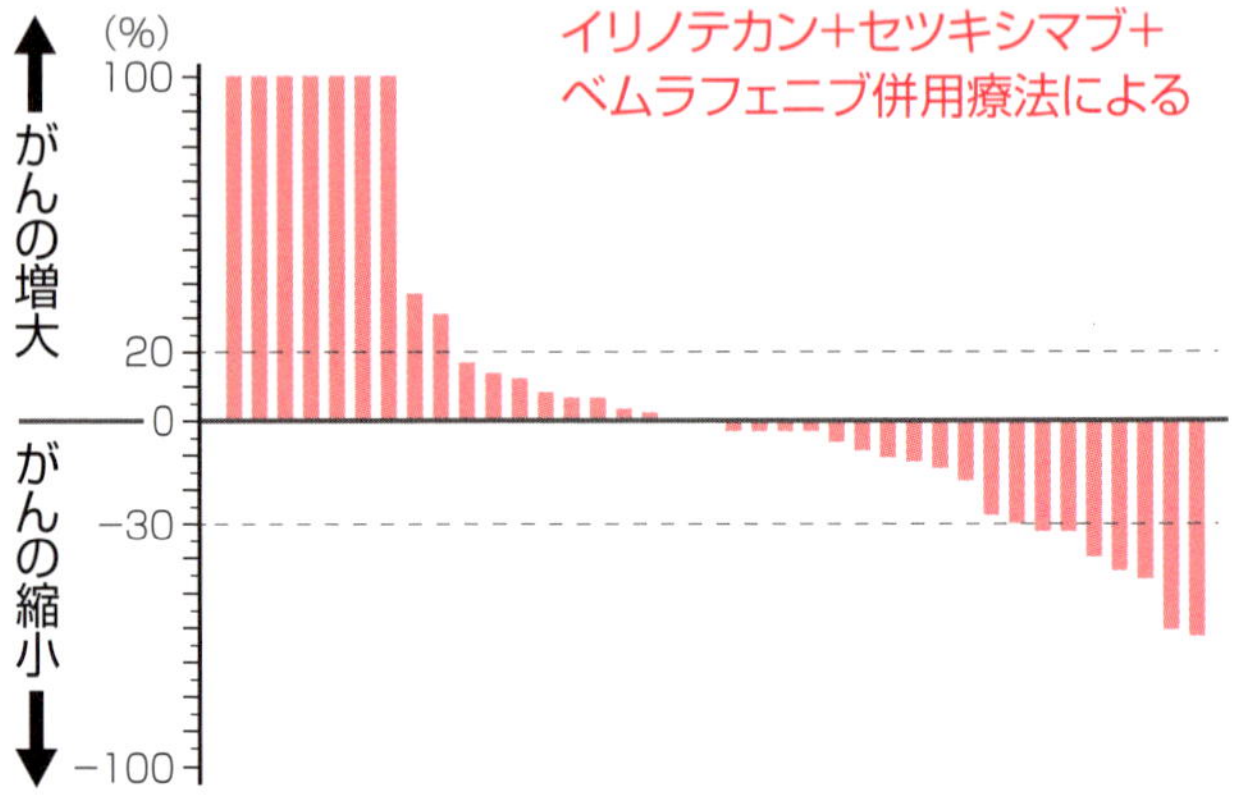

1本の棒が患者さん1人の治療前後のがんの大きさを示す。44人中7人（16％）の患者さんで30％以上の縮小を認めた。

J Clin Oncol 2017;35:suppl 4S; abstract 520.

BRAF阻害とEGFR活性化のしくみ

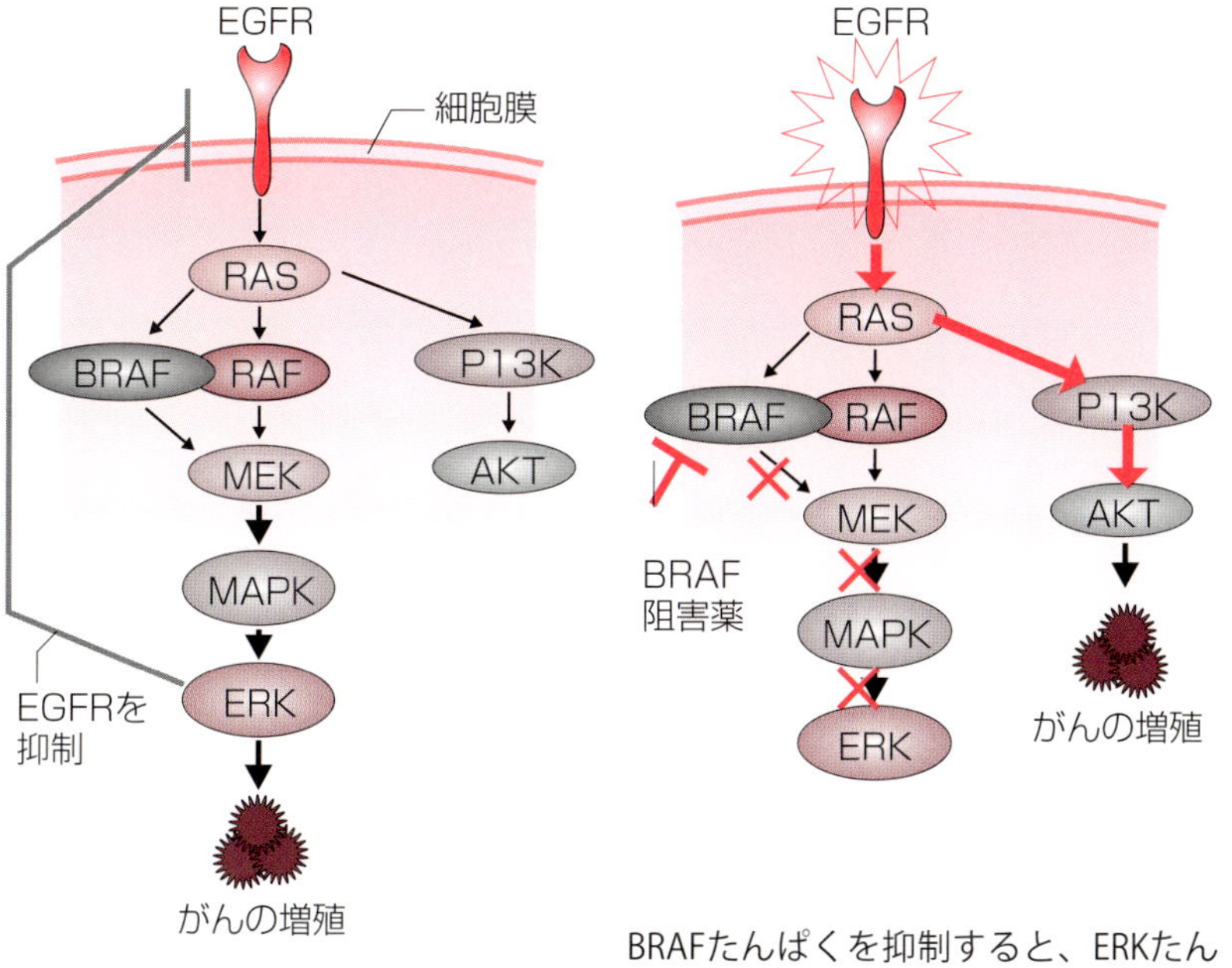

BRAFたんぱくよりシグナル伝達の先にあるERKたんぱくは細胞増殖を促進させると同時に、EGFRを抑える役割をもつ。

BRAFたんぱくを抑制すると、ERKたんぱくによる抑制がなくなり、PI３Kたんぱくなどの経路を介した細胞増殖が活性化してしまう。

ためです。

ＢＲＡＦ遺伝子変異をもつ大腸がんに関してもＢＲＡＦ阻害薬の治療開発が進められましたが、単独の使用では腫瘍を抑える効果が乏しいことが示されました。理由として、大腸がんではＢＲＡＦたんぱくが抑えられても、がん増殖のシグナル（信号）を出す経路の、より上位のたんぱくである（先行して反応を促進する）上皮成長因子受容体たんぱく（ＥＧＦＲ）が、悪性黒色腫の場合よりもより活性化してしまい、がんの増殖シグナル全体として考えると抑制効果が得られにくいためであることがわかっています。

　そこで、ＢＲＡＦのみならずＥＧＦＲも同時に抑えるといった併用療法で効果が高まるのではと期待されるなか、実際に、ＢＲＡＦ遺伝子変異を有する患者さんに対して標準治療の一つであるイリノテカン＋セツキシマブ（抗ＥＧＦＲ抗体薬）にＢＲＡＦ阻害薬であるベムラフェニブを併用することで、治療効果が高まることがわかってきています。ほかにもＢＲＡＦのさらに下位にあるＭＥＫたんぱくを抑えるＭＥＫ阻害薬との併用も研究されています。

　残念ながら、現在、大腸がんに対するＢＲＡＦ阻害薬の使用は海外でも未承認であり、また、日本ではＢＲＡＦ遺伝子変異があるかどうかを保険診療で調べることもできません。しかし、今後、ＢＲＡＦ遺伝子変異を検査し、変異があるかどうかで治療方法の選択肢が広がる可能性が期待されます。

（岩佐悟・宮本敬大／消化管内科）

抗HER2治療薬

Ⅰ Ⅱ Ⅲ
（臨床試験の進行段階）

海外では、抗EGFR抗体薬が効かなくなってしまった大腸がんの患者さんに対する、抗HER2治療薬の併用療法の有効性が示され、日本での臨床研究も開始される予定です。

がん細胞の膜には、ヒト上皮成長因子受容体（HER2）というたんぱくが存在しています。これは上皮成長因子受容体（EGFR）という膜たんぱくと似た形をしており、ほかにも類似のたんぱくが二つみつかっています。

HER2は、チロシンキナーゼ受容体というたんぱくの一種であり、HER2遺伝子によってつくり出され、細胞の分化、増殖の調節にかかわっています。HER2たんぱくが過剰に現れたり、活性化したりすることによって、細胞が異常に増殖したり、悪性化したりすることがわかっており、乳がん、胃がん、肺がん、卵巣がんなどではHER2が過剰に現れていることがあります。

このHER2たんぱくの過剰な発現や遺伝子の増幅が生じているがんに対しての治療薬として抗HER2抗体薬であるトラスツズマブ（商品名ハーセプチン）が開発され、乳がんや胃がんではその有効性が示されています。またほかにも、HER2たんぱくにトラスツズマブが結合する部位とは異なる部位に結合するペルツズマブ（商品名パージェタ）、HER2たんぱくのチロシンキナーゼを阻害するラパチニブ（商品名タイケルブ）も開発されており、乳がんに効果があることが示されています。

大腸がんに関しては、抗EGFR抗体薬の効

HER2陽性大腸がんに対するがん縮小効果

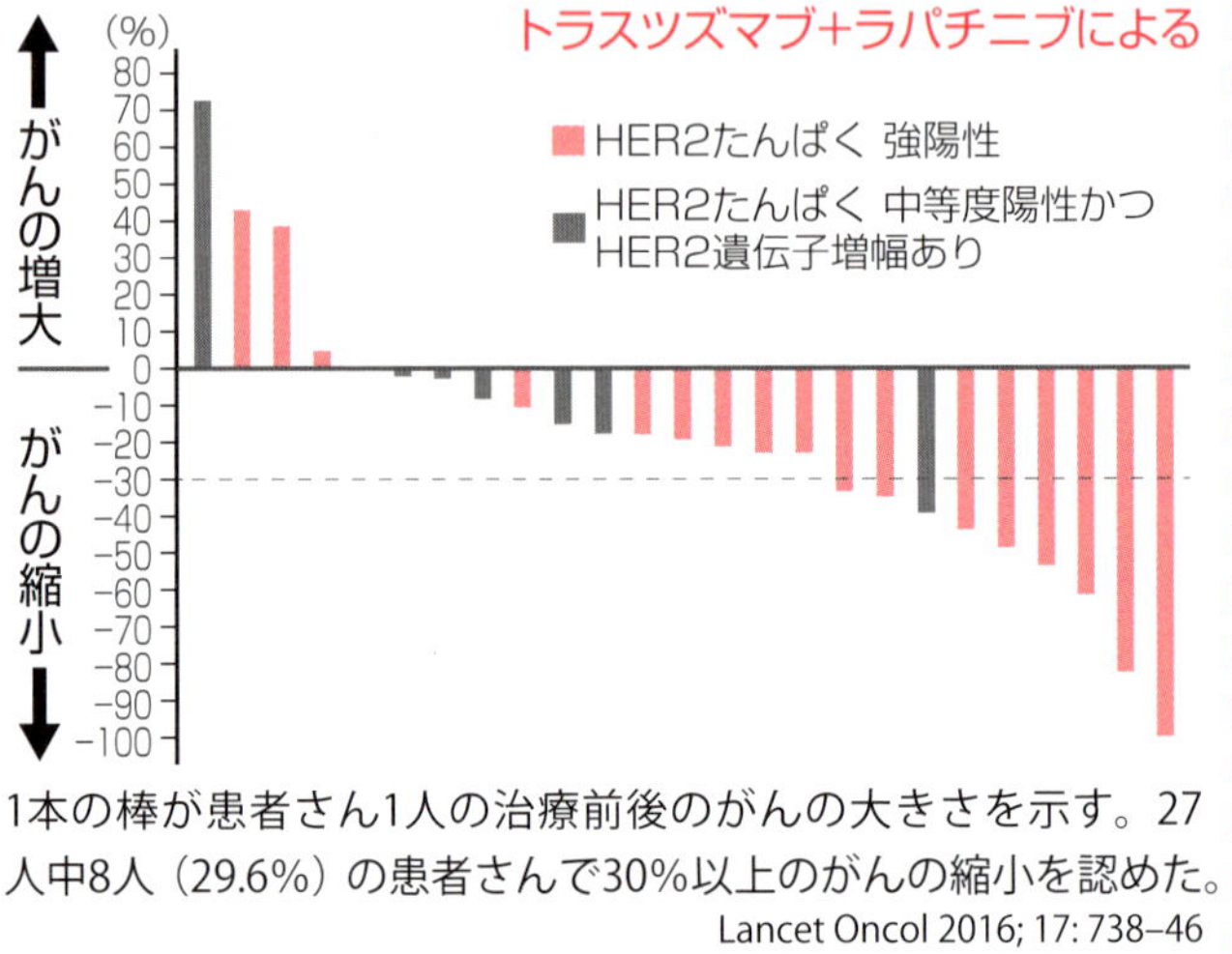

1本の棒が患者さん1人の治療前後のがんの大きさを示す。27人中8人（29.6%）の患者さんで30%以上のがんの縮小を認めた。

Lancet Oncol 2016; 17: 738–46

各抗HER2治療薬が効果を上げるしくみ

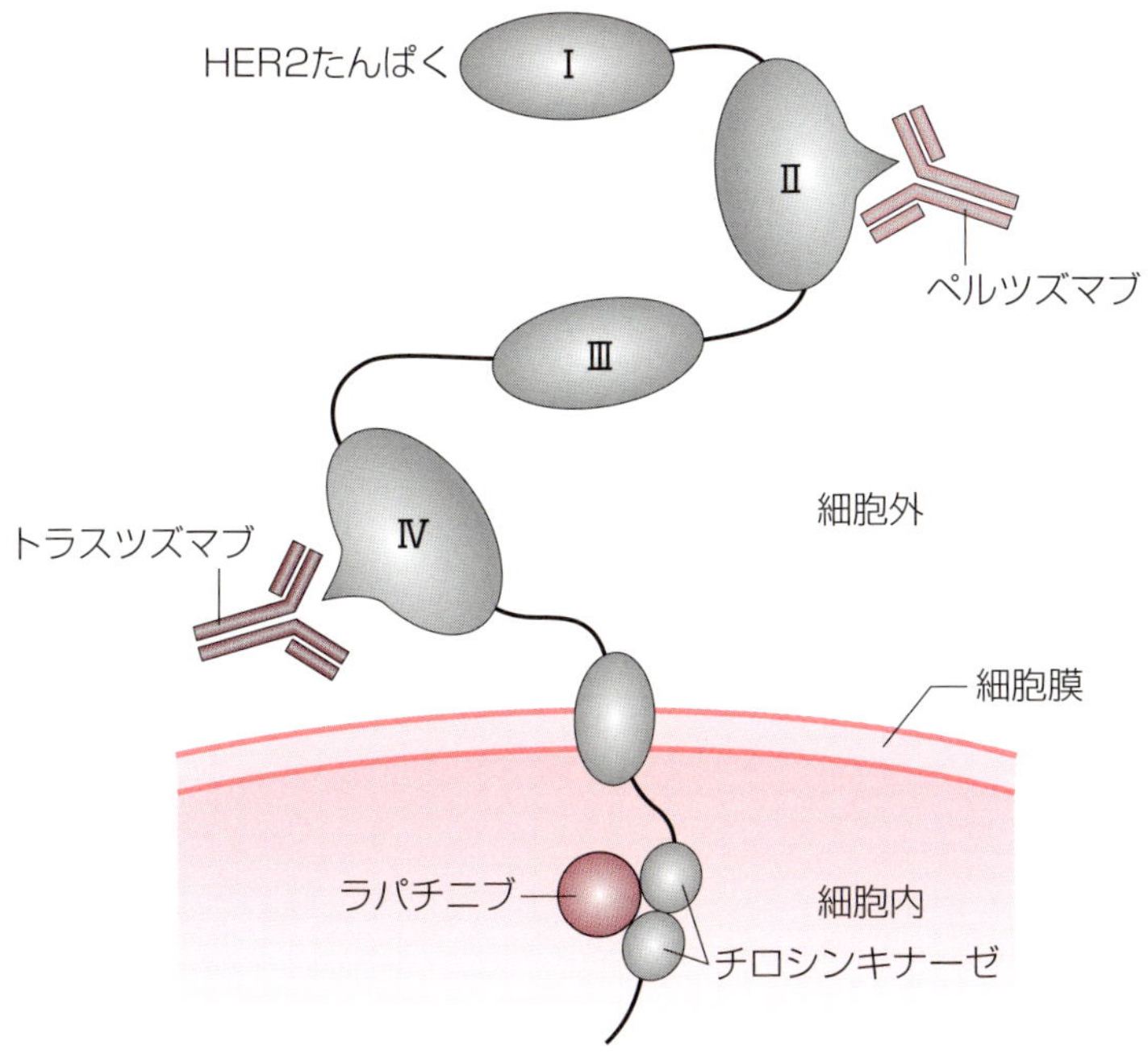

トラスツズマブとペルツズマブは、細胞膜の外にある別々の部位に結合し、ラパチニブは細胞膜の内側にあるチロシンキナーゼを阻害して細胞増殖を抑える。

果がなくなった患者さんのがん細胞にはＨＥＲ２遺伝子が増幅されていることが知られており、それに伴いＨＥＲ２たんぱくが多く発現しています。マウスを使った基礎研究ですが、ＨＥＲ２遺伝子が増幅した大腸がんに対してＨＥＲ２を標的とした治療薬を単独で使用した場合、がんは縮小しませんでした。しかし、抗ＨＥＲ２抗体薬とチロシンキナーゼ阻害薬を併用するとがんが縮小することがわかりました。これにより大腸がんのＨＥＲ２を標的とした治療に関しては、単独での治療ではなく併用療法が有効である可能性が示されました。

ＲＡＳ遺伝子変異がなくセツキシマブやパニツムマブといった抗ＥＧＦＲ抗体薬が効かなくなり、がん細胞のＨＥＲ２たんぱくが過剰に発現しているか、ＨＥＲ２遺伝子が増幅していることが示されている患者さんに、トラスツズマブとラパチニブを併用する臨床試験が海外で行われました。その結果、腫瘍が小さくなる割合が30%と良好で、大腸がんにおいてもＨＥＲ２たんぱくを標的とした治療が有効であることが示唆されています。

日本でも抗ＨＥＲ２抗体薬であるトラスツズマブとペルツズマブの併用療法の安全性と有効性を確認する臨床試験が開始される予定です。

その結果によりますが、標準治療の一つである抗ＥＧＦＲ抗体薬が効かなくなってしまった患者さんに対する、新たな治療の選択肢が増える可能性があります。

（岩佐悟・宮本敬大／消化管内科）

マルチキナーゼ阻害薬

Ⅰ Ⅱ Ⅲ
（臨床試験の進行段階）

マルチキナーゼ阻害薬では、標準治療であるレゴラフェニブに伴う手足症候群を軽減する、レンバチニブの大腸がんに対する有効性、安全性の評価に期待が寄せられています。

分子標的薬のなかには、さまざまなたんぱくを阻害することでがんの増殖を抑えるマルチキナーゼ阻害薬と呼ばれるものがあります。そのなかの一つであるレゴラフェニブ（商品名スチバーガ）が、大腸がんに対して有効性を示したため標準治療の一つとして用いられています。

レゴラフェニブは腫瘍血管新生にかかわるVEGFR-2、VEGFR-3、TIE-2、PDGFR、FGFR1などのチロシンキナーゼや、腫瘍増殖に関連するBRAF、Raf1などのセリンスレオニンキナーゼなど、多くの種類のたんぱくを阻害し、がんの増殖や進展を抑制します。

レゴラフェニブは、大腸がんに対して効果を示した一方で、頻度は低いものの重篤な肝障害、血栓症や出血をおこすことがあり、また頻度の高いものでは高血圧やたんぱく尿、手のひらや足の裏が赤くなり痛みなどが出現する手足症候群などの副作用が現れることがあります。

手足症候群は、頻度が高いだけでなく、手足の痛みで生活の質が落ちてしまい、治療が続けられなくなることもあります。特に日本人に関

■レゴラフェニブとレンバチニブの有害な副作用の比較

	レゴラフェニブ（大腸がん）（国際共同治験のうち日本人）データ数=65		レンバチニブ（甲状腺がん）（国際共同治験のうち日本人）データ数=30	
	全体の発症割合%	重篤な副作用の割合%	全体の発症割合%	重篤な副作用の割合%
手足症候群	80	27.7	70.0	3.3
高血圧	60	10.8	86.7	80
食欲不振	58.5	9.2	60.0	4
疲労	50.8	7.7	63.3	13.3
たんぱく尿	40.0	6.2	66.7	23.3
嘔気・嘔吐	38.4	4.6	46.7	0
下痢	26.2	3.1	70.0	0
口内炎	21.5	1.5	53.3	0
頭痛	7.7	0	23.3	0

レンバチニブの重篤な手足症候群の発生率は3.3%とレゴラフェニブの27.7%と比べて少ない。レゴラフェニブ／Lancet2013;381:303-312（日本人データ「スチバーガ適正使用ガイド大腸癌・消化管間質腫瘍編」より引用）レンバチニブ／N Engl J Med2015;372:621-630（日本人データ「レンビマ総合製品情報概要」より引用）

レンバチニブが作用するしくみ

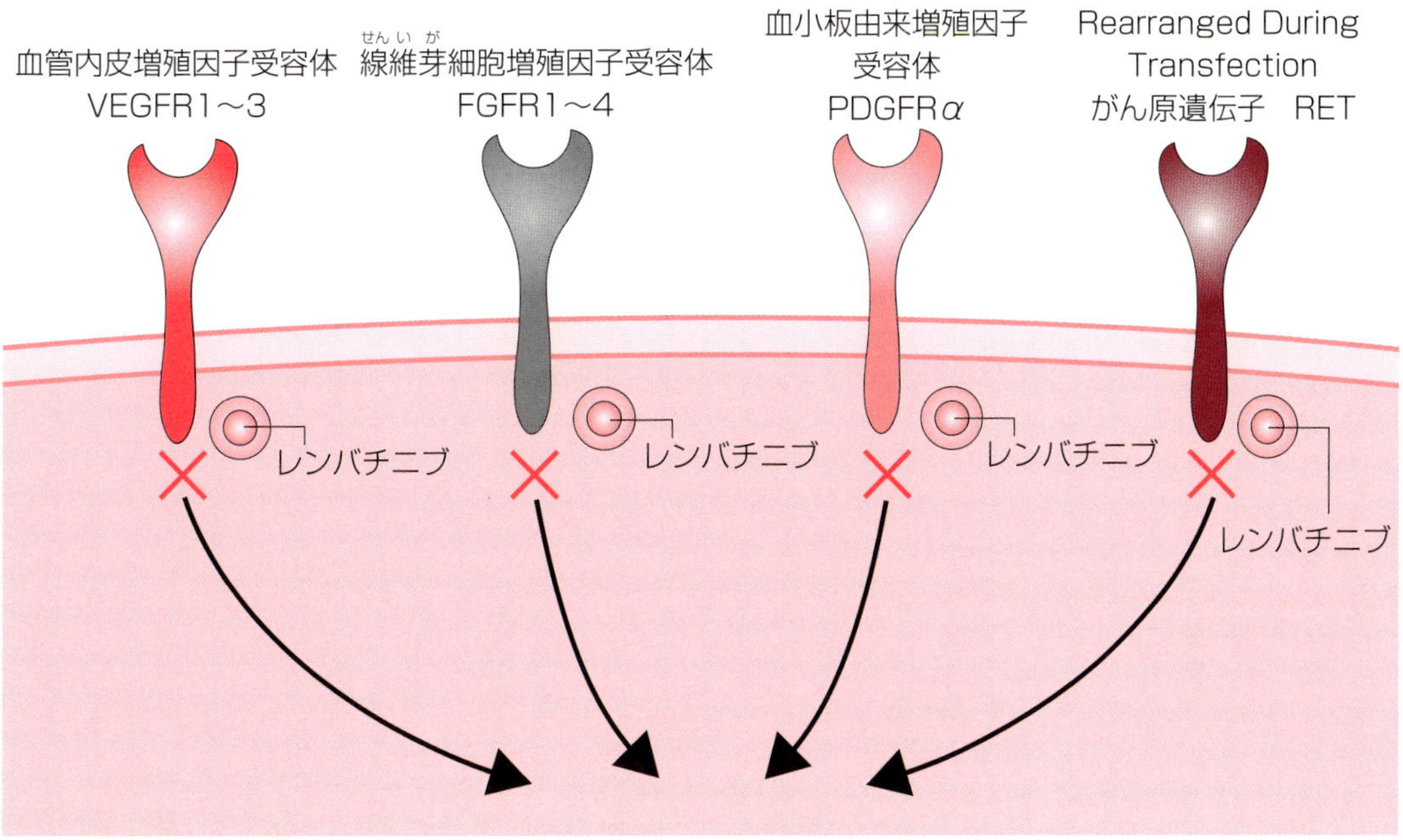

血管内皮増殖因子受容体（VEGFR1～3）、線維芽細胞増殖因子受容体（FGFR1～4）、血小板由来増殖因子受容体（PDGFRα）、Rearranged During Transfectionがん原遺伝子（RET）などの受容体チロシンキナーゼの働きを阻害し、腫瘍の増殖を抑える。

しては重篤な症状が約20％の患者さんで認められ大きな問題となっています。そのため手足症候群をうまくマネージメントし、症状を軽減することが治療継続のキーポイントの一つとなっています。担当医だけでなく、皮膚科医、看護師、薬剤師などの多職種でケアにあたり、手足症候群と上手につきあっていけるような取り組みがなされています。

　レンバチニブ（商品名レンビマ）はレゴラフェニブと同じく、マルチキナーゼ阻害薬の一つで腫瘍の増殖に必要な血管新生にかかわるチロシンキナーゼ（VEGFR、FGFR、PDGFRなど）を阻害し、腫瘍の増殖を抑えます。甲状腺がんや肝細胞がんで有効性が示されています。副作用に関しては、甲状腺がんに対する臨床試験の結果ですが、レンバチニブのほうが、レゴラフェニブで問題となる手足症候群が発生する割合が低いことが示されています。

　手足症候群の副作用が軽減でき、治療継続しやすいことから、大腸がんにおいてもレンバチニブの効果が期待されているものの、現段階では、大腸がんに関してはまだ安全性も有効性も評価されていません。目下、臨床試験が行われており、その結果により、新たな分子標的薬として使用される可能性があります。

（岩佐悟・宮本敬大／消化管内科）

免疫チェックポイント阻害薬

Ⅰ　Ⅱ　Ⅲ
（臨床試験の進行段階）

ミスマッチ修復遺伝子欠損や高頻度マイクロサテライト不安定性という特性をもった大腸がんに対する、抗PD-1抗体薬の臨床試験が進められています。

現在、さまざまながんで免疫チェックポイント阻害薬という薬の開発が進められています。

がん細胞の表面には特有の目印があり、T細胞やB細胞といったリンパ球などの免疫細胞は、その目印によりがんを異物としてとらえ、体外に排除しようと攻撃します。しかし、がんは自分が生き残るためにがん特有の目印を隠す、もしくは攻撃されないように免疫機能にブレーキをかけるしくみをもっていることがわかってきました。免疫細胞にブレーキをかけるしくみのなかで、中心的な役割を担い注目されるのがPD-1とそこに結合するPD-L1と呼ばれる免疫チェックポイント抑制たんぱくです。

がんは免疫細胞から逃れるために、PD-L1を細胞の表面にもっており、T細胞などの表面にあるPD-1と結合すると免疫細胞にブレーキがかかって、がんを攻撃できなくなってしまいます。このブレーキを外し免疫機能の正常化を目指して開発された薬が免疫チェックポイント阻害薬です。抗PD-1抗体薬であるニボルマブ（商品名オプジーボ）は悪性黒色腫、非小細胞肺がん、ホジキンリンパ腫、腎細胞がん、頭頸《けい》部がん、胃がんで、ペムブロリズマブ（商

ミスマッチ修復遺伝子欠損、高頻度マイクロサテライト不安定性をもつ大腸がんに対するペムブロリズマブによる縮小効果

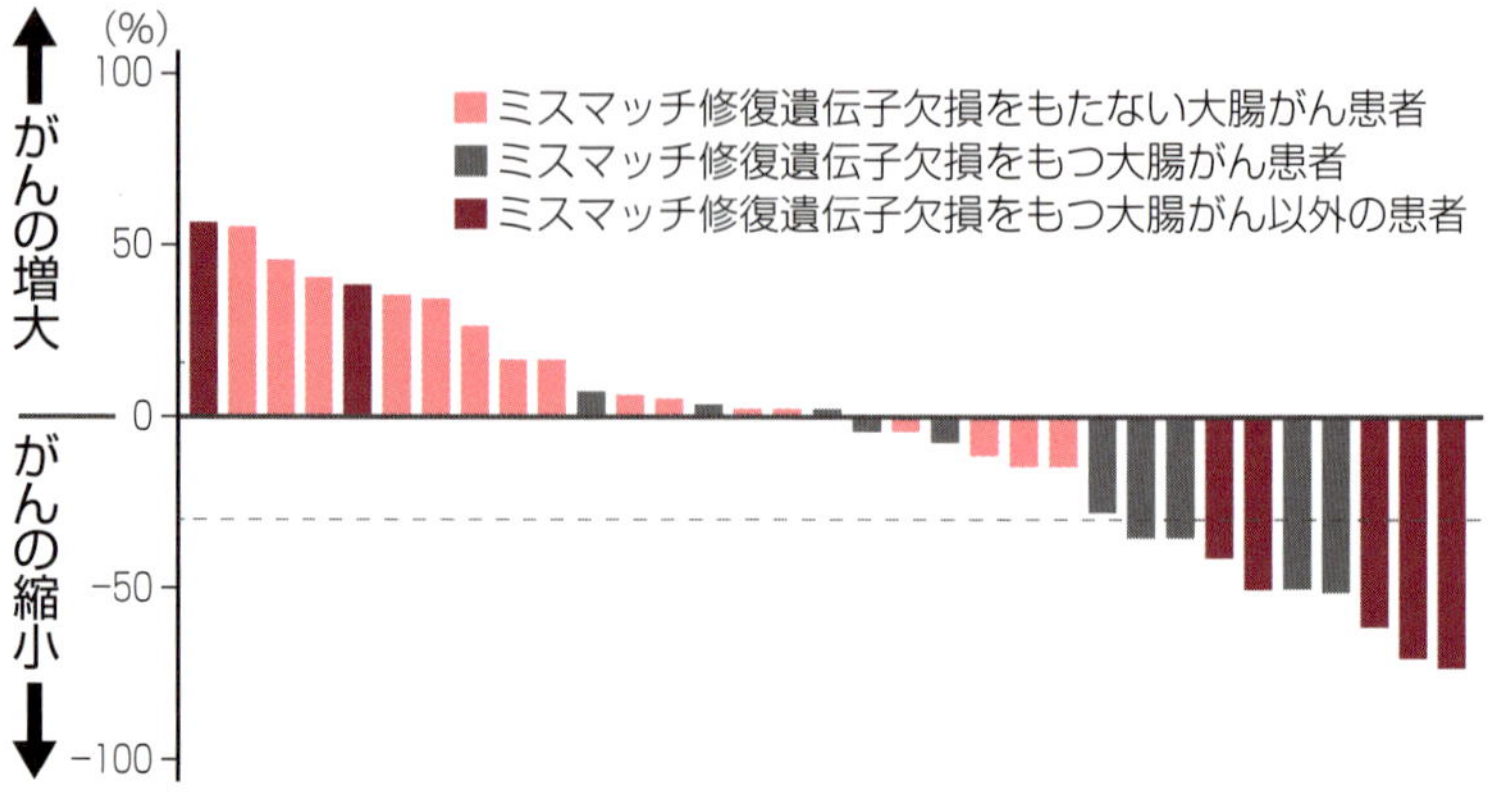

1本の棒が患者さん1人の治療前後のがんの大きさを示す。10人中4人（40%）の患者さんで30%以上のがんの縮小を認めた。 N Engl J Med 2015; 372:2509-2520

免疫チェックポイント阻害薬が作用するしくみ

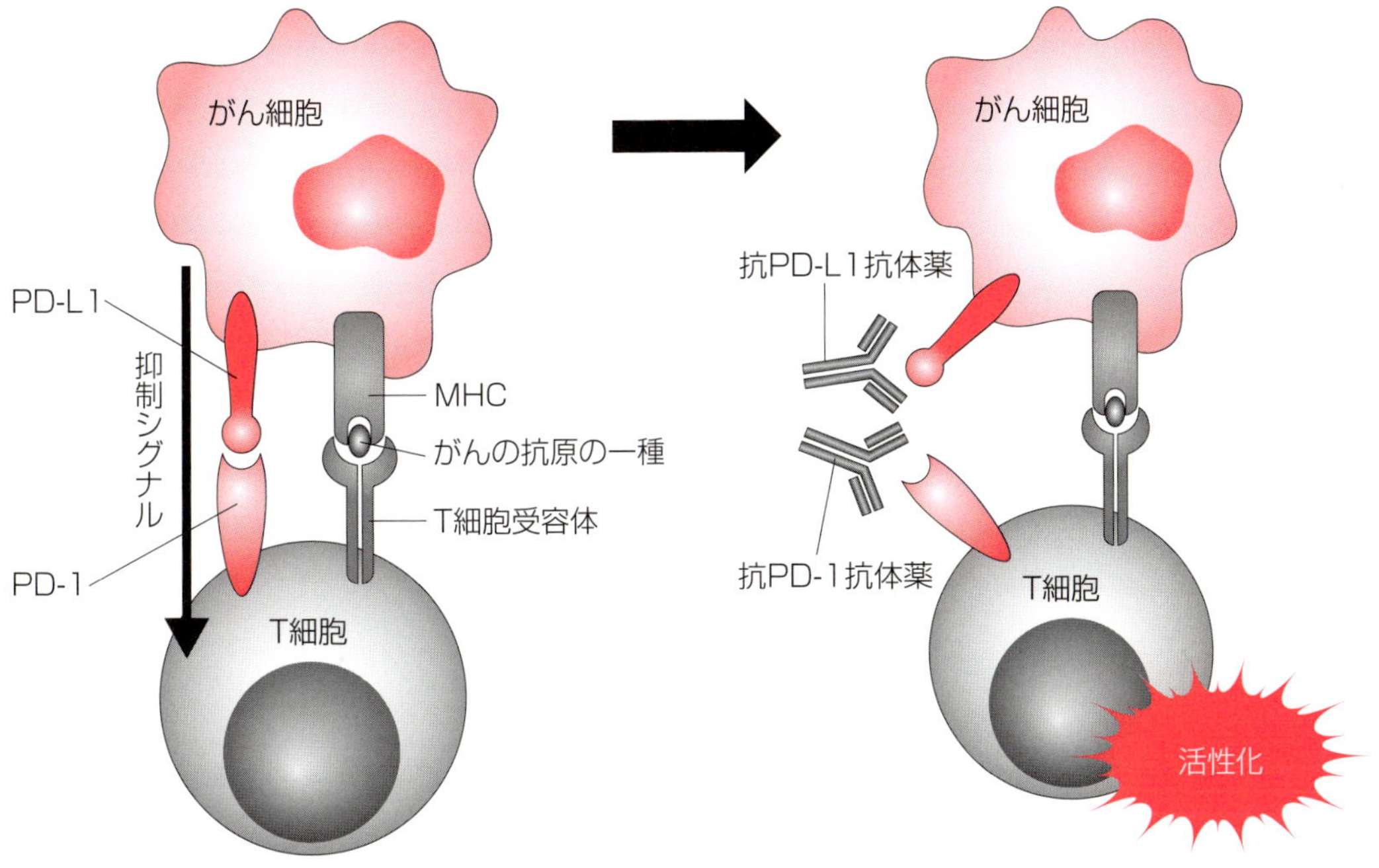

免疫細胞のT細胞に攻撃を抑制するシグナルが入り、免疫の活性化が妨げられている。

抗PD-1抗体薬・抗PD-L1抗体薬は抑制シグナルを解除し、T細胞を活性化させる。

品名キイトルーダ）は悪性黒色腫、ＰＤ－Ｌ１陽性非小細胞肺がん、ホジキンリンパ腫、尿路上皮がんで保険承認され、日本でも使用されています。乳がん、食道がん、肝細胞がんなどでも開発が進められています。ただし、ほかのがんに対しては効果が認められている抗ＰＤ－１抗体薬ですが、残念ながら、通常の大腸がんでは効果が乏しいことがわかっています。

　がんのなかには遺伝子を修復する機能が落ちているミスマッチ修復遺伝子欠損（ｄＭＭＲ）が生じている場合があります。また、遺伝子の修復が行われないために遺伝子変異が高頻度でおこってしまう、高頻度マイクロサテライト不安定性（ＭＳＩ－ｈｉｇｈ）という特性をもっているがんがあります。これらｄＭＭＲもしくはＭＳＩ－ｈｉｇｈをもつがんでは、がん種にかかわらず抗ＰＤ－１抗体薬の効果があると示されています。米国では、大腸がんを含めてｄＭＭＲもしくはＭＳＩ－ｈｉｇｈをもつがんに対しては、抗ＰＤ－１抗体薬であるペムブロリズマブが承認されています。

　現在、日本ではｄＭＭＲ、もしくはＭＳＩ－ｈｉｇｈをもつ大腸がんを対象にペムブロリズマブの臨床試験が進められ、その結果次第では日本においても使用可能になることが期待されます。

（岩佐悟・宮本敬大／消化管内科）

粒子線治療

放射線療法

Ⅰ Ⅱ Ⅲ
（臨床試験の進行段階）

がんをピンポイントで強力に狙い撃つ粒子線治療は、直腸がん術後骨盤内再発や、大腸がん肝転移に対する臨床試験が行われ、近未来における治療の有用性が検討されています。

粒子線治療は粒子線（重粒子線、陽子線）を使った放射線療法のことで、ブラッグピークという特性により、通常の高エネルギーX線と比較して優れた線量分布が得られ、有効性と安全性がともに向上するという利点があります。

X線は体内に入ると体の表面近くで放射線量が最大となり、それ以降は次第に減少していきます。一方、粒子線は体の中のある一定の深さでエネルギーのピークを迎え（ブラッグピーク）、その前後では弱く抑えられます（下図参照）。このため、がん病巣周囲にある正常臓器、あるいは、粒子線が通過する正常臓器などへの影響は抑えて、がん病巣のみに線量を集中させることが可能です。さらに、基礎実験の結果から、がん細胞に対する殺傷効果は、X線と比較して重粒子線は2〜3倍、陽子線は1・1倍であることが示されています。そこで、重粒子線はX線では効果が得られにくい腺がんなどに対しても治療効果が期待できます。

大腸がんでは、直腸がん術後骨盤内再発に対して応用が期待されています。切除可能な直腸がん術後骨盤内再発に対する標準治療は外科治療です。しかし、骨盤内臓全摘などの技術的に高難度の手術が必要となることも多く、さらに、術後の合併症が発生する確率が高まったり、ダブルストーマ（永久人工肛門と人工膀胱《ぼうこう》）の造

粒子線、X線の線量分布の特徴

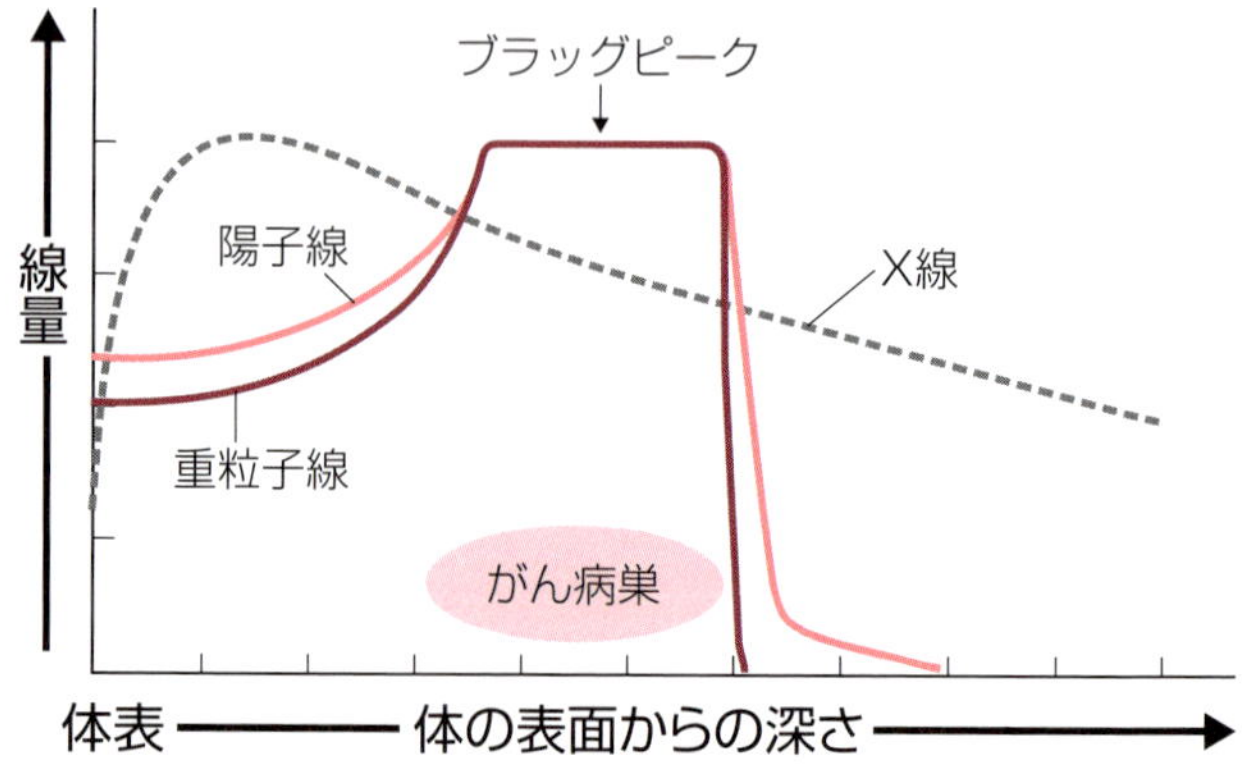

粒子線（重粒子線、陽子線）は体表付近では線量を低く、体内のがん病巣に到達したところで線量を最大（ブラッグピーク）にし、そこで止めるという調整が可能。

設が必要になったりと、術後のＱＯＬへの影響が問題とされています。

そこで、直腸がん術後骨盤内の非手術療法として、粒子線治療の開発が進められています。放射線医学総合研究所では、直腸がん術後骨盤内再発に対する重粒子線治療の臨床試験（第Ｉ／Ⅱ相）が行われました。その結果、５年局所制御率は88％と従来のＸ線治療よりも高く（上グラフ）、５年生存率も59％と手術成績に匹敵する良好な治療成績でした。また、放射線医学総合研究所では大腸がん肝転移に対しても安全性と有効性を確認する臨床試験（第Ｉ／Ⅱ相）を行い、現在、経過観察期間中です。

粒子線治療の課題として、患者さんおよび施設にとってのコストの問題があります。現在、大腸がんに対する保険適用はなく、先進医療（自己負担）として施行されています。また、粒子線治療では、粒子線を発生させ、放射線治療に必要なエネルギーまで加速するには特殊で巨大な加速施設が必要です。そのため、施設の建設コストや治療機器のランニングコストは非常に高額になります。

有効性の向上が期待される反面、正常組織に照射してしまった場合には、その影響も大きく現れます。よって、照射位置や照射線量を高い精度のもとに設定した照射が必須です。合併症について、特に重粒子線では、治療後数カ月から数年経過しておこりうる晩期の合併症の検証のため、慎重な経過観察が必要です。

２０１７年現在、国内では重粒子線５施設、陽子線14施設が稼働中と増加しており、今後、多施設共同での臨床試験を行い、粒子線治療の有用性を明らかにしていく必要性があります。

（伊藤芳紀／放射線治療科）

直腸がん術後骨盤内再発に対する治療効果

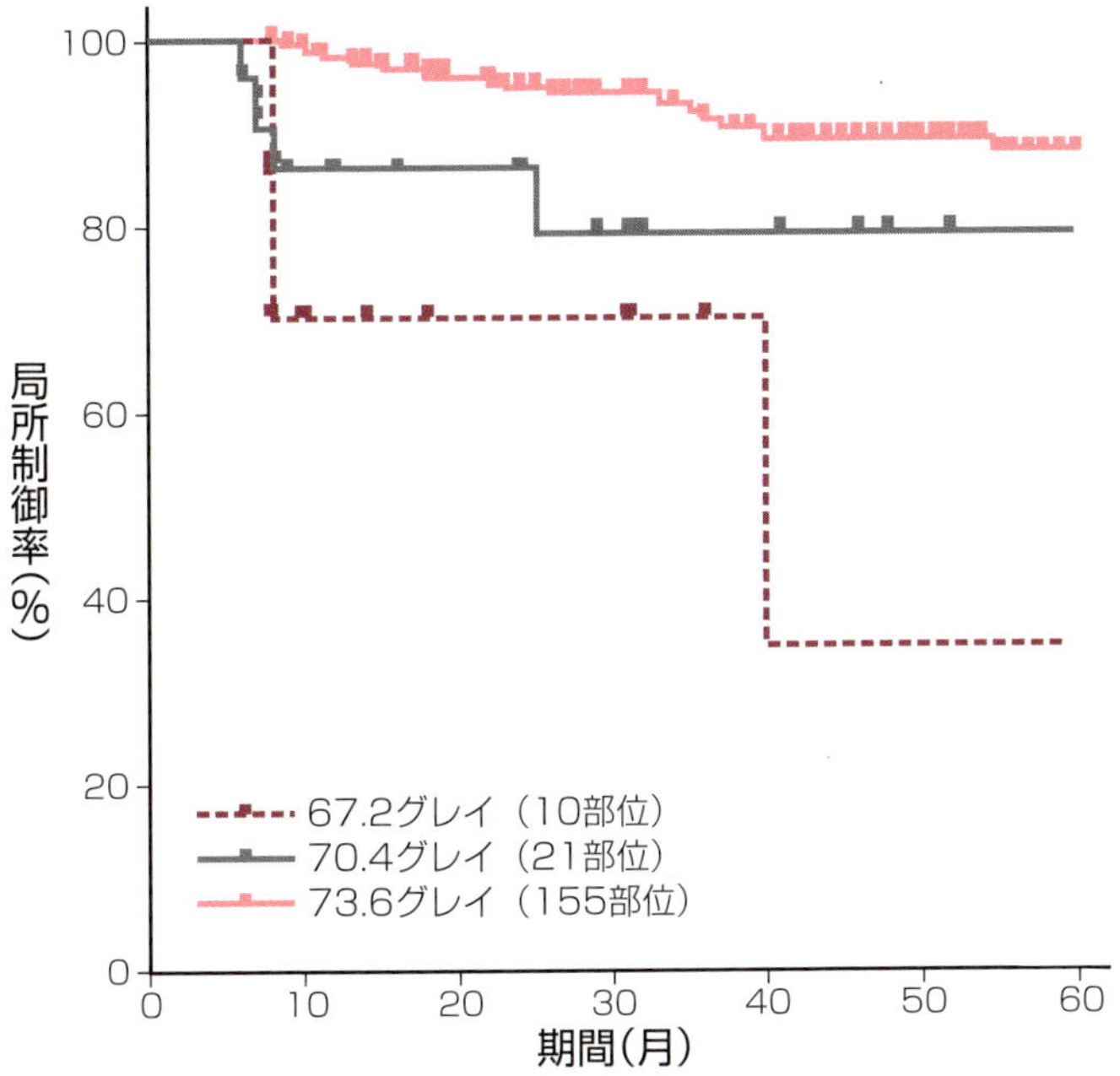

73.6グレイの照射で、Ｘ線より高い88%局所制御率（放射線を照射した部位から、がんの再発または再燃がない割合）が得られた。

Yamada S, et al. Int J Radiat Oncol Biol Phys 96:93-101, 2016

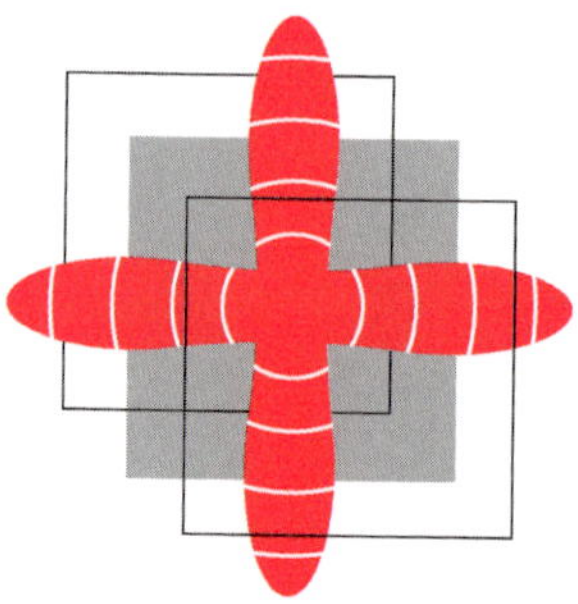

第4章

大腸がん治療を受ける患者さんへ

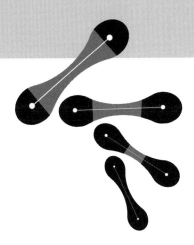

国立がん研究センター中央病院のかかり方

国立がん研究センター中央病院は、がんの診療、研究、臨床試験など、種々のがんの征圧を目指す中核拠点となるがん専門病院で、よりよいがん治療を求めて、日々多くの患者さんが受診します。

とはいえ、がん専門病院は普段は縁遠い存在であり、敷居が高いと感じていたり、受診に際していろいろと不安を抱えていたりする患者さんも少なくありません。

そこで、ここでは、国立がん研究センター中央病院の受診はどのようにしたらよいのか、治療はどのように進められるかなど、大腸がんの患者さんを中心に、具体的な手順を追って紹介していきます。

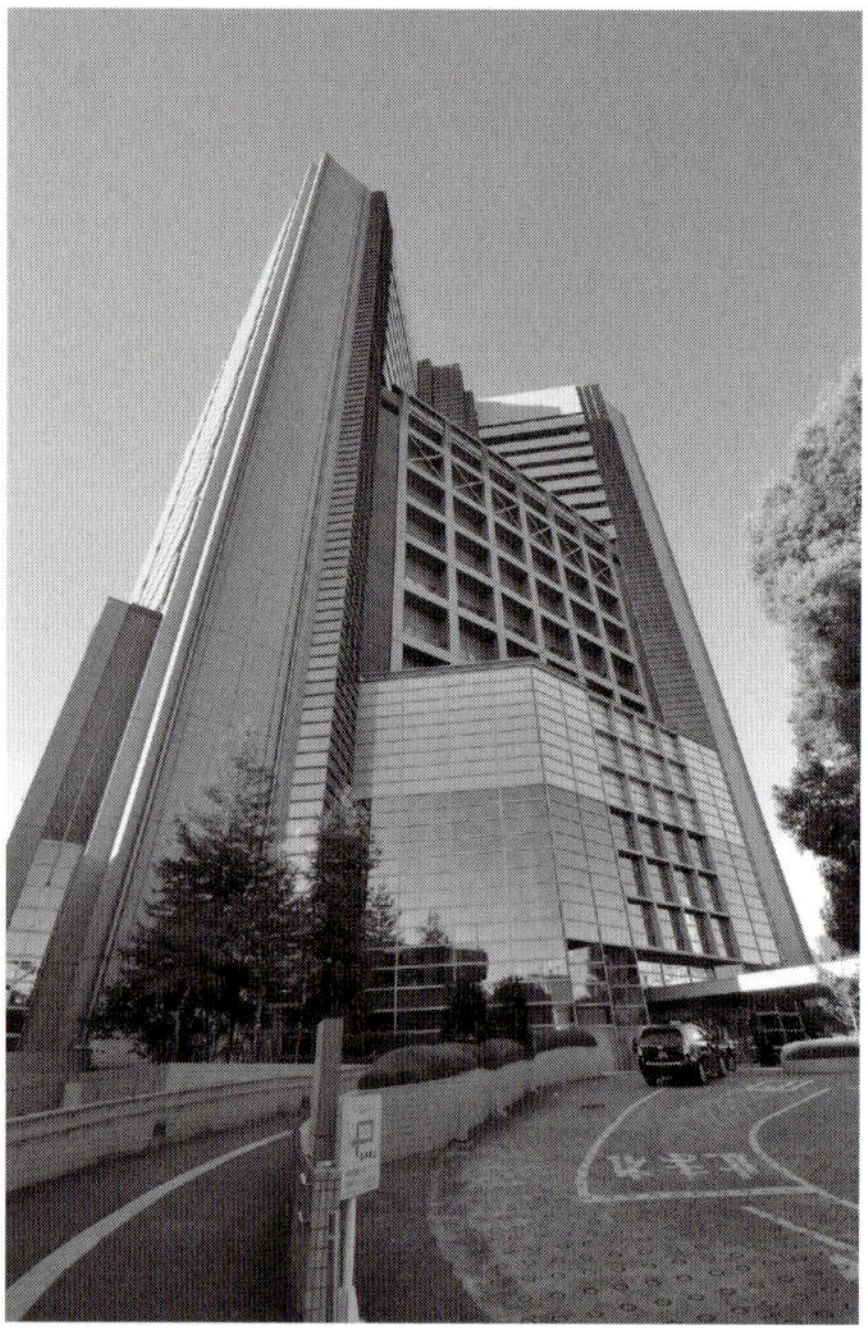

国立がん研究センター中央病院の正面からのアプローチ

■大腸がんの患者さん

大腸がんの治療を求めて、幅広い患者さんが受診します。たとえば、

- 検診などで大腸がんと診断され、治療を目的として受診
- 大腸がんが疑われ、これから診断や治療方針を検討
- すでに治療中で新しい治療、臨床試験の情報などを求めて受診

それぞれの患者さんに合わせた、適切な治療方法を選択するために、大腸外科、消化管内科、内視鏡科をはじめとする、多部門の専門医が情報を共有し、協力し合って考えていきます。

受付から治療にいたる流れ

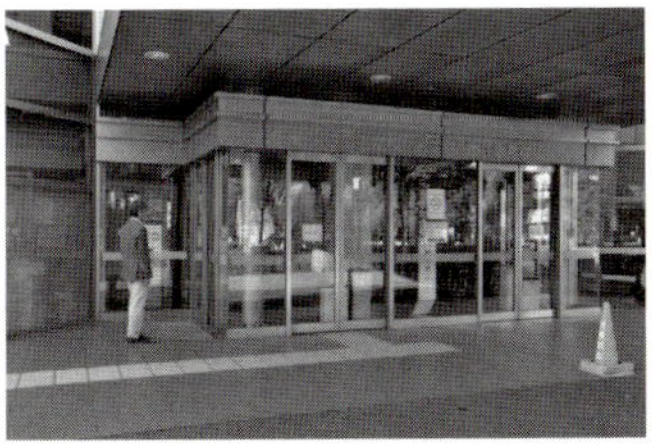

病院入り口を入ると、左側に受付のカウンターがある

初診

❶受付（初診までの手続き）

国立がん研究センター中央病院を、大腸がんの疑いや診断に基づいて受診する場合、予約センターに電話で申し込めば、最短で翌日の初診予約をとることが可能です。大腸がんの診断、治療にはさまざまな情報が必要なため、かかりつけ医、または現在の病状を診断した医療機関からの紹介状（診療情報提供書）を準備し、予約当日に持参する必要があります。

当日は初診受付で、診療券（IDカード）を作成するための事務手続きを行い、病歴や内服薬、体質などに関する問診票の記入、バイオバンク事業に関する説明、持参した診療情報（画像データなど）の電子カルテへの取り込み作業などが進められます。

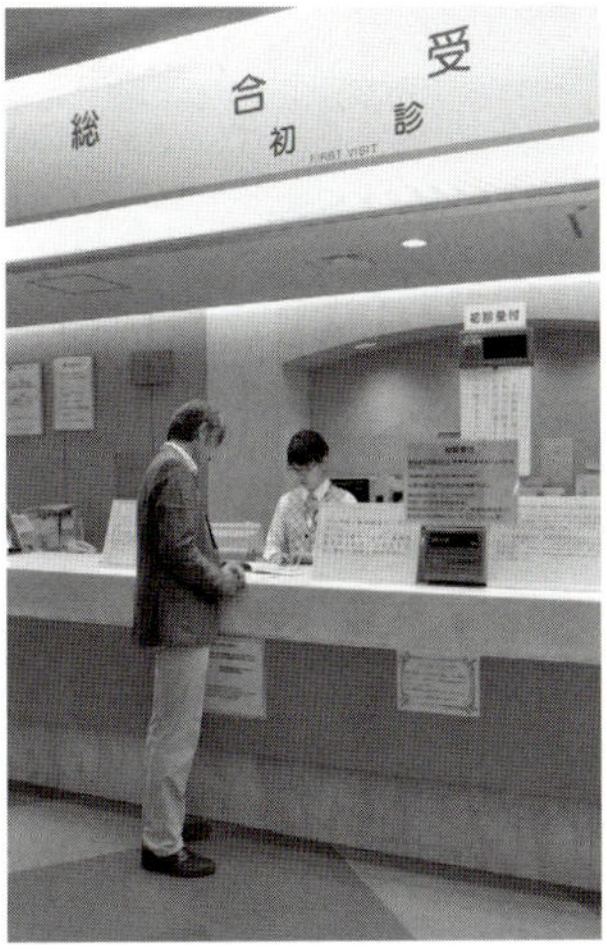

予約当日は最初に初診受付のカウンターで事務手続きなどを行って受診の準備をする

❷バイオバンク事業

がんのなりやすさ、予後、治療効果、副作用に関する研究が進歩することで、患者さんによりよい治療が提供できます。その研究の取り組みの一つとして、バイオバンク事業があります。同意に基づいて、患者さんの血液やがんの組織、それに付随する情報などを保管し、研究のために活用するシステムです。

国立がん研究センターでは初診受付時、すべての患者さんに専門のスタッフがわかりやすく説明して、事業への協力を呼びかけています。

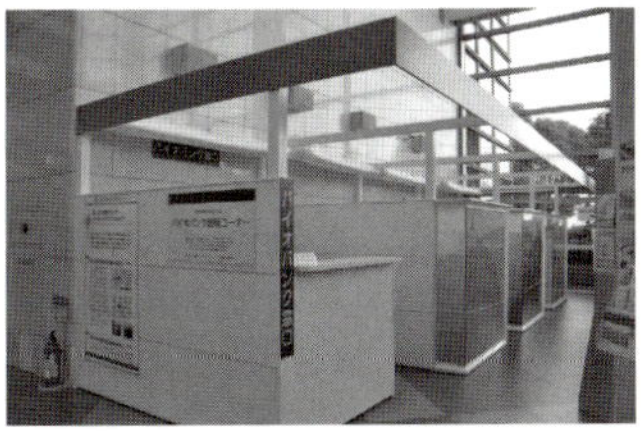

バイオバンク事業の説明ブース

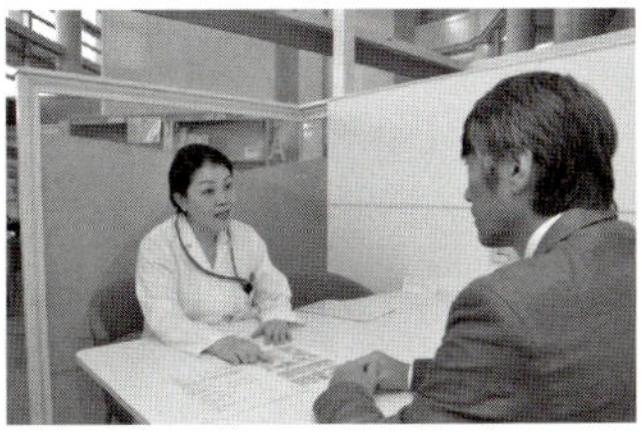

専門スタッフが丁寧に説明する

❸診察（初診ですること）

受付が終了したら専門医の待つ外来に移動し、当日の診療予約の順番に診察が行われます。その日の外来担当の大腸外科、内視鏡科ないしは消化管内科の医師が初診にあたります。

初診日には、問診、診察、紹介元から提供された検査データの確認、必要に応じて実施した追加検査結果をチェックし、そのうえで、病状の説明、治療開始までの予定や治療内容などの提案が行われます。治療方針検討のために、内視鏡検査をはじめ、必要な検査のスケジュールが組まれます。

初診の際には看護師が同席し、わかりにくい部分の説明を補うことで、患者さんや付き添いの家族が安心できるように配慮しています。

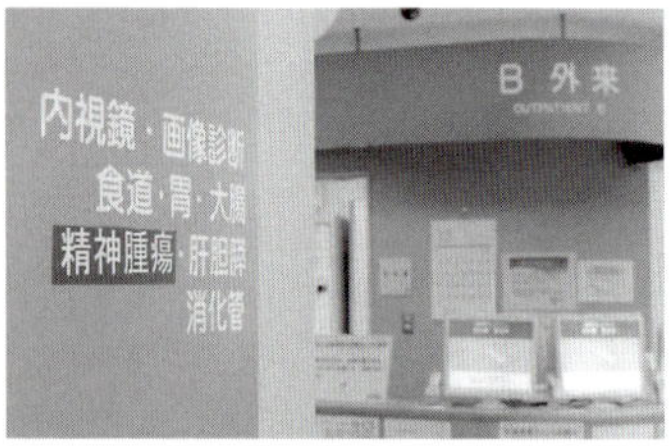

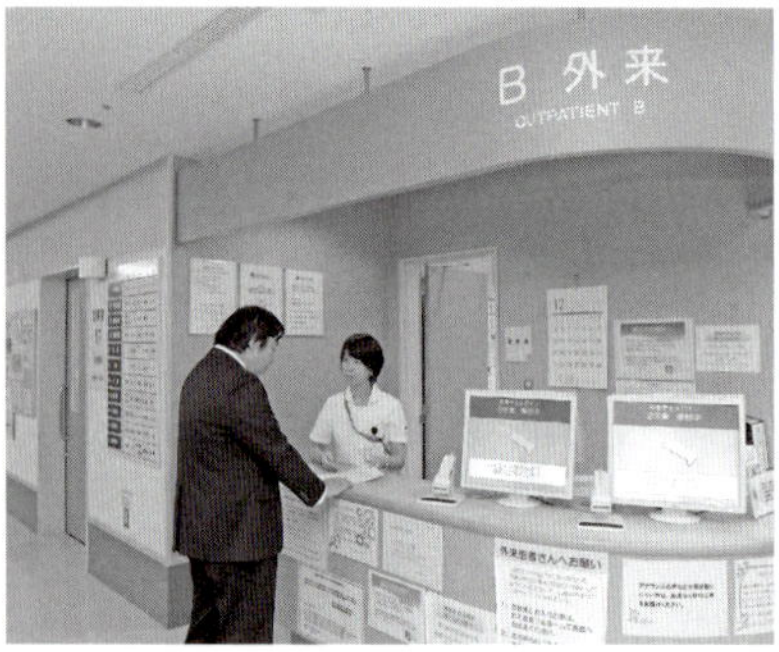

大腸がんの外来受付

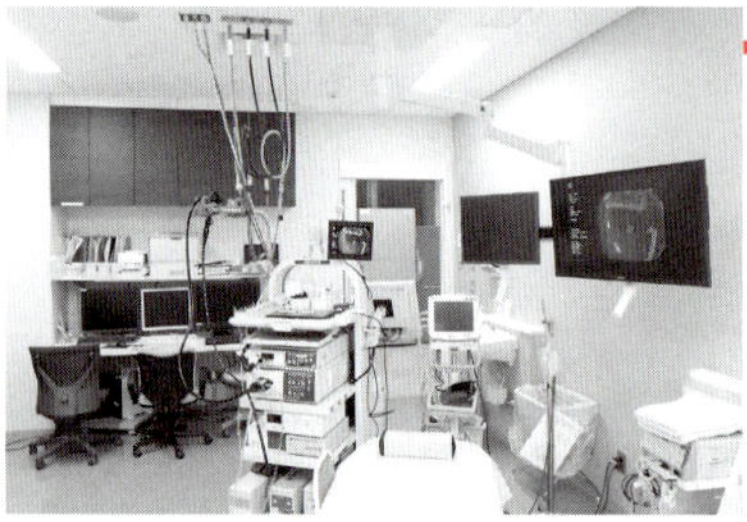

内視鏡検査室

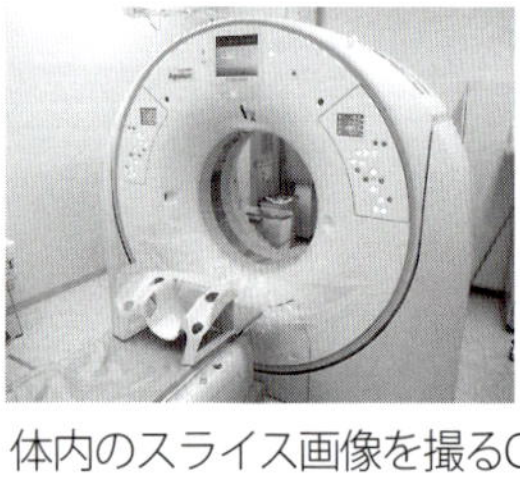

体内のスライス画像を撮るCT装置

■大腸がんの検査について

初診後、手術の対象となる患者さんには、がんの位置や状態を正確に把握するために内視鏡検査を行っています。この検査で内視鏡治療が可能ながんか、手術が必要ながんかを判断します。病変が小さなポリープであれば、そのまま切除する場合もあります。

手術適応と判断された場合は、組織を採取して病理検査、治療方針を検討するための画像検査などが行われます。画像検査では近年、大腸の詳細な3次元診断が可能な大腸CT（CTコロノグラフィー）が活用されています。そのほかMRI、FDG-PET検査などを必要に応じて実施します。

必要とされる検査は初診段階で予定を入れ、スムーズに治療につながるようにしています。

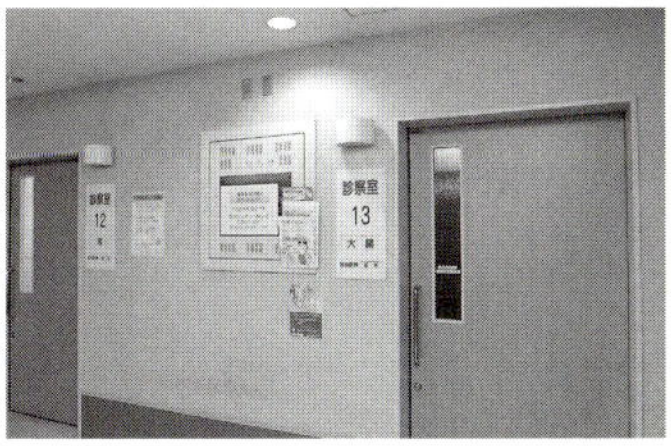

治療方針の説明

初診時、または初診後に検査を実施したあとの受診時に、具体的な治療方針について相談します。医師はまず、「標準治療」について説明します。標準治療は、これまでに患者さんの協力により実施された臨床試験によって効果や副作用が明らかになり、現在、最も確立された治療法といえます。

大腸がんの場合、早期で可能であれば内視鏡治療が第一の選択肢となり、内視鏡科・消化管内視鏡の医師が説明を行います。

粘膜下層に深めに浸潤《しんじゅん》している早期がん、あるいはステージⅠ～Ⅲの進行がんの場合は、がんを切除する手術が第一の選択肢です。大腸外科の医師から、最適な手術法等の説明を受け、医師とともに治療法を選択していきます。

ステージⅣで他臓器に転移がみられ、手術が選択できない患者さんは、消化管内科の医師から化学療法の治療方針について説明を受け、納得のいく治療を選択することになります。

標準治療と同時に、がんの症状や治療の副作用を予防、軽減する支持療法、緩和ケア治療をすべての患者さんに提供し、有効な治療ができるだけ安全、安心に受けられるよう配慮します。

●臨床試験・治験の提案

国立がん研究センター中央病院では、国内でも有数の幅広い臨床試験・治験を実施しており、治療の選択肢の一つとして提示できるよう努力しています。患者さんが参加可能な臨床試験・治験があれば、治療方針の相談のなかで提案していくことになります。試験の目的、その効果や副作用、研究的な検査や処置などについての十分な説明がなされ、参加への同意には、本人や家族の自発的な意思が尊重されます。

■臨床研究コーディネーターとは

臨床研究コーディネーター（CRC：Clinical Research Coordinator）は、臨床試験、治験などが円滑に行われるように、研究全体を調整する役割を担う職種です。研究に関する事務的な業務や、患者さんと医師・製薬会社間の調整、患者さんの心と体のケアなどを行います。医療従事者としての経験が必要とされるため、看護師や薬剤師などを経験した人がその役割を果たすことが一般的です。中央病院には多数のCRCが在籍しており、患者さんの臨床試験への参加を支援しています。

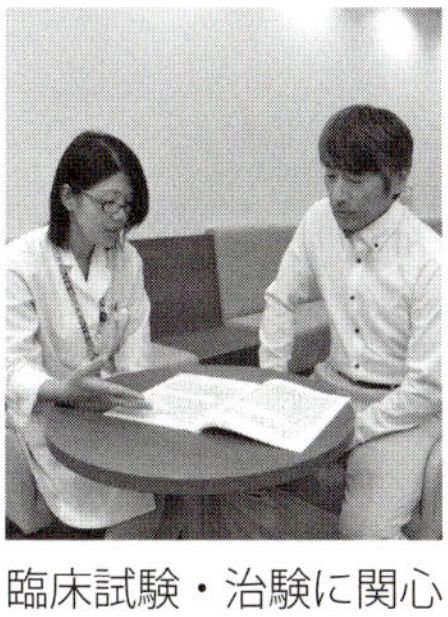

臨床試験・治験に関心がある場合や、参加を勧められた場合には、臨床研究コーディネーターから、納得のいくまで疑問点を説明してもらう

治療法の選択と治療開始

●内視鏡治療

内視鏡検査の結果、リンパ節転移の危険性が認められない早期がんと診断された場合に内視鏡治療が選択されます。担当医からがんの状態と適切な切除法についての説明があり、患者さんの予定と合わせ治療日程が決められます。治療は外来日帰り、または短期入院によって行われます。

切除した組織の病理検査で、最終的にリンパ節転移の可能性がないと判断されれば治療は終了しますが、転移の可能性が認められた場合には追加の手術が必要となります。

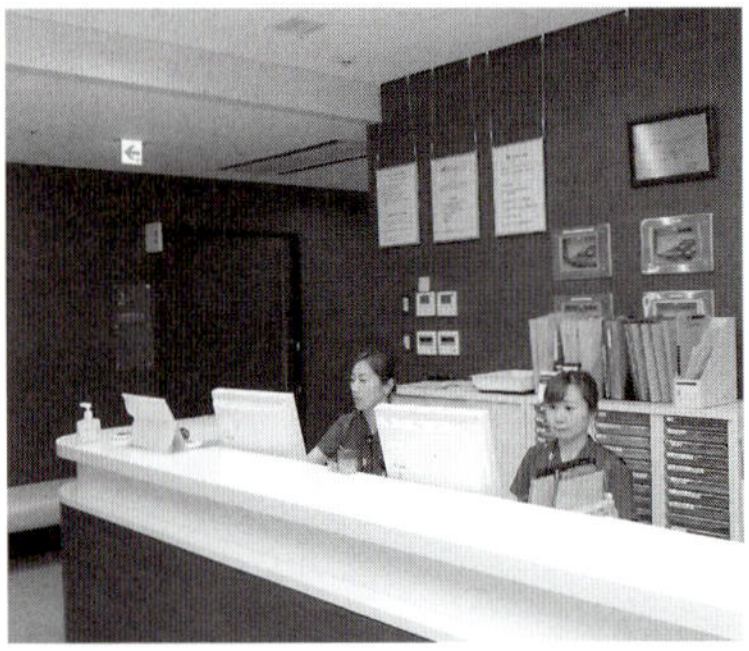

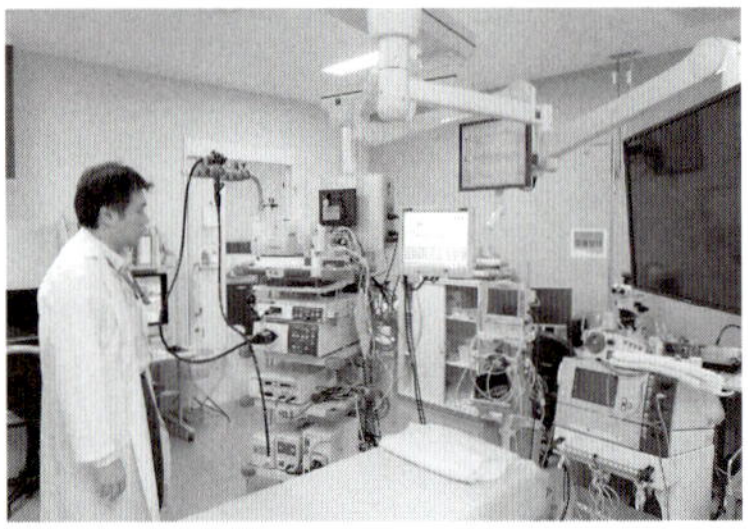

〈上〉内視鏡科受付
〈下〉内視鏡治療室

●手術療法

治療法の選択にあたっては、担当医から手術の目的、選択可能な手術法、術後の合併症などの説明が行われます。患者さんと医師が十分に話し合って治療法を選択し、入院と手術のスケジュールなどを決めます。

入院時には、担当医、麻酔医の説明が行われ、看護師からは入院中の過ごし方についての説明があります。入院期間は術後1週間程度です。

手術で摘出したがんは病理科で検査され、その患者さんのがんのステージ、性質が最終的に決定されます。検査結果に問題がなければ治療は終了します。

検査の結果、再発のリスクが高いと判断される場合は、術後補助化学療法が追加されること

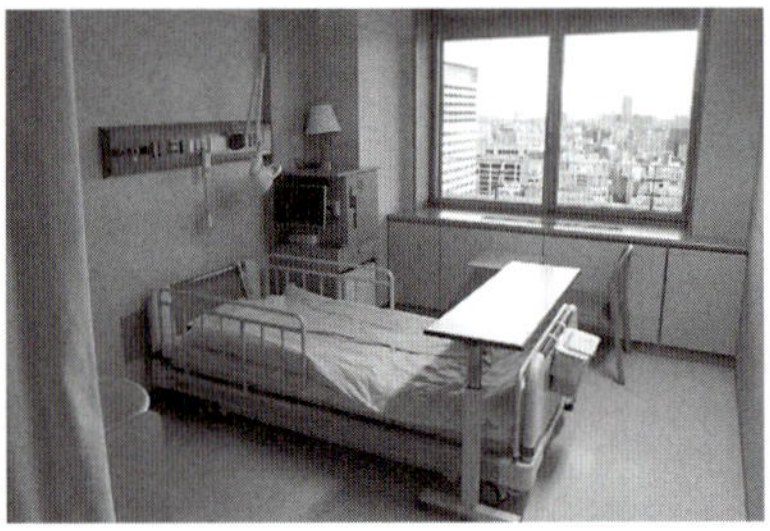

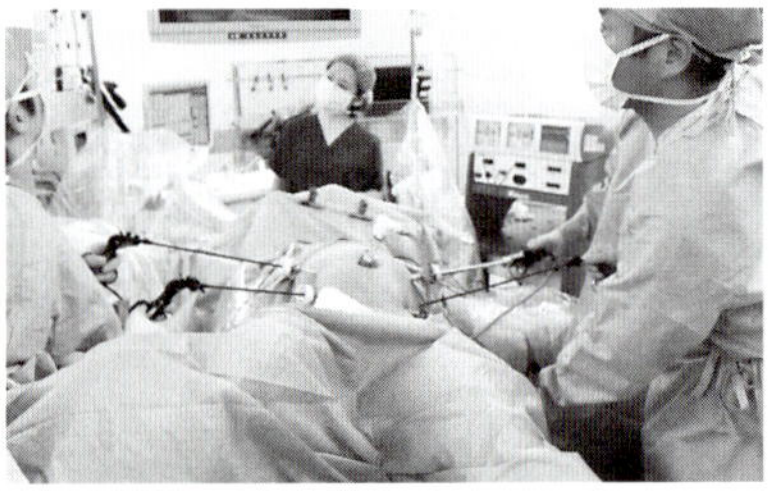

〈上〉手術入院の病室の一例
〈下〉大腸がんの腹腔鏡下手術

があります。その場合には、消化管内科の医師により、個々の患者さんに適した薬の説明が行われます。

●化学療法

手術が適応とならない患者さんには、緩和的化学療法が選択となります。

化学療法では消化管内科の専門医が担当となり、患者さんごとに適切な薬の組み合わせを選択します。治療を始めるにあたっては、治療の目標、治療の特徴、効果、副作用、スケジュールなどについて説明が行われます。必要に応じて、薬剤師からは治療薬についての補足の説明が、看護師からは治療中のケアや、生活上の過ごし方についての説明があります。

治療は基本的に外来通院で進められます。大腸がんの化学療法は、従来の殺細胞性抗がん薬、さらに分子標的薬の組み合わせを基本に行われ、投与方法も点滴、内服などがあります。治療開始期に最も重要なことは、副作用の出現状況の確認と対処方法、そして治療薬のスケジュールへの理解です。

自宅療養と外来通院での治療が始まりますが、通院の間隔やタイミングは治療薬によって決まり、間隔が短い場合は毎週通院が、長い場合でも毎月1回の定期的な受診（検査、診察）が必要です。

点滴の治療薬の場合には、通院日にまず検査と医師の診察があり、体調や検査データに問題

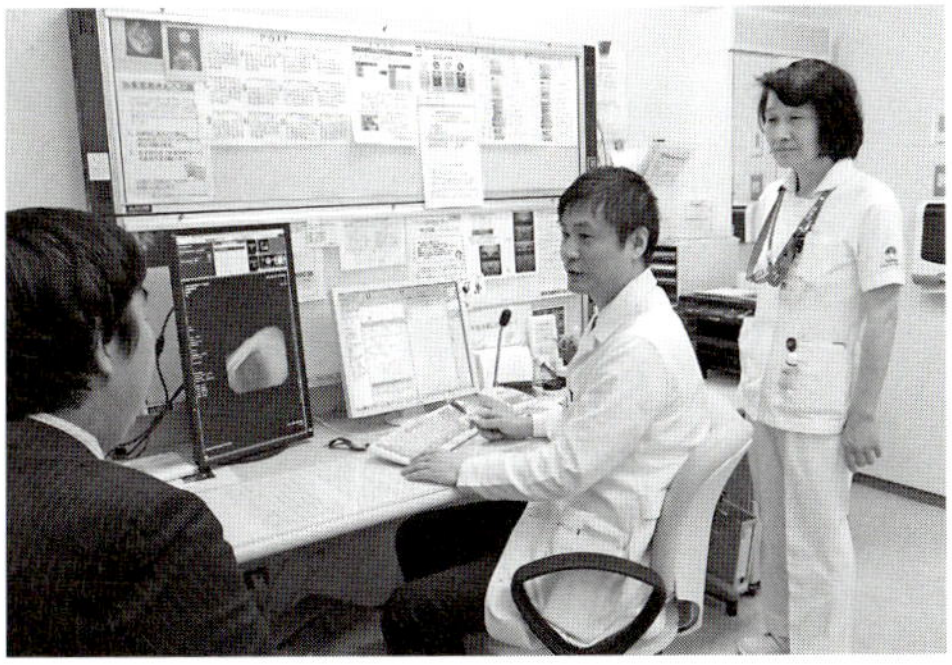

消化管内科の医師から化学療法についての説明を受ける

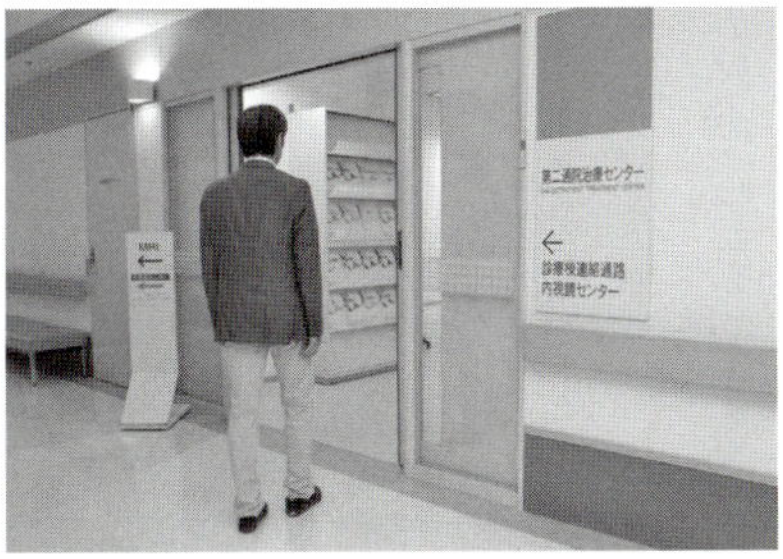

点滴治療のための通院治療センター。センター内にはリクライニング式のいす（上）とベッド（下）が設置されている

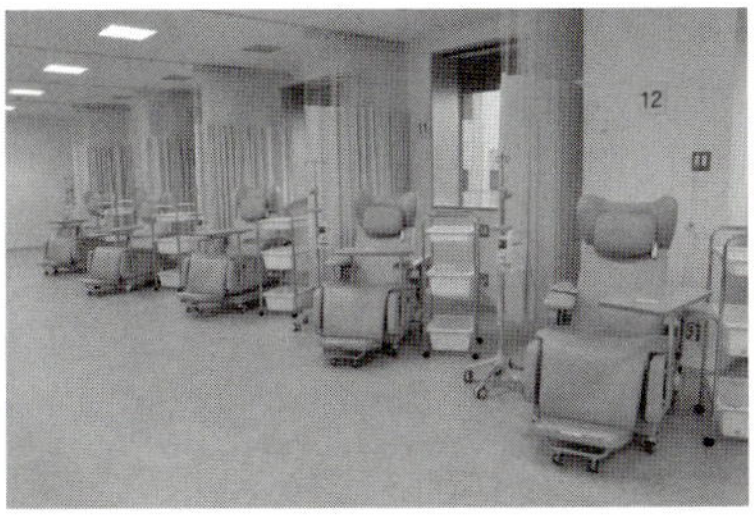

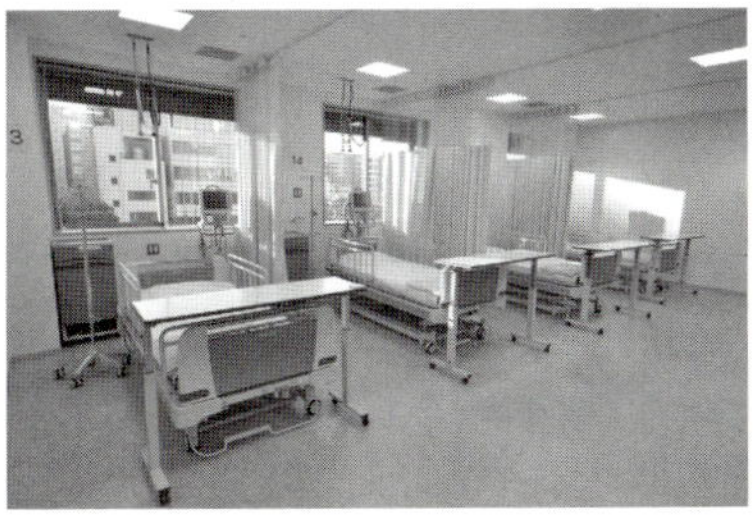

がなければ通院治療センターで点滴を受け、終了後帰宅します。内服の治療薬の場合にも、通院日の検査、診察で治療継続に問題がなければ、薬の処方を受けて自宅で内服を続けます。

自宅や職場での日常生活には基本的に制限はありませんが、薬剤によっては、ほかの薬、食べ物との相互作用がある、また、体調悪化時には病院に連絡するなど、必要事項をあらかじめメディカルスタッフが説明します。

●経過観察

内視鏡治療、手術の終了後は5年間をめどに、定期的な胸腹部のCT、採血による腫瘍マーカー、大腸内視鏡検査などを受け、再発がないかを確認します。5年経過して再発がなければ、がんは治癒したと判断されます。

緩和的化学療法の場合は、CTなどの画像検査や、採血による腫瘍マーカーの検査を定期的に受けるようにします。

再発転移の場合は、化学療法が有効な限りは治療を継続します。患者さんの状態が安定していれば、地域の連携クリニックに治療を移していくこともあります。中央病院への通院が難しくなり、他施設での治療継続を希望する場合には、地元の専門病院など、連携医療機関の紹介も行っています。

■画像下での治療を行うIVRセンター

IVR（インターベンショナル・ラジオロジー）は、X線やCTなどの画像で体内を見ながら細い管や針を入れて行う、体への負担が少ない治療法です。がんの局所療法としてラジオ波焼灼《しょうしゃく》療法、カテーテルを利用してがんに栄養を送る血管を塞《ふさ》ぐ塞栓《そくせん》術や、がんのみに抗がん薬を流す動脈化学塞栓療法など、また、つらい症状をやわらげる緩和的な治療が行われます。

大腸がんに対しては、鼻から管を通す腸閉塞《へいそく》の治療、肝転移・肺転移に対する動注化学療法、胆管閉塞に対するチューブやステントの挿入術などが対象となります。

国立がん研究センター中央病院では2014年12月にIVR治療を専門に行うセンターが開設され、他院のがん患者さんに対しても門戸が開かれています。

■診断時からの緩和ケア

日本だけでなく、世界的に「がんと診断されたときからの緩和ケア」の重要性が提唱されています。患者さんやその家族と接する最初の段階から、がんを制御する治療と、治療に伴う副作用やがんに伴う症状をやわらげる支持療法や緩和ケアを、同時に実施していくことを説明しています。

一般の方にはまだまだ終末期を連想されがちな緩和ケアですが、実際は専門医の増加、ケアに利用できる薬剤など手段の充実に伴い、診断期から、治療早期、そして終末期まで、患者さんのニーズに合わせて常に利用できる態勢づくりが進められています。

●患者さんのための相談窓口

■患者サポート研究開発センター

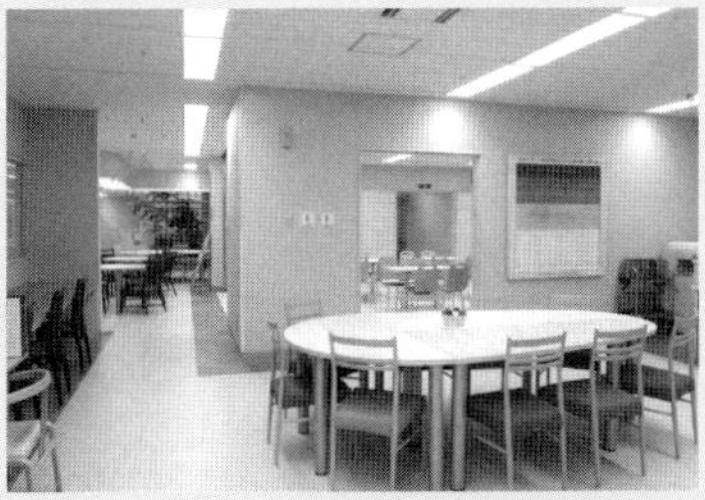

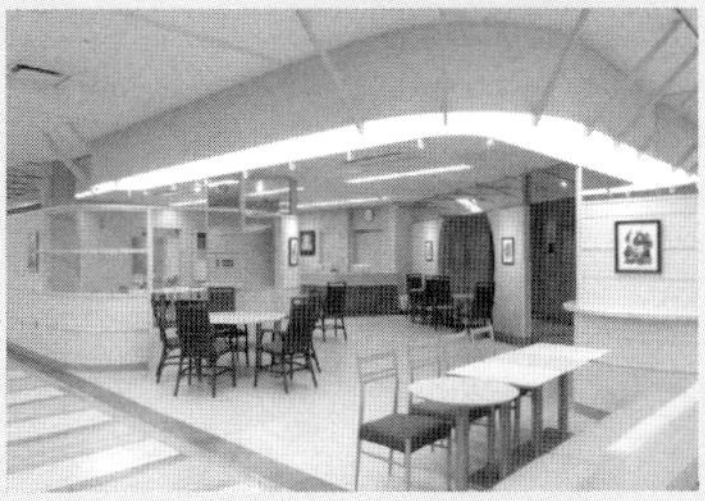

通院中・入院中のがん患者さんや家族のさまざまな相談を受ける場として、2016年9月に病院8階に開設されました。看護、術前準備のサポート、リハビリ、薬、栄養、緩和ケア、ストレス対処、口腔《こうくう》内の問題など、患者さんの悩みに、各領域の専門家が対応する常設プログラムが行われています。また、出張ハローワーク相談会、親と子サポート教室、リラクゼーション教室など、多くの患者教室も開かれています。

がん治療にかかわる備え付けのパンフレットや書籍を、ゆったりとした空間に配置されたテーブルやいすで読んだり、無料インターネットの利用もできます。

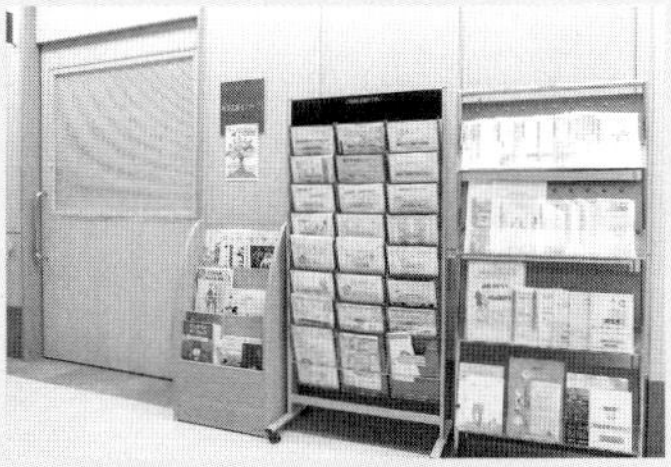

■相談支援センター

患者サポート研究開発センターの一角にある相談支援センターでは、がんの治療に伴う不安、治療にかかる費用の問題、退院後の生活、仕事のこと、子どものことなど、医療ソーシャルワーカーが患者さんや家族のさまざまな悩みの相談にのり、ともに考えます。

在宅生活を支援する制度や施設の紹介も行い、退院後の患者さんの暮らしを助けます。

■遺伝相談外来（遺伝子診療部門）

近年、遺伝性のがんの原因遺伝子が続々と発見され、その研究成果の活用のために1998年に開設されました。遺伝性のがんを心配している人の相談にのり、必要な情報を提供することと、家族歴や遺伝子検査の結果により、遺伝性のがんの早期発見、早期治療を行うことを目指しています。遺伝性大腸がんについては、予防的切除を選ぶ場合もあります。遺伝相談外来では、専門医、専門のカウンセラーが、不安を抱えた人の理解や対応の手助けをしています。

■アピアランス支援センター

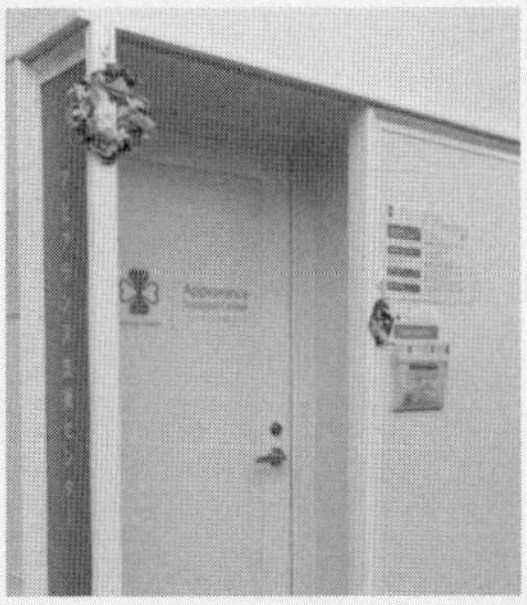

アピアランス支援センター入り口

がんの治療による傷あと、脱毛、皮膚の変色、爪《つめ》の変化など、患者さんの苦痛となる外見の変化についての悩みを軽くし、治療中も今までどおり自分らしく過ごせるように支援を行います。患者さんの相談を受け、すぐに役立つ外見のケアに関する情報を発信し、心身の悩みに対応すると同時に、皮膚科医、形成外科医、腫瘍内科医、心理士、薬剤師、看護師、美容専門家がチームを組み、常に新たな問題に対応していく態勢をとっています。

私たちが〝チーム大腸がん〟です

大腸がんでは、早期に限らず、進行がんであっても、外科手術によって根治性を求めることが模索されます。ほかの臓器への転移がみられる場合でも、個数や大きさなどの条件を満たせば、切除によってがんを取り切ることを目指します。こうした治療方針は、直接手術を担当する外科医だけではなく、患者さんを中心にすえ、診療科を越えた多くのスペシャリストたちの連携のうえに成り立つものです。

たとえば、近年は、全身化学療法における分子標的薬の開発や、患者さんに合った抗がん薬の組み合わせなどの工夫により、従来は、切除〝不能〟であるがんを、切除〝可能〟な大きさに縮小し、手術の対象となる患者さんの割合を高められるようになってきています。

また、腫瘍の大きさ、患者さんの体力や持病など全身状況を総合的に判断する必要があるため、外科医、腫瘍内科医、放射線科医、病理医ら多職種のスペシャリストがチームとして診療に携わります。

こうした患者さん中心の医療のあり方は、欧米では早くから重要視され、1970年代後半から、多職種からなるチームで患者さんに接していく診療アプローチ（Multi Disciplinary Team：ＭＤＴ）が導入されはじめています。こうしたチームによるミーティングは〝ＭＤＴミーティング〟と呼ばれ、個々の医師たちが相談して得られる意思決定よりも、優れているとされています。

国立がん研究センター中央病院の大腸がんにかかわるチームでも、このようなアプローチを積極的に取り入れて、診療にあたっています。毎週一度は、40人から45人程度の関連スタッフが一堂に会し、患者さんにとって適切で、有効性が高く、ＱＯＬを高める治療を求め、意見交換を行っています。

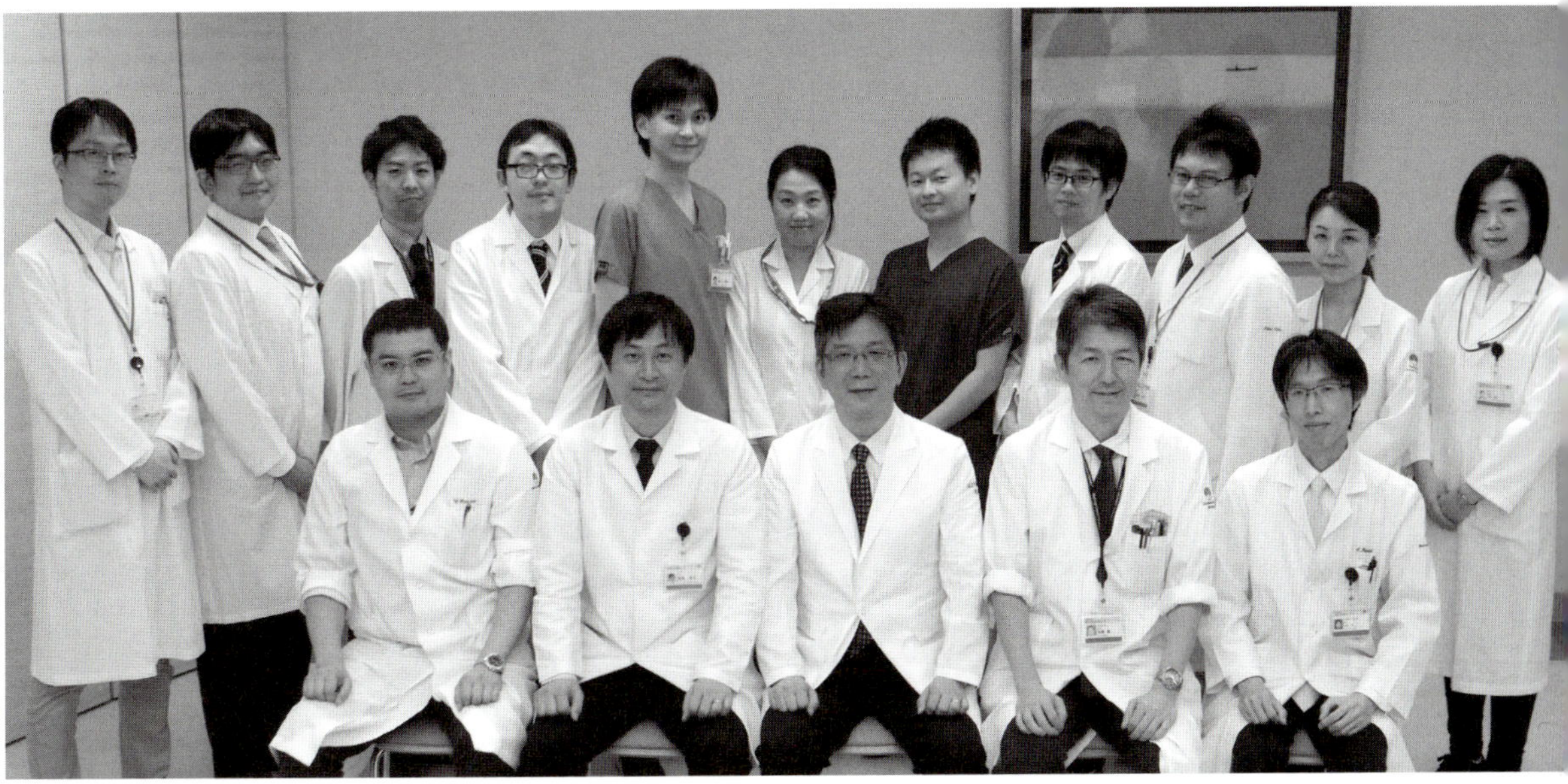

●消化管内科

日常の臨床が最も重要であるとの認識で、外科や放射線治療科との緊密な連携のもと、個々の患者さんに適した化学療法に取り組んでいる。また、新たな標準治療確立の共同研究を積極的に行い、常によりよい治療を目指している

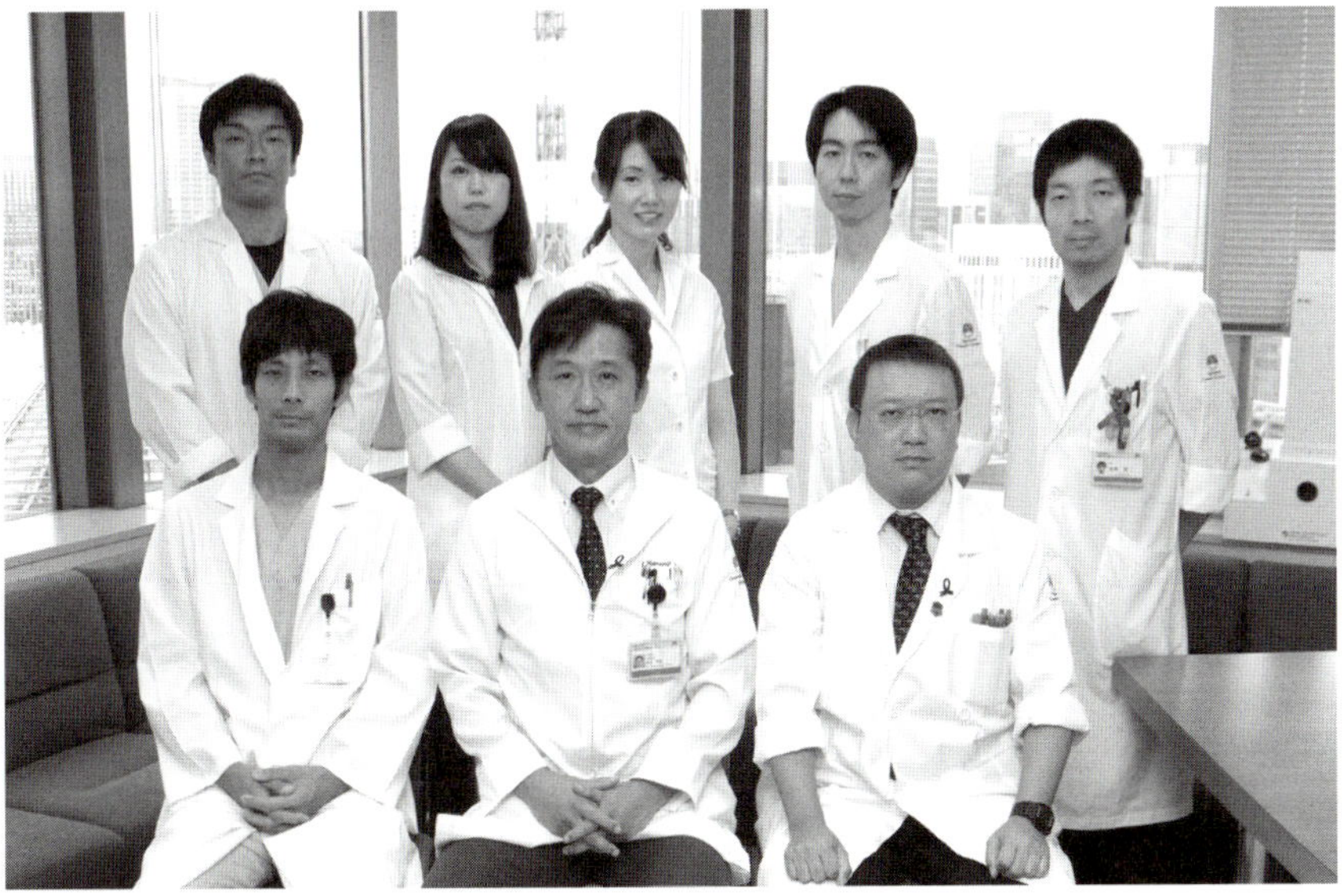

●大腸外科

安全で合併症の少ない手術を目指しつつ生存率の改善を図り、年間600例以上の手術を行っている。開腹手術、腹腔鏡下手術、ロボット支援下手術など、がんの部位と進行度に応じ、最適な手術方法を提案できる

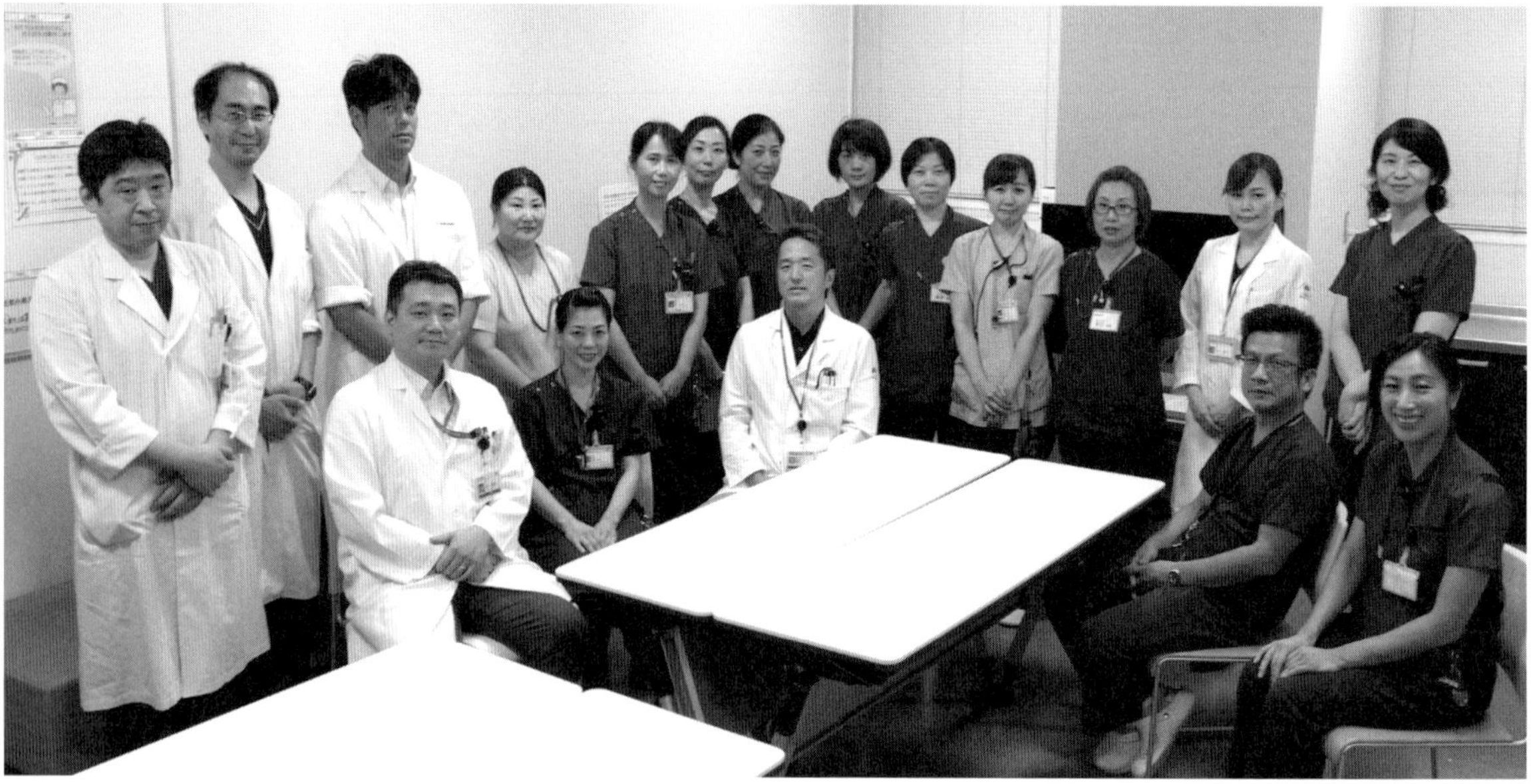

●内視鏡科

消化器がんの診断・治療の分野で日本の指導的役割を担っており、早期大腸がんの内視鏡治療ではトップクラスの成績を上げ、世界的評価も高い。治療においては患者さん中心の総合的なチーム診療を目標としている

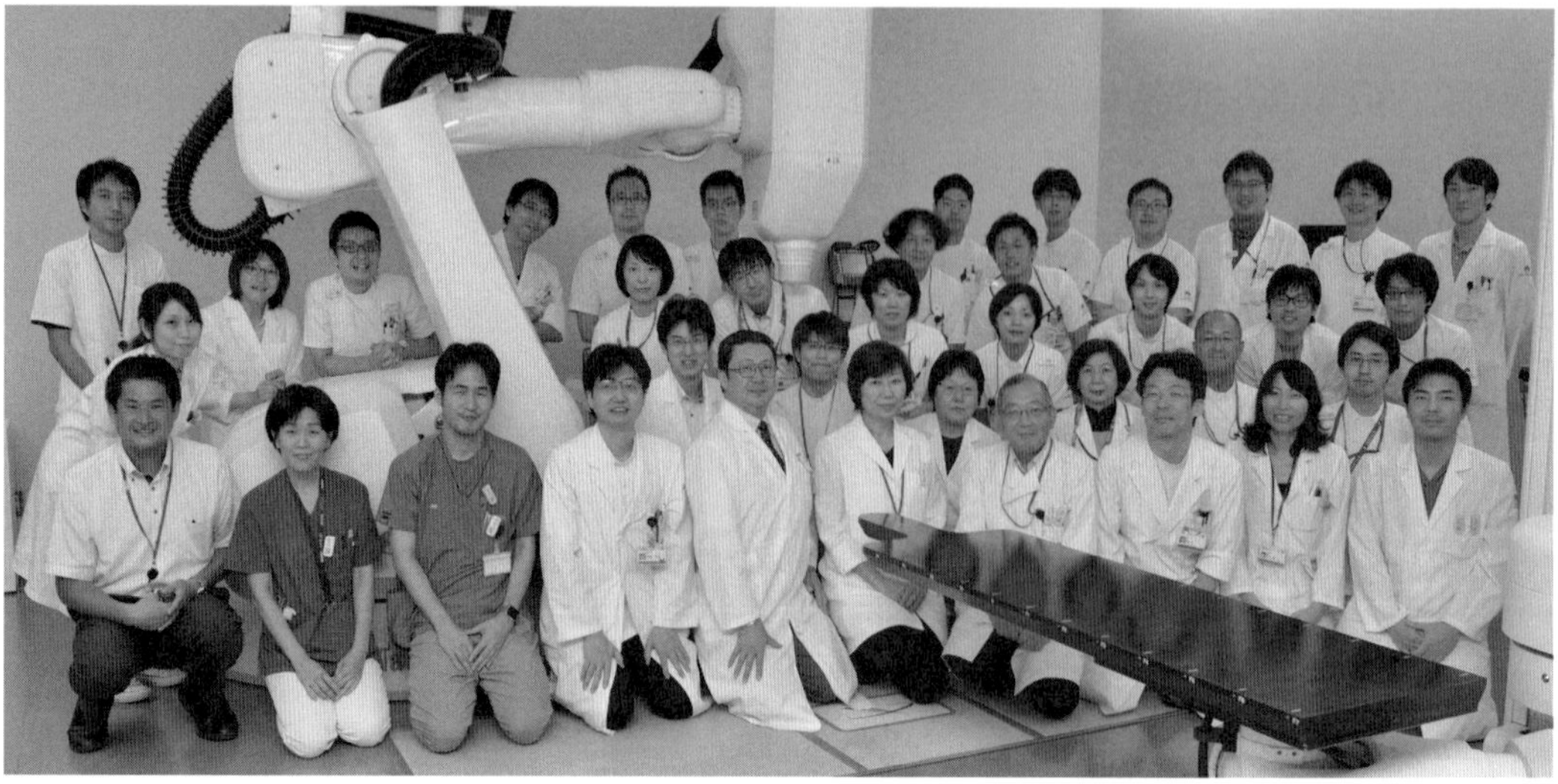

●放射線治療科

大腸がんに対しては切除可能ながんに対する補助療法、再発転移がんの症状緩和を目的とした照射など、他科との連携による治療を行っている

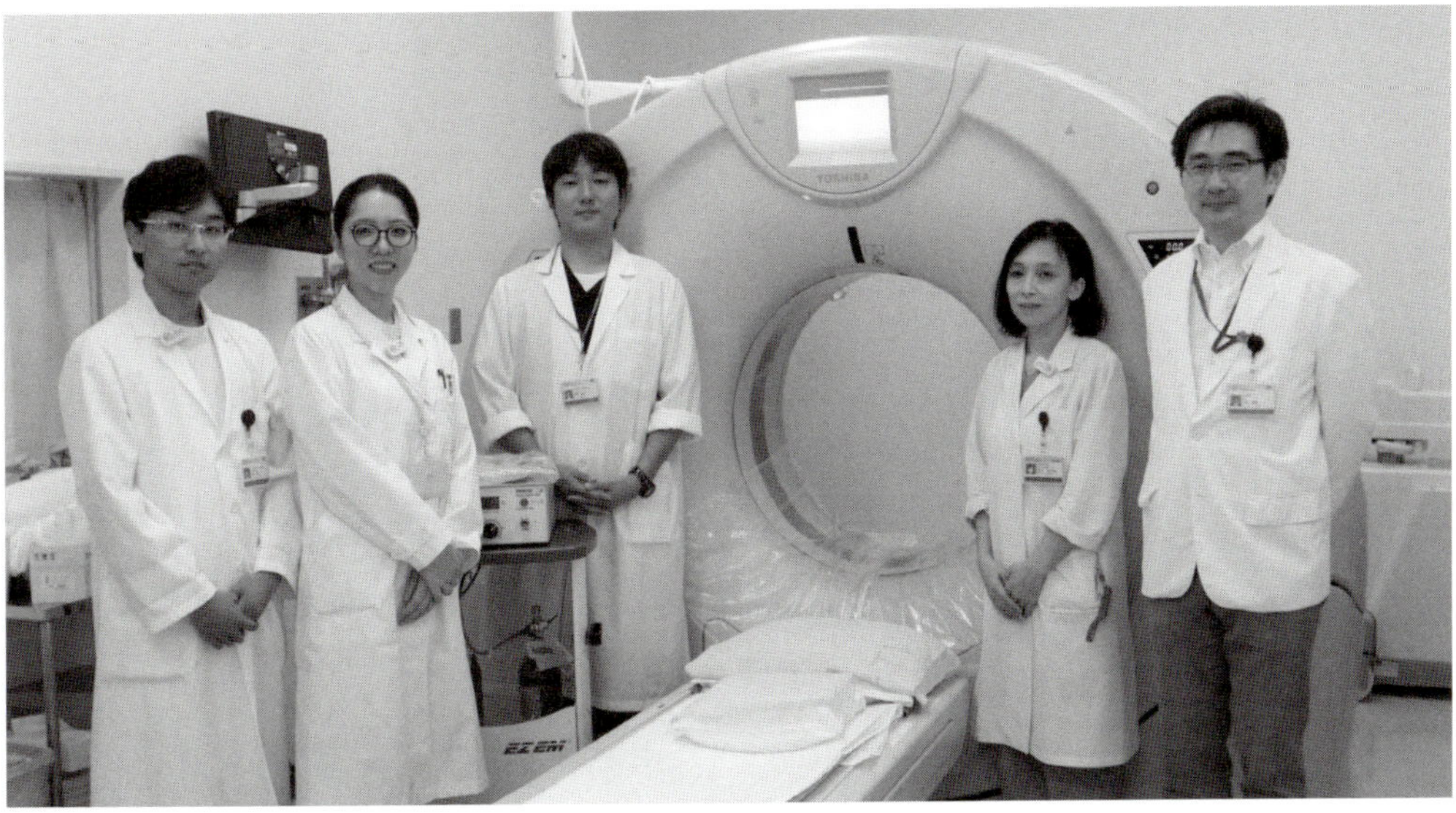

●放射線診断科

治療方針決定のために、CTコロノグラフィー、MRI、FDG-PETなどさまざまな画像検査を行い、進行度の判定を行っている

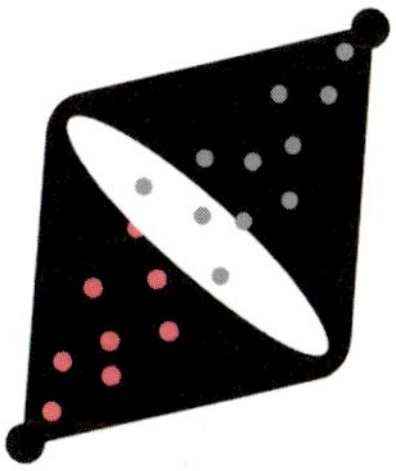

●病理科

生検や手術で切除された組織の検査により、がんの有無、がんの種類、広がりなどを診断する。これが最終的な確定診断となり、治療方針決定のうえで重要な役割を果たしている

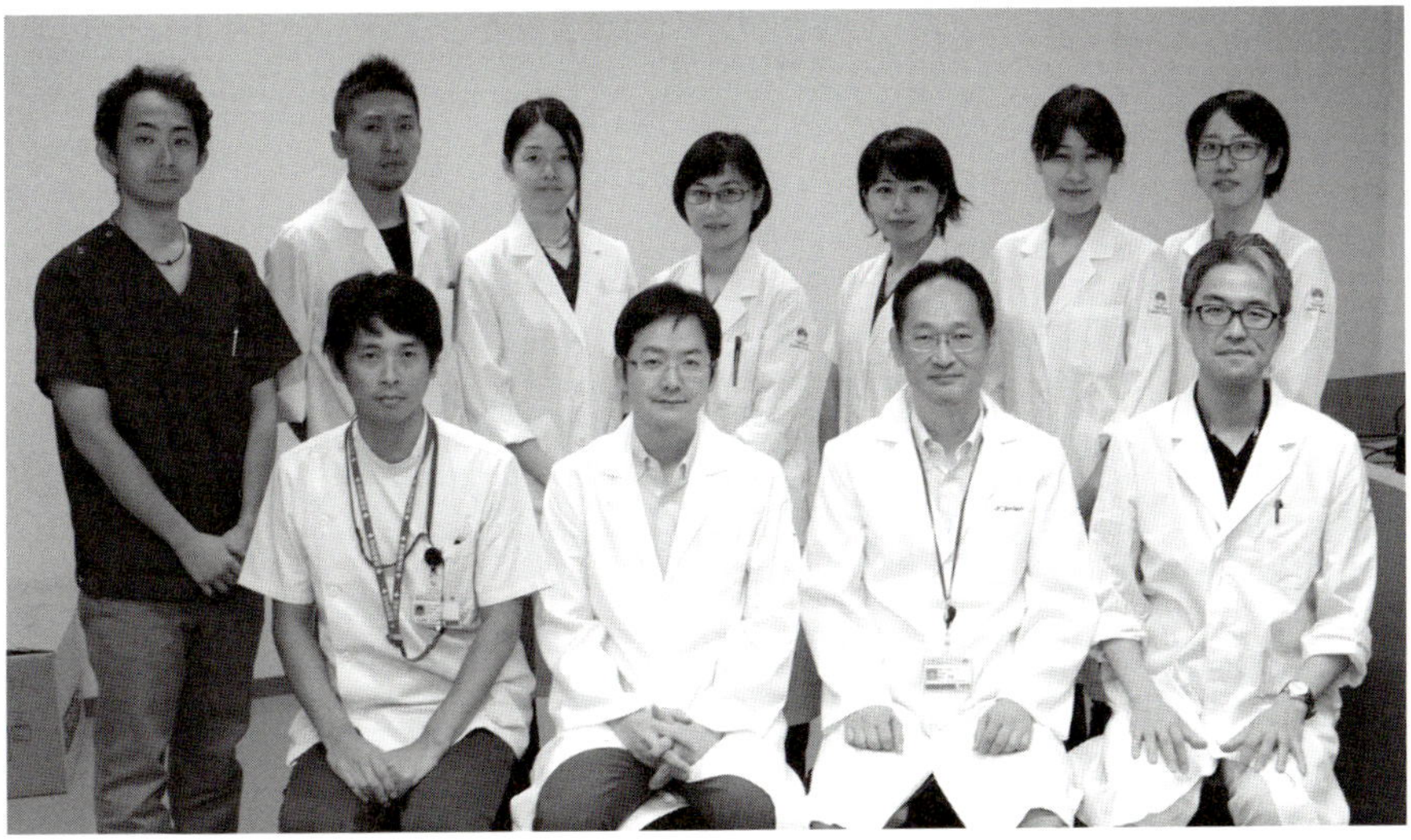

大腸がん治療にかかる費用の例

国立がん研究センター中央病院で大腸がん治療を受けた場合の、標準的な費用の例です。

ここに示した費用以外に、必要に応じて診察費・その他の検査費・入院費・処置費などの諸費用がかかります。患者さんの病状によってもかかる費用は変わってきます。また、治療を受ける医療機関によっても費用は異なる場合があります。　(2017年12月調べ)

＊自己負担額は、公的医療保険適用による３割負担の金額の概算です。
＊男性、50～55歳、身長170㎝、体重60㎏をモデルケースとしています。
＊吐き気止めは一般的に使用されるものを使い、先発医薬品のみを使用した場合です。
＊1カ月間の自己負担額が一定限度を超えると公的医療保険から払い戻しを受けられる「高額療養費制度」が利用できます。

●検査

大腸内視鏡検査	5,562円
超音波（エコー）検査	1,605円
CT検査	5,730円
大腸CT（CTコロノグラフィー）	7,272円
MRI検査	6,936円
FDG-PET検査	22,863円
注腸X線検査	804円
病理検査	2,580円
RAS遺伝子検査	7,500円

●内視鏡を使った治療

ポリペクトミー	15,141円
内視鏡的粘膜切除術（EMR）	15,096円
内視鏡的粘膜下層剥離術（ESD）	59,652円

●手術

結腸がんの開腹手術	143,670円
直腸がんの開腹手術	260,580円
結腸がんの腹腔鏡下手術	220,296円
直腸がんの腹腔鏡下手術	281,136円
ストーマ（人工肛門）造設	30,072円

●化学療法（1サイクル当たり）

5-FU＋ℓ-LV療法 （フルオロウラシル＋レボホリナートカルシウム）	5,414円
FOLFOX療法 （フルオロウラシル＋レボホリナートカルシウム＋オキサリプラチン）	23,359円
CapeOX療法 （カペシタビン＋オキサリプラチン）	38,536円
テガフール・ウラシル配合（UFT）＋ホリナート療法 （テガフール・ウラシル配合＋ホリナートカルシウム）	67,286円
Cape（カペシタビン）	21,180円
S-1（テガフール・ギメラシル・オテラシルカリウム配合）	28,461円

分子標的薬（1サイクル当たり）

抗EGFR抗体薬 （セツキシマブ、パニツムマブ）	セツキシマブ（初回） 77,532円 （2回目以降） 55,380円 パニツムマブ 88,799円
抗VEGF抗体薬 （ベバシズマブ、ラムシルマブ）	ベバシズマブ 37,564円 ラムシルマブ 106,635円
マルチキナーゼ阻害薬 （レゴラフェニブ）	140,591円

大腸がんの治験・臨床試験で実績のある主な医療機関リスト

（2017年11月現在）

日本各地で、数多く「大腸がん」の治験・臨床試験を行っている主な医療機関リストです。本資料は、日本臨床腫瘍研究グループ（JCOG）の大腸がんグループに参加している医療機関を参考とし、編集部が許可を得て掲載しております。

なお、治療を受ける際は、必要な紹介状や検査データなどの診療情報について、各医療機関までお問い合わせください。また、治験や臨床試験の内容や期間、費用などは、それぞれの医療機関によって異なります。

医療機関名	郵便番号	住所	電話番号
JA北海道厚生連札幌厚生病院	060-0033	北海道札幌市中央区北3条東8-5	011-261-5331
岩手医科大学附属病院	020-8505	岩手県盛岡市内丸19-1	019-651-5111
宮城県立病院機構宮城県立がんセンター	981-1293	宮城県名取市愛島塩手字野田山47-1	022-384-3151
山形県立中央病院	990-2292	山形県山形市大字青柳1800	023-685-2626
栃木県立がんセンター	320-0834	栃木県宇都宮市陽南4-9-13	028-658-5151
群馬県立がんセンター	373-8550	群馬県太田市高林西町617-1	0276-38-0771
防衛医科大学校病院	359-8513	埼玉県所沢市並木3-2	04-2995-1211
埼玉県立がんセンター	362-0806	埼玉県北足立郡伊奈町大字小室780	048-722-1111
自治医科大学附属さいたま医療センター	330-8503	埼玉県さいたま市大宮区天沼町1-847	048-647-2111
埼玉医科大学国際医療センター	350-1298	埼玉県日高市山根1397-1	042-984-4111
埼玉医科大学総合医療センター	350-8550	埼玉県川越市鴨田1981	049-228-3400
国立がん研究センター東病院	277-8577	千葉県柏市柏の葉6-5-1	04-7133-1111
千葉県がんセンター	260-8717	千葉県千葉市中央区仁戸名町666-2	043-264-5431
順天堂大学医学部附属浦安病院	279-0021	千葉県浦安市富岡2-1-1	047-353-3111

医療機関名	郵便番号	住所	電話番号
国立がん研究センター中央病院	104-0045	東京都中央区築地5-1-1	03-3542-2511
杏林大学医学部付属病院	181-8611	東京都三鷹市新川6-20-2	0422-47-5511
東京医科大学病院	160-0023	東京都新宿区西新宿6-7-1	03-3342-6111
都立駒込病院	113-8677	東京都文京区本駒込3-18-22	03-3823-2101
慶應義塾大学病院	160-8582	東京都新宿区信濃町35	03-3353-1211
東京医科歯科大学医学部附属病院	113-8519	東京都文京区湯島1-5-45	03-3813-6111
東邦大学医療センター大橋病院	153-8515	東京都目黒区大橋2-17-6	03-3468-1251
神奈川県立病院機構 神奈川県立がんセンター	241-8515	神奈川県横浜市旭区中尾2-3-2	045-520-2222
横浜市立市民病院	240-8555	神奈川県横浜市保土ケ谷区岡沢町56	045-331-1961
北里大学病院	252-0375	神奈川県相模原市南区北里1-15-1	042-778-8111
横浜市立大学附属市民総合医療センター	232-0024	神奈川県横浜市南区浦舟町4-57	045-261-5656
済生会横浜市南部病院	234-0054	神奈川県横浜市港南区港南台3-2-10	045-832-1111
平塚市民病院	254-0065	神奈川県平塚市南原1-19-1	0463-32-0015
新潟県立がんセンター新潟病院	951-8566	新潟県新潟市中央区川岸町2-15-3	025-266-5111
新潟県厚生農業協同組合連合会 長岡中央綜合病院	940-8653	新潟県長岡市川崎町2041	0258-35-3700
富山県立中央病院	930-8550	富山県富山市西長江2-2-78	076-424-1531
石川県立中央病院	920-8530	石川県金沢市鞍月東2-1	076-237-8211
岐阜大学医学部附属病院	501-1194	岐阜県岐阜市柳戸1-1	058-230-6000
静岡県立静岡がんセンター	411-8777	静岡県駿東郡長泉町下長窪1007	055-989-5222
愛知県がんセンター中央病院	464-8681	愛知県名古屋市千種区鹿子殿1-1	052-762-6111
藤田保健衛生大学病院	470-1192	愛知県豊明市沓掛町田楽ケ窪1-98	0562-93-2111
愛知医科大学病院	480-1195	愛知県長久手市岩作雁又1-1	0561-62-3311
国立病院機構京都医療センター	612-8555	京都府京都市伏見区深草向畑町1-1	075-641-9161
大阪大学医学部附属病院	565-0871	大阪府吹田市山田丘2-15	06-6879-5111

医療機関名	郵便番号	住所	電話番号
大阪府立病院機構大阪国際がんセンター	541-8567	大阪府大阪市中央区大手前3-1-69	06-6945-1181
国立病院機構大阪医療センター	540-0006	大阪府大阪市中央区法円坂2-1-14	06-6942-1331
大阪府立病院機構 大阪急性期・総合医療センター	558-8558	大阪府大阪市住吉区万代東3-1-56	06-6692-1201
大阪市立総合医療センター	534-0021	大阪府大阪市都島区都島本通2-13-22	06-6929-1221
大阪医科大学附属病院	569-8686	大阪府高槻市大学町2-7	072-683-1221
堺市立病院機構堺市立総合医療センター	593-8304	大阪府堺市西区家原寺町1丁1-1	072-272-1199
箕面市立病院	562-0014	大阪府箕面市萱野5-7-1	072-728-2001
市立吹田市民病院	564-0082	大阪府吹田市片山町2-13-20	06-6387-3311
労働者健康安全機構関西労災病院	660-8511	兵庫県尼崎市稲葉荘3-1-69	06-6416-1221
兵庫医科大学病院	663-8501	兵庫県西宮市武庫川町1-1	0798-45-6111
医療法人薫風会佐野病院	655-0031	兵庫県神戸市垂水区清水が丘2-5-1	078-785-1000
島根大学医学部附属病院	693-8501	島根県出雲市塩冶町89-1	0853-23-2111
岡山済生会総合病院	700-8511	岡山県岡山市北区国体町2-25	086-252-2211
広島市立病院機構広島市立広島市民病院	730-8518	広島県広島市中区基町7-33	082-221-2291
県立広島病院	734-8530	広島県広島市南区宇品神田1-5-54	082-254-1818
広島市立病院機構 広島市立安佐市民病院	731-0293	広島県広島市安佐北区可部南2-1-1	082-815-5211
福山市民病院	721-8511	広島県福山市蔵王町5-23-1	084-941-5151
国立病院機構四国がんセンター	791-0280	愛媛県松山市南梅本町甲160	089-999-1111
高知県・高知市病院企業団立 高知医療センター	781-8555	高知県高知市池2125-1	088-837-3000
久留米大学病院	830-0011	福岡県久留米市旭町67	0942-35-3311
熊本大学医学部附属病院	860-8556	熊本県熊本市中央区本荘1-1-1	096-344-2111
大分大学医学部附属病院	879-5593	大分県由布市挾間町医大ヶ丘1-1	097-549-4411

本書の執筆者

国立研究開発法人　国立がん研究センター中央病院

■消化管内科

朴　成和（ぼく　なりかず）
加藤　健（かとう　けん）
髙島淳生（たかしま　あつお）
岩佐　悟（いわさ　さとる）
本間義崇（ほんま　よしたか）
平野秀和（ひらの　ひでかず）
宮本敬大（みやもと　たかひろ）
鹿野智裕（かの　ともひろ）
樋口雅樹（ひぐち　まさき）
伊藤卓彦（いとう　たかひこ）

■大腸外科

金光幸秀（かねみつ　ゆきひで）
志田　大（しだ　だい）
塚本俊輔（つかもと　しゅんすけ）
落合大樹（おちあい　ひろき）

■内視鏡科 消化管内視鏡

斎藤　豊（さいとう　ゆたか）
松田尚久（まつだ　たかひさ）
角川康夫（かくがわ　やすお）
中島　健（なかじま　たけし）
坂本　琢（さかもと　たく）
山田真善（やまだ　まさよし）

■放射線診断科

三宅基隆（みやけ　もとたか）

■放射線治療科

伊藤芳紀（いとう　よしのり）

■病理科

関根茂樹（せきね　しげき）

（敬称略）

●編集

国立研究開発法人　国立がん研究センター中央病院 消化管内科

消化管内科長（副院長兼任）

朴　成和（ぼく　なりかず）

※所属・肩書きは、平成30年１月現在のものです。

国がん中央病院　がん攻略シリーズ

最先端治療　大腸がん

平成30年２月26日　第１刷発行

編　　著　国立研究開発法人
　　　　　国立がん研究センター中央病院
　　　　　消化管内科、大腸外科、内視鏡科、他

発 行 者　東島俊一

発 行 所　株式会社 **法 研**
　　　　　〒104－8104　東京都中央区銀座1－10－1
　　　　　電話03（3562）7671（販売）
　　　　　http://www.sociohealth.co.jp

編集・制作　**株式会社 研友企画出版**
　　　　　〒104－0061　東京都中央区銀座1－9－19
　　　　　　　　　　　法研銀座ビル
　　　　　　　　　　　電話03（5159）3722（出版企画部）

印刷・製本　研友社印刷株式会社

0123

ISBN 978-4-86513-505-3　定価はカバーに表示してあります。